MIT PFLANZEN HEILEN

ALLTÄGLICHE BESCHWERDEN
NATÜRLICH BEHANDELN –
VON ERSTE HILFE & ERKÄLTUNGEN
BIS BABYKOLIKEN & MENOPAUSE

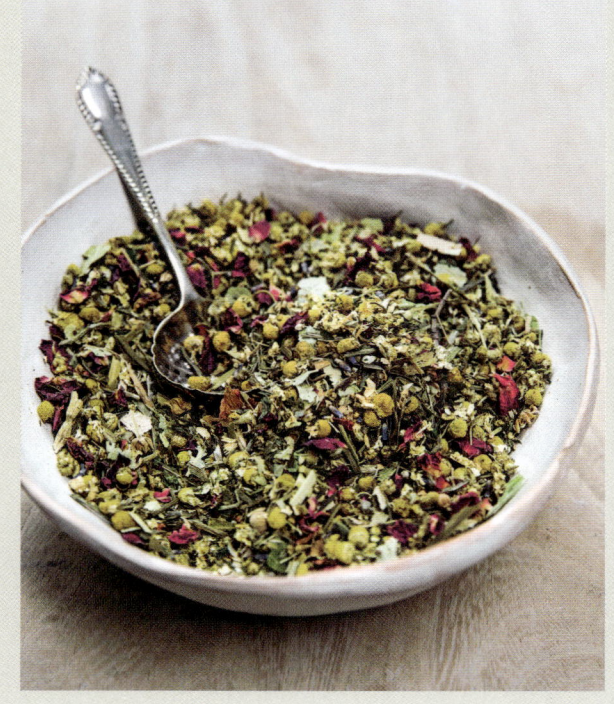

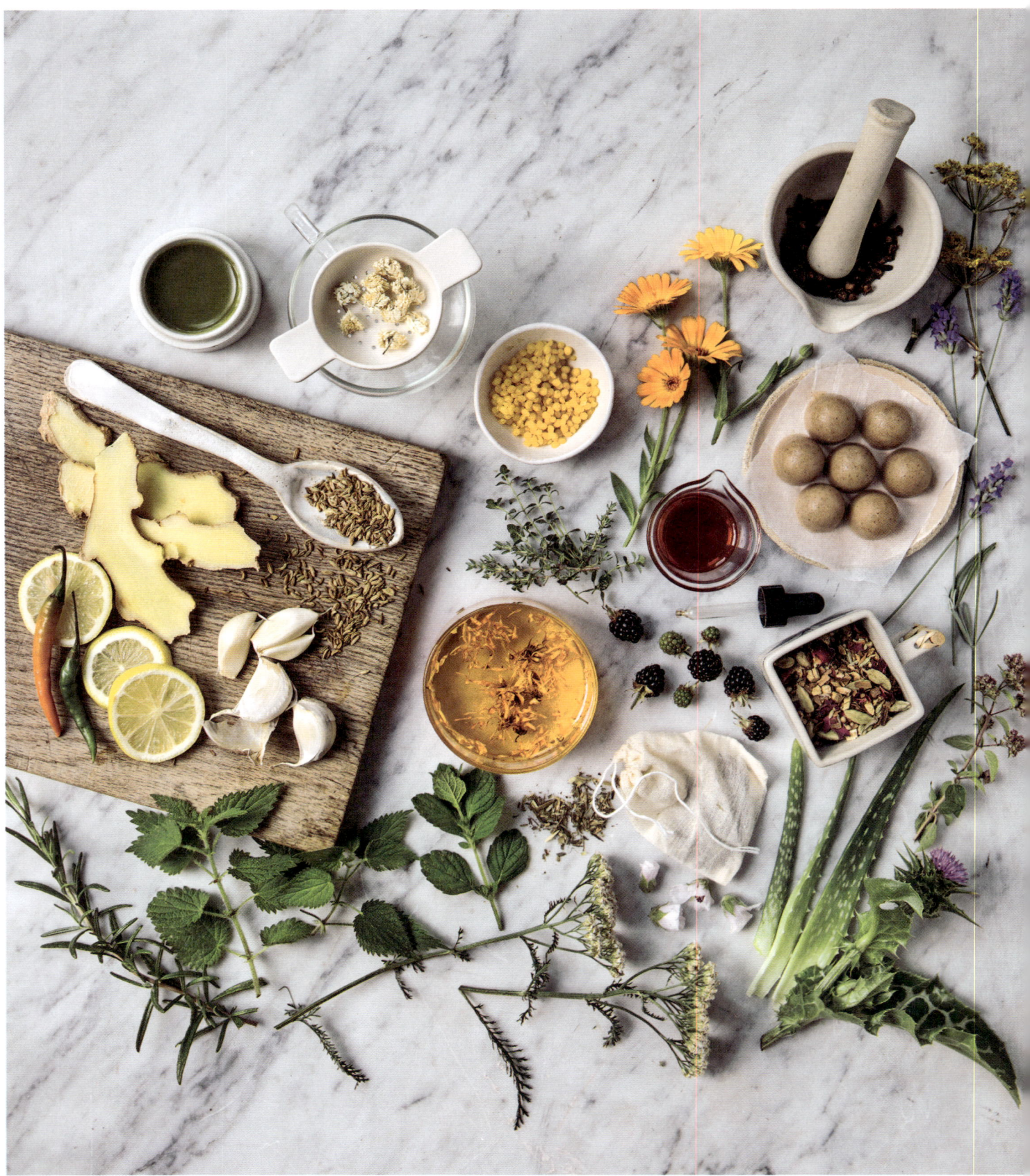

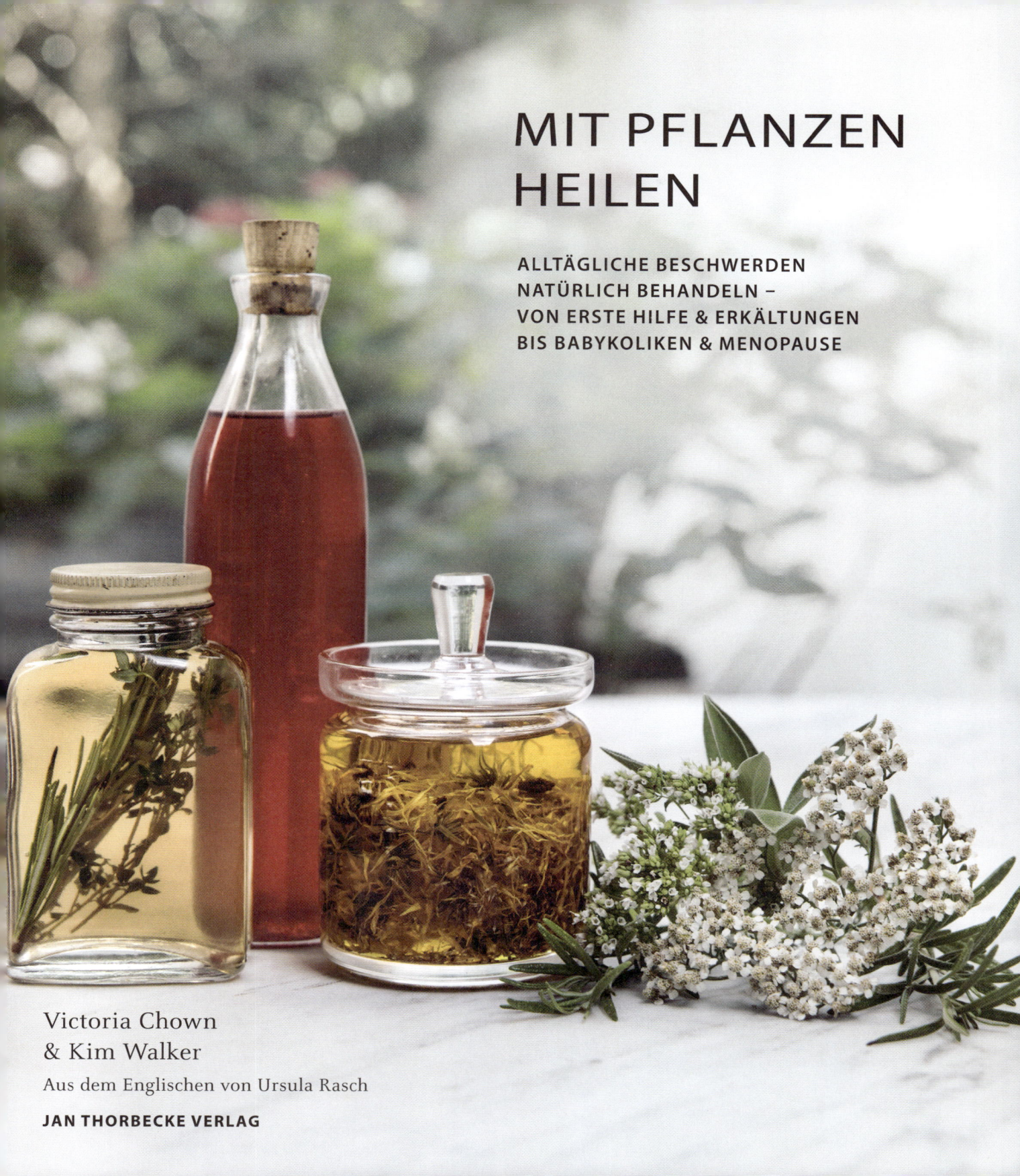

MIT PFLANZEN HEILEN

ALLTÄGLICHE BESCHWERDEN
NATÜRLICH BEHANDELN –
VON ERSTE HILFE & ERKÄLTUNGEN
BIS BABYKOLIKEN & MENOPAUSE

Victoria Chown
& Kim Walker

Aus dem Englischen von Ursula Rasch

JAN THORBECKE VERLAG

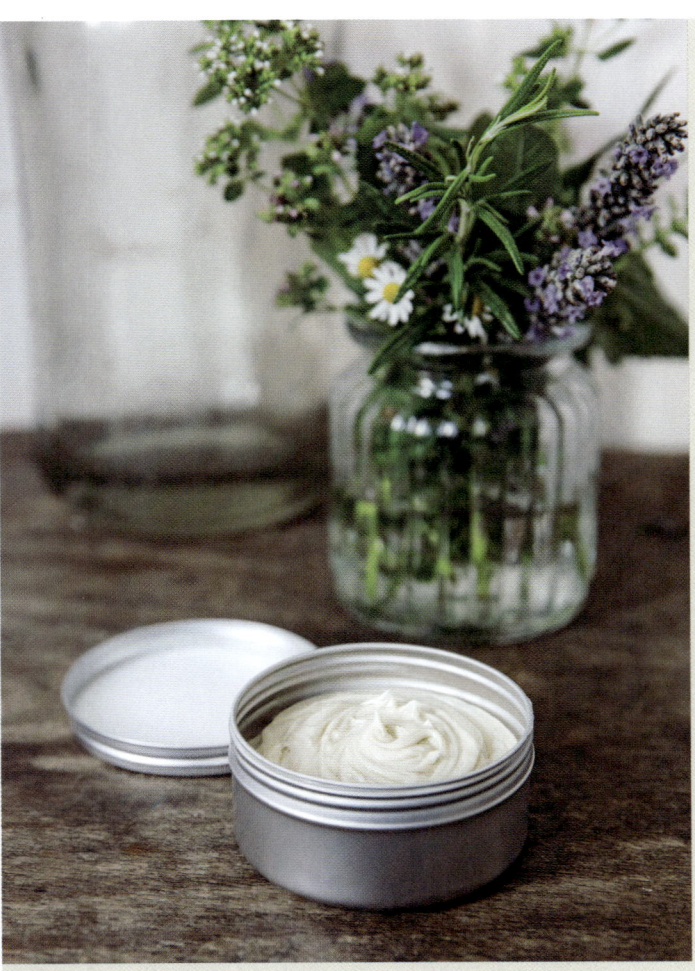

VERLAGSGRUPPE PATMOS

PATMOS
ESCHBACH
GRÜNEWALD
THORBECKE
SCHWABEN
VER SACRUM

Die Verlagsgruppe
mit Sinn für das Leben

Für die Verlagsgruppe Patmos ist Nachhaltigkeit ein wichtiger Maßstab ihres Handelns. Wir achten daher auf den Einsatz umweltschonender Ressourcen und Materialien.

Alle Rechte vorbehalten
© 2022 Jan Thorbecke Verlag
Verlagsgruppe Patmos in der Schwabenverlag AG, Ostfildern
www.thorbecke.de
Originalausgabe erschienen bei Kyle Books,
einem Imprint von Octopus Publishing Group Limited,
Carmelite House, 50 Victoria Embankment,
London EC4Y 0DZ, www.octopusbooks.co.uk
Text © 2019 Vicky Chown und Kim Walker
Design und Layout © 2019 Octopus Publishing Group Limited
Fotos © 2019 Sarah Cuttle
Umschlaggestaltung: Finken & Bumiller, Stuttgart
Satz: Schwabenverlag AG, Ostfildern
Hergestellt in China
ISBN 978-3-7995-1514-6

Disclaimer: Verlag und Autoren weisen ausdrücklich darauf hin, dass dieses Buch kein medizinischer Ratgeber ist und den Besuch beim Arzt nicht ersetzen kann. Insofern wird keine Haftung übernommen.

INHALT

6 EINLEITUNG
9 HEILPFLANZEN SICHER VERWENDEN
10 HEILPFLANZEN BESCHAFFEN
12 HEILMITTEL ZUR INNERLICHEN ANWENDUNG
20 HEILMITTEL ZUR ÄUSSERLICHEN ANWENDUNG
28 KÜCHENKRÄUTER UND GEWÜRZE

34 ERSTE HILFE
Dieses Kapitel enthält praktische Tipps, wie man alltägliche Verletzungen mit Heilpflanzen behandelt und wie man sich aus bestimmten Grundzutaten eine Erste-Hilfe-Ausrüstung zusammenstellt.

52 KÖRPERLICHES BEFINDEN
54 *Gesunder Kreislauf* – Man sagt „kalte Hände, warmes Herz". Doch kalte Hände und Füße können auch ein Hinweis auf eine schlechte Durchblutung sein. Dieses Kapitel erklärt einfache Hausmittel, mit denen man Herz und Kreislauf unterstützen kann.

62 *Gesunde Verdauung* – Die Basis unserer Gesundheit ist eine geregelte Verdauung. Hier finden sich Rezepte und Tipps für kleinere Verdauungsprobleme bis hin zu chronischen Erkrankungen.

74 *Immunsystem und Ansteckung* – Das Immunsystem mit traditionellen Heilpflanzen und Stärkungsmitteln unterstützen.

88 *Stimmungen und Gefühle* – Angespannte Nerven und ruhelose Nächte; dieses Kapitel enthält praktische und hilfreiche Rezepte, die in stressigen Zeiten Unterstützung bieten.

96 *Muskeln, Knochen und Gelenke* – Muskeln, Knochen und Gelenke leisten eine Menge, indem sie uns tragen. Entdecken Sie Rezepte gegen Schmerzen und Verspannungen.

107 *Atemwege* – In diesem Kapitel finden Sie einfache und effektive Mittel gegen Husten, Schnupfen und Erkältungen. Dabei werden Grundnahrungsmittel aus dem Vorratsschrank sowie unsere Lieblings-Heilpflanzen für die Unterstützung der Atemwege verwendet.

122 *Haut, Haare und Nägel* – Die Haut ist ein äußerlicher Indikator für unseren inneren Gesundheitszustand. Halten Sie Ihre Haut gesund, indem Sie sie innerlich und äußerlich entsprechend nähren. Von Akne bis hin zu Narben – dieses Kapitel widmet sich allen möglichen Hautproblemen.

138 *Gesundheit von Kindern* – Von Bauchweh über Ohrenschmerzen hin zu juckenden Windpocken enthält dieses Kapitel beruhigende Mittel, die Ihre Kleinen sanft unterstützen.

144 *Gesundheit von Männern* – Von dünner werdendem Haar bis hin zu Prostataproblemen – dieses Kapitel geht auf typische Gesundheitsprobleme von Männern ein.

148 *Gesundheit von Frauen* – Von der Periode bis zu den Wechseljahren; der weibliche Fortpflanzungsapparat kann kompliziert sein. Dieses Kapitel widmet sich Rezepten, die kleinere Beschwerden des weiblichen Zyklus regeln und lindern.

158 *Mutter und Baby* – Rezepte, die Mutter und Kind von der Geburt bis zum Abstillen begleiten.

170 INDEX GEBRÄUCHLICHER NAMEN/WISSENSCHAFTLICHER NAMEN
171 BEZUGSQUELLEN
172 NATURHEILKUNDIGE
173 LITERATURTIPPS
174 INDEX
176 DANKSAGUNG

EINLEITUNG

Das Gefühl bei der Herstellung von eigenen Heilmitteln ist unvergleichlich. Zum einen liegt das an dem kreativen Glücksgefühl, das einen erfüllt, wenn man sich über einen Topf mit blubberndem Sirup beugt. Zum anderen ist es einfach ein gutes Gefühl, genau zu wissen, was man gegen Halsschmerzen nehmen kann. Es ist äußerst ermutigend, über Heilpflanzen Bescheid zu wissen und sie weise anzuwenden. In der westlichen Welt konnten sich bis zum Beginn des 20. Jahrhunderts nur wenige Menschen eine ärztliche Betreuung leisten. Daher verließen sie sich auf Hausmittel, deren Zubereitung sie von ihren Müttern lernten. Oder sie hofften, vom Naturheilkundigen vor Ort ein Mittel gegen ihre Schmerzen zu bekommen. Ein Großteil dieses mündlich überlieferten Wissens über Heilpflanzen ist verloren gegangen oder wurde als Ammenmärchen abgetan. Aber so ganz ist dieses Wissen dennoch nicht verschwunden, sondern schießt immer wieder wie Unkraut empor, wenn man es am wenigsten erwartet.

Unser letztes Buch, „Apothecary: Natur-Heilmittel selbst herstellen und anwenden", konzentrierte sich darauf, wie man in der Natur nach Heilpflanzen sucht und daraus Heilmittel herstellt. In diesem Buch dagegen erklären wir einfache, erprobte Rezepte, für die man Vorräte aus dem Küchenschrank verwendet oder Zutaten, die man normalerweise im Supermarkt, Bioladen oder auf Märkten findet. Wir hatten viel Spaß dabei, die Rezepte für dieses Handbuch der Pflanzenheilkunde zu entwickeln und zuzubereiten, und wir hoffen, dass es Ihnen ebenfalls Vergnügen bereitet, die alte Kunst der Heilmittelzubereitung wiederzuentdecken.

WIE MAN DIESES BUCH VERWENDET

Dieses Buch ist als Nachschlagewerk für einige traditionelle, verbreitete Mittel mit Heilpflanzen gedacht, mit denen Sie kleinere Leiden und Krankheiten zu Hause selbst heilen können. Es bietet Rezepte für einfache Basismischungen (Seite 12–27), die man an persönliche Bedürfnisse anpassen kann, indem man die Heilpflanzen verwendet, die traditionell für bestimmte Beschwerden verwendet werden.

Medizin mit Heilpflanzen ist eine ganzheitliche Methode, die nach den Ursachen einer Krankheit sucht und nicht nur die Symptome behandelt. Ein ganzheitlicher Ansatz ist besonders bei chronischen und schweren Krankheiten sowie bei solchen mit einer komplizierten Geschichte wichtig. In diesen Fällen ist es außerdem immer ratsam, den Rat eines Naturheilkundigen zu suchen, ehe man Heilpflanzen als Heilmittel zu Hause anwendet. Beachten Sie dafür auch das Kapitel *Naturheilkundige* (Seite 172). Wir möchten Sie außerdem ermutigen, sich umfassender über den ganzheitlichen Ansatz und die Heilpflanzenkunde zu informieren und empfehlen daher einige Bücher in unseren *Literaturtipps* (Seite 173).

Die Rezepte in diesem Buch verwenden Zutaten, die man für gewöhnlich in der Natur, in Supermärkten, online und bei Kräuterhändlern findet. Beachten Sie dazu auch *Heilpflanzen beschaffen* (Seite 10) und *Bezugsquellen* (Seite 172). Wir haben durchgängig die gebräuchlichen Namen der Heilpflanzen verwendet, aber es ist wichtig, auch die lateinischen Namen zu kennen (z.B. Holunderblüte: *Sambucus nigra*), um sicherzugehen, dass Sie wirklich die richtige Heilpflanze verwenden, da manche Pflanzen denselben gebräuchlichen Namen teilen, aber unterschiedlich verwendet werden. Diese Namen finden sich im Index (Seite 170).

Grundsätzlich bietet dieses Buch Anleitungen für einfache Mittel mit Heilpflanzen, die man zu Hause zubereitet. Auf diese Weise können Sie pflanzliche Medizin und eine gesunde, stärkende Selbstmedikation in Ihr Leben einbinden.

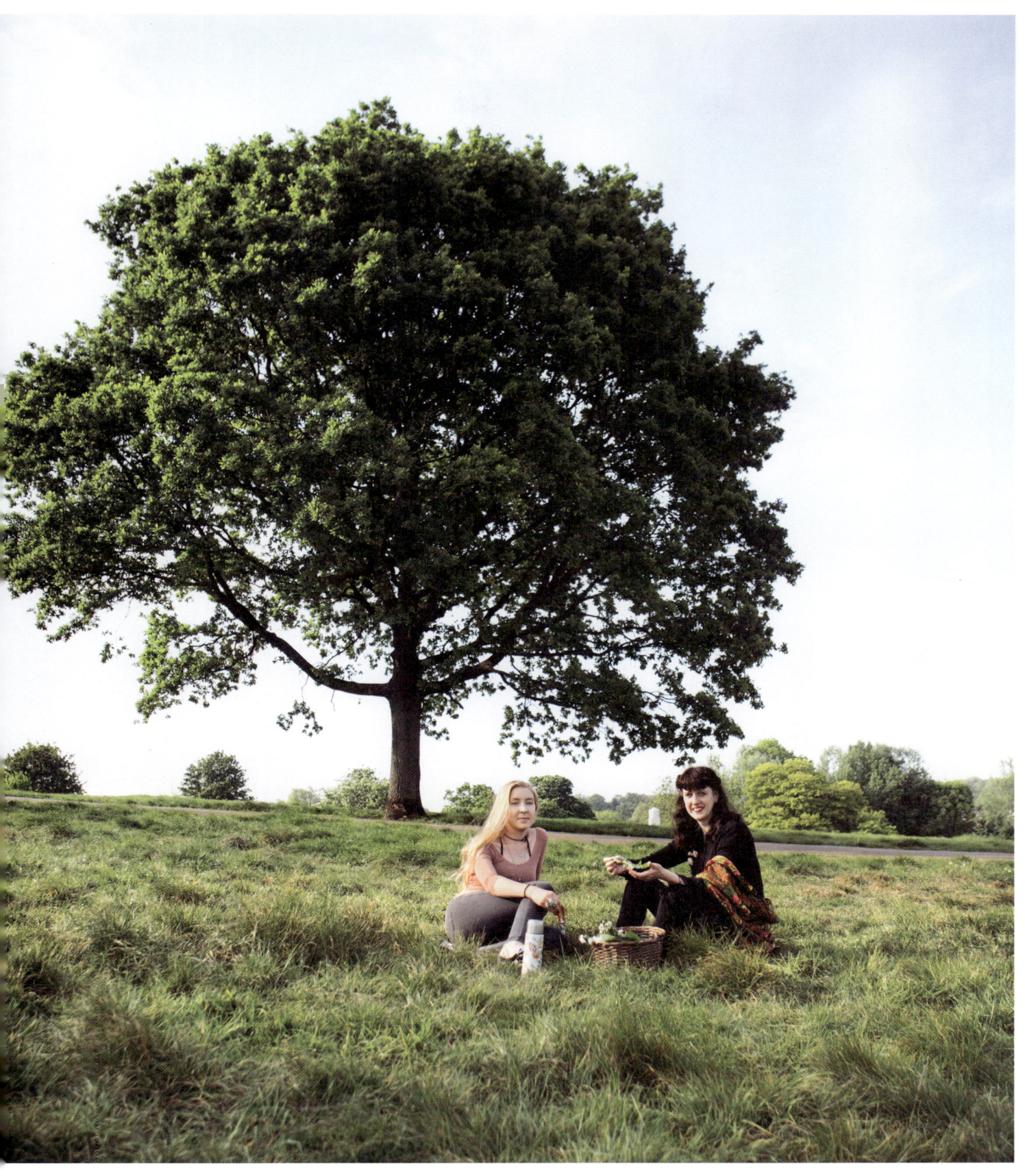

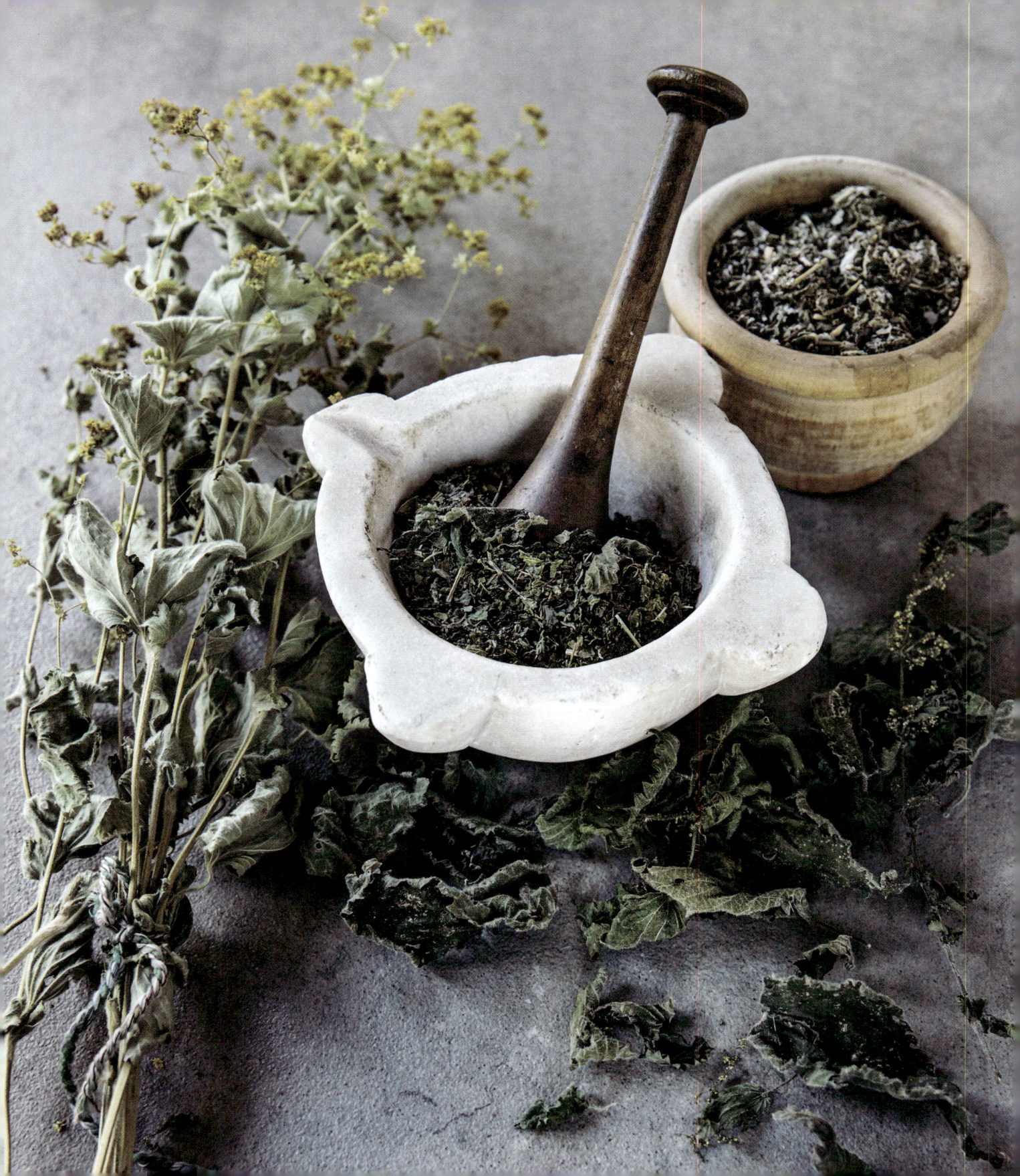

HEILPFLANZEN SICHER VERWENDEN

Mittel aus Heilpflanzen sind die älteste Form der Medizin. Die Heilpflanzen, die wir für dieses Buch ausgewählt haben, werden traditionell seit langem verwendet und haben sich bewährt, und es gibt immer mehr wissenschaftliche Forschungsergebnisse, die ihre Wirksamkeit belegen. Heilpflanzen, korrekt angewendet, bieten eine sichere und natürliche Art von Medizin für eine Reihe an Krankheiten. Sie wirken vorbeugend und unterstützen das Wohlbefinden. Obwohl Medizin mit Heilpflanzen eine „natürliche" Form der Heilung ist, darf man sie nicht für harmlos halten. Der Umgang damit sollte immer sachgemäß und vernünftig sein. Heilpflanzen haben einen großen therapeutischen Wert. Ihre chemischen Bestandteile haben Auswirkungen auf Zellen, Gewebe, Organe und Körperfunktionen. Daher muss man sie mit Respekt und Vorsicht behandeln. Das gilt besonders für Schwangere, Kinder, alte Menschen, Patienten mit einer chronischen oder schweren Erkrankung oder Menschen, die in medizinischer Behandlung sind. Sollten Sie irgendwelche Zweifel haben, fragen Sie einen Naturheilkundigen, ehe Sie loslegen.

DOSIERUNG

Wie für rezeptpflichtige Medikamente gibt es auch für Heilpflanzen Dosierungsanleitungen, die man beachten muss, um einen wirksamen und sicheren Gebrauch zu gewährleisten. Falls nicht anders verordnet, sieht die Dosierung für Behandlungen mit Heilpflanzen normalerweise wie folgt aus:

AUFGÜSSE UND SUD: 2 TL der frischen oder 1 TL der getrockneten Heilpflanzen auf 1 Tasse mit heißem Wasser, 1–2-mal täglich
TINKTUREN UND EXTRAKTE: 2–5 ml (½–1 TL) auf 1 l Wasser, 1–3-mal täglich
HEILPFLANZEN-HONIGZUBEREITUNGEN: 1–2 TL, 1–3-mal täglich
SIRUP: 10–30 ml (2–6 TL) pur, in einem kalten oder warmen Getränk, bis zu 3-mal täglich

HAFTUNGSAUSSCHLUSS

- Die Informationen in diesem Buch haben einen belehrenden Charakter und wollen Leser und Leserinnen über traditionelle Heilmittel und westliche Medizin mit Heilpflanzen informieren. Sie sollen nicht der Selbstdiagnose oder als Ersatz für eine professionelle medizinische Beratung und Behandlung dienen.
- Verwenden Sie die Mittel mit Heilpflanzen nicht zur Behandlung von Kindern unter 2 Jahren, ohne dies zuerst mit einem Naturheilkundigen abzusprechen.
- Äußerlich angewendete Mittel sollten zunächst an einer unauffälligen Stelle getestet werden. Vor dem eigentlichen Gebrauch 24 Stunden warten, um zu sehen, ob es irgendwelche allergischen Reaktionen gibt.
- Wenn Sie irgendwelche Vorerkrankungen haben, schwanger sind oder es werden wollen, stillen oder regelmäßig Medikamente nehmen wie die Pille, Schmerztabletten oder Antidepressiva, dann sollten Sie sich an einen niedergelassenen Arzt oder einen erfahrenen Naturheilkundigen wenden, ehe Sie sich mit Mitteln aus Heilpflanzen selbst therapieren.
- Die Autorinnen und der Verlag übernehmen keinerlei Verantwortung für den Fall, dass durch den Missbrauch dieses Buches oder das Versäumnis, professionellen medizinischen Rat einzuholen, Leid oder Schaden entstehen.

HEILPFLANZEN BESCHAFFEN

Das Beschaffen von hochwertigen Heilpflanzen ist ein wesentlicher Teil bei der Herstellung eigener Arzneien. Hier ist eine Anleitung, wie man die besten Heilpflanzen zieht, sammelt oder kauft.

HEILPFLANZEN ZIEHEN
Idealerweise ziehen Sie Ihre Heilpflanzen nach Möglichkeit selbst – auf diese Weise können Sie sicher sein, dass sie die bestmögliche Qualität haben. Selbst wenn Sie keinen Garten haben, können Sie Heilpflanzen, insbesondere Küchenkräuter, in Töpfen ziehen, die auf dem Fensterbrett stehen. Gängige Kräuter aus einem Gartencenter oder aus Ablegern von Freunden gezogen sind besser als solche, die es im Supermarkt zu kaufen gibt. Für gewöhnlich halten diese nicht lange. Falls Sie keinen Garten haben, gibt es die Möglichkeit, in Gartenanteilen, Gemeinschaftsgärten oder Kleingartensiedlungen selbst Heilpflanzen zu ziehen.

HEILPFLANZEN SAMMELN
Heilpflanzen zu sammeln ist eine beliebte Methode, um sich lokale Pflänzchen zu beschaffen. Allerdings ist es aus Sicherheitsgründen entscheidend, dass man sich vor dem Sammeln die nötigen Kenntnisse aneignet. So ist es wichtig, die Heilpflanzen korrekt zu identifizieren, damit sie auf jeden Fall für den vorgesehenen Zweck geeignet und auf keinen Fall giftig sind. Besorgen Sie sich ein Bestimmungsbuch über Heilpflanzen, schließen Sie sich einer entsprechenden Gruppe oder Wanderung an und testen Sie Ihr Wissen an einem Experten. Außerdem sollten Sie sich erkundigen, wie man legal, nachhaltig und sicher sammelt. Gehen Sie dazu nur in sichere Gebiete (ohne Verunreinigungen durch Tierkot, Schwermetall oder Umweltverschmutzung) und achten Sie darauf, die wertvolle Flora und Fauna zu schützen. Sobald Sie in die Praxis des sicheren Sammelns eingewiesen sind, ist es eine wunderbare Möglichkeit, im Freien zu sein und mit der Natur in Verbindung zu treten – mit Pflanzen, ihrer Geschichte und ihrer Nutzung.

HEILPFLANZEN TROCKNEN
Heilpflanzen wachsen saisonal und werden am besten geerntet, wenn sie voll im Saft sind. Trocknet man Heilpflanzen, kann man sie das ganze Jahr über verwenden. Zarte Pflanzenteile wie Blüten und Blätter breitet man zum Trocknen auf einem Küchentuch oder einem Stück Musselin aus oder man verwendet ein Trockengestell. Heilpflanzen mit langen Stielen kann man mit einem Stück Schnur zusammenbinden und kopfüber aufhängen. Dickere Pflanzenteile wie in Scheiben geschnittene Wurzeln oder Beeren verteilt man auf einem mit Backpapier ausgelegten Blech und schiebt sie auf der niedrigsten Stufe in den Ofen, wobei man die Tür leicht geöffnet lässt. Ansonsten kann man auch ein Dörrgerät verwenden. (Je nach Pflanze kann das mehrere Stunden dauern. Der Vorgang ist beendet, wenn die Pflanzenteile durch und durch trocken sind. Man kann dies testen, indem man versucht, die Stiele abzubrechen.)

Blumen, Kräuter und „leichtere" Pflanzen lassen sich bis zu 1 Jahr aufbewahren. „Gröbere" Pflanzenteile wie Samen, Rinde und Wurzeln halten sich bis zu 2 Jahre. Aber verlassen Sie sich dabei auf Ihre Sinne – wenn getrocknete Pflanzen nicht mehr frisch und aromatisch riechen, nur noch ein Schatten ihrer selbst sind und irgendwie muffeln, dann ist es an der Zeit, sie zu entsorgen. Getrocknete Heilpflanzen werden immer in luftdichten Behältern an einem kühlen, dunklen Ort gelagert.

HEILPFLANZEN UND ANDERE ZUTATEN KAUFEN
Als Faustregel: Beim Kauf von Heilpflanzen auf eine frische Farbe achten. Außerdem sollten sie frisch und aromatisch, auf keinen Fall aber muffig riechen. Getrocknete Kräuter, die man im Supermarkt zum Kochen kaufen kann, eignen sich nicht unbedingt für medizinische Zwecke und sind zudem in den erforderlichen Mengen sehr teuer. Gewürze von hochwertiger Qualität bekommt man normalerweise im Supermarkt.

Man sollte sich einen vertrauenswürdigen Kräuterhändler suchen, den man daran erkennt, dass er offenlegt, wo seine Pflanzen herstammen und wie er für Nachhaltigkeit sorgt. Außerdem sollte er die lateinischen Namen der Heilpflanzen kennen, damit Sie wirklich die gewünschte Pflanze bekommen. Auf den Seiten 171–172 findet sich eine Liste mit empfohlenen Händlern.

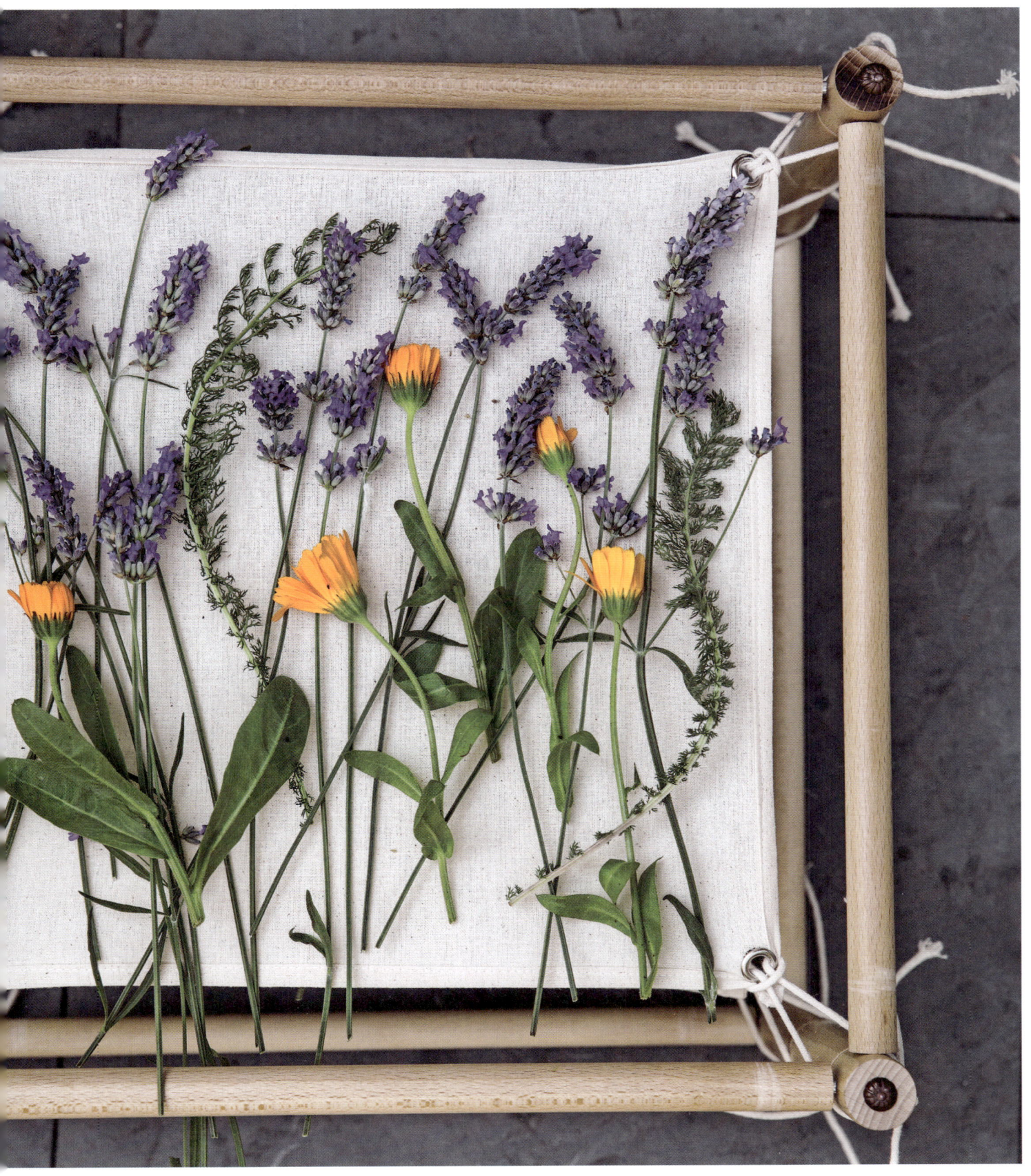

HEILMITTEL ZUR INNERLICHEN ANWENDUNG
AUFGÜSSE UND SUDE

Verwandelt man frische Pflanzen in Heilmittel, kann man so ihre wohltuenden Eigenschaften extrahieren, für den ganzjährigen Gebrauch konservieren und in eine Form bringen, in der man sie leicht verwenden kann. Heilmittel zur innerlichen Anwendung beinhalten Aufgüsse, Tinkturen und Honigzubereitungen. Heilmittel zur äußerlichen Anwendung finden Sie ab Seite 20.

Aufgüsse und Sude sind Präparate auf Wasserbasis. Aufgüsse sind ideal für die zarteren Pflanzenteile wie Blätter und Blüten. Für gröbere Pflanzenteile wie Rinden, getrocknete Beeren, Pilze und Wurzeln benötigt man mehr Zeit, um die Wirkstoffe zu extrahieren und daraus einen Sud herzustellen (siehe gegenüberliegende Seite).

Aufgüsse (über Nacht)

Aufgüsse, die über Nacht ziehen müssen, verwendet man, um schwerere Moleküle wie Mineralien aus Heilpflanzen zu lösen. Diese Methode funktioniert wunderbar bei Pflanzen, die eine hohe Dichte an Inhaltsstoffen haben wie Brennnessel, Rotklee, Saathafer und Schachtelhalm. Außerdem kann man so auch sehr gut adstringierende Tannine extrahieren – zum Beispiel aus Frauenmantel und Himbeerblättern. Man bereitet sie wie gewöhnliche Aufgüsse zu, nur dass man die Heilpflanzen 4–12 Stunden ziehen lässt.

Man nimmt 1–2 TL frische oder getrocknete Heilpflanzen auf 1 Tasse (240 ml) kochendes Wasser. Dann gibt man die Heilpflanzen in eine Teekanne oder ein Gefäß mit Deckel, übergießt sie mit dem heißen Wasser, deckt das Ganze zu und lässt es 4–12 Stunden ziehen. Lässt man die Mischung länger als 4 Stunden ziehen, ist es ratsam, sie nach dem Abkühlen für den Rest der Zeit im Kühlschrank aufzubewahren. Anschließend abseihen, die Pflanzenteile entsorgen und trinken.

Heiße Aufgüsse

Heiße Aufgüsse funktionieren ähnlich wie Tee und sind toll, weil sie schnell gehen. Kochendes Wasser beschleunigt das Aufbrechen der pflanzlichen Zellwände, wodurch die medizinischen Wirkstoffe freigesetzt werden. Auf diese Weise hat man innerhalb von 10 Minuten ein fertiges Heilmittel zur Hand. Grünblättrige Heilpflanzen und Blumen eignen sich am besten für heiße Aufgüsse, da sie reich an aromatischen Ölen sind. Hitze unterstützt das Extrahieren von ätherischen Ölen. Es ist wichtig, eine Teekanne oder Tasse mit Deckel zu verwenden, da ätherische Öle mit dem Dampf entweichen, am Deckel kondensieren und anschließend zurück in den Aufguss tropfen. Auf diese Weise bleiben sie erhalten und verflüchtigen sich nicht einfach (eine Untertasse über die Tasse gelegt genügt auch).

Man nimmt 1–2 TL frische oder getrocknete Heilpflanzen auf 1 Tasse (240 ml) kochendes Wasser. Dazu gibt man die Heilpflanzen in eine Teekanne oder ein Gefäß mit Deckel, übergießt sie mit dem heißen Wasser, deckt das Ganze zu und lässt es 5–10 Minuten ziehen. Anschließend abseihen, die Heilpflanzen entsorgen und genießen.

ANWENDUNG: 1–3 Tassen pro Tag trinken.

Kalte Aufgüsse

Wie der Name schon sagt, werden kalte Aufgüsse ohne Erhitzen zubereitet. Zum Aufbrechen der pflanzlichen Zellwände, wodurch die medizinischen Wirkstoffe freigesetzt werden, braucht es daher etwas Überredung in Form von Gewaltanwendung. Dafür am besten geeignet sind nährstoffreiche, grünblättrige Pflanzen und Blumen wie Klettenlabkraut, Brennnessel und Saathafer. Ebenfalls gut eignen sich Pflanzen, die ihre schmerzlindernden, klebrigen Eigenschaften (in Form einer Schmiere) entfalten, wenn man sie in kaltem Wasser einweicht. Dazu gehören Flohsamenschalen, pulverisierte Rotulme und Eibischwurzel.

Eine kleine Menge der gewählten Heilpflanzen mit Stößel und Mörser oder in einem stabilen Gefäß mit dem Ende eines Nudelholzes zerdrücken, in einen Krug geben und mit 600 ml kaltem Wasser übergießen. In den Kühlschrank stellen und über Nacht oder mindestens 4 Stunden ziehen lassen. Abseihen, die Pflanzenteile entsorgen und nach Geschmack mit einer Scheibe Zitrone trinken.

ANWENDUNG: 1–3 Tassen pro Tag.

HALTBARKEIT: Kalte Aufgüsse halten sich im Kühlschrank bis zu 2 Tage.

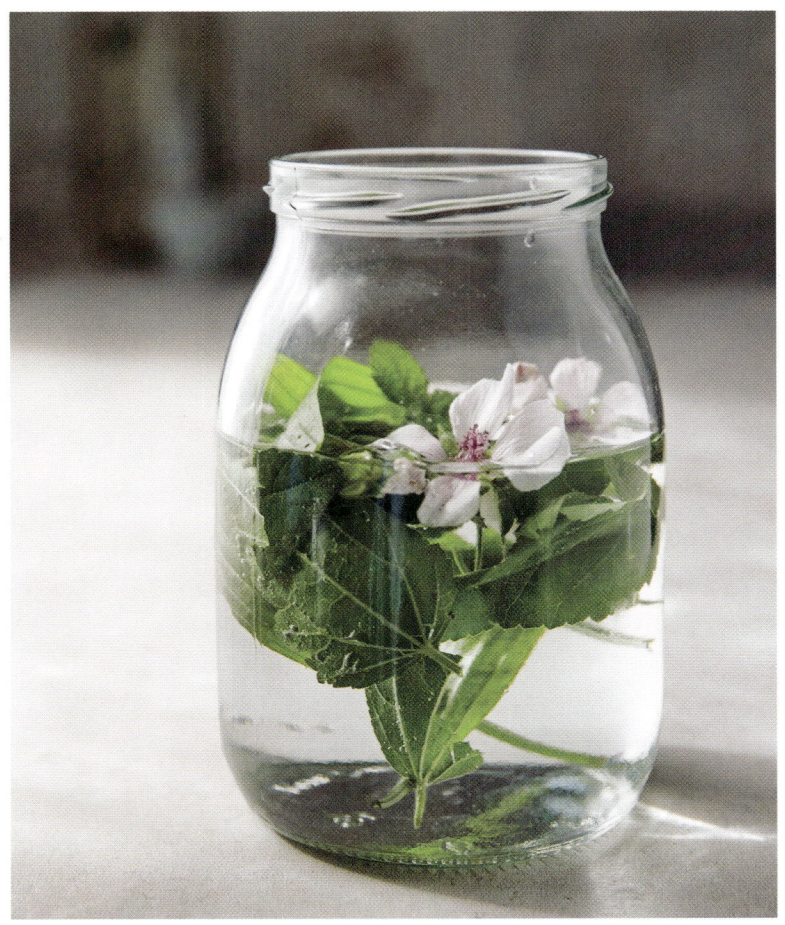

Sude

Sude ähneln heißen Aufgüssen, aber statt die Heilpflanzen nur mit heißem Wasser zu übergießen, köcheln sie hier eine Weile, um die kräftigere Pflanzenzellulose aufzubrechen. Sude eignen sich am besten für Beeren, Samen, Pilze, Wurzeln und Rinden.

1–3 TL frische oder getrocknete Pflanzenteile in einen Topf geben, mit 2 Tassen (480 ml) Wasser übergießen und abdecken. Zum Kochen bringen, dann die Hitze zurückdrehen und 10–20 Minuten sanft köcheln lassen. Abseihen, die Pflanzenteile entsorgen und trinken.

ANWENDUNG: 1–3 Tassen pro Tag

TINKTUREN

Eine Tinktur ist ein hydroalkoholisches Extrakt aus Heilpflanzen: Man verwendet sowohl Wasser als auch Alkohol, um die medizinischen Wirkstoffe der Pflanze zu lösen. Auf diese Weise können wasserlösliche und fettlösliche Stoffe extrahiert werden. Naturheilkundige verwenden Alkohol-Wasser-Lösungen in den unterschiedlichsten Mengenverhältnissen, je nach den Inhaltsstoffen, die sie lösen wollen. Aber für den Hausgebrauch eignen sich die meisten Alkohole wie Brandy, Rum oder Wodka, vorausgesetzt, sie enthalten mindestens 40 % Alkohol. Wodka ist eine gute Wahl, da er durchsichtig und geschmacksneutral ist.

Tinkturen macht man mit frischen oder getrockneten Heilpflanzen, wobei frische normalerweise die beste Wahl sind, vor allem, wenn man aromatische Heilkräuter verwendet, die beim Trocknen einen Teil ihres Aromas verlieren. Für Blätter und Blüten genügt einfaches Einweichen. Härtere, hölzerne Teile wie getrocknete Wurzeln und Rinden sollte man zunächst abkochen, um die Zellwände aufzubrechen.

Blätter, Blüten, frische Wurzeln und Beeren

Frische Heilpflanzen fein hacken oder getrocknete Heilpflanzen zerkrümeln, in ein Schraubglas mit großer Öffnung geben und mit dem Alkohol Ihrer Wahl völlig bedecken. Das Glas verschließen, mit dem aktuellen Datum beschriften und 2–4 Wochen an einem kühlen, dunklen Ort lagern, dabei das Glas alle paar Tage schütteln.

Nach 2–4 Wochen abseihen, die Pflanzenteile entsorgen und die Flüssigkeit in eine dunkel getönte Glasflasche füllen. Erneut mit dem aktuellen Datum beschriften.

Getrocknete Wurzeln, Rinden und Beeren

Die Pflanzenteile in einen Topf geben und so viel Wasser dazugießen, dass die Pflanzenteile gerade davon bedeckt sind. Zum Kochen bringen, dann die Hitze zurückdrehen und 10–15 Minuten sanft köcheln lassen. Die Flüssigkeit sollte nicht komplett, sondern nur zur Hälfte verdampfen.

Anschließend Flüssigkeit und Pflanzenteile in einen Messbecher geben und 100 ml Alkohol je 100 ml Flüssigkeit und Pflanzenteile hinzugießen (also eine Tinktur im Verhältnis 50:50). Das Ganze in ein Schraubglas mit großer Öffnung geben, verschließen, mit dem aktuellen Datum beschriften und 2–4 Wochen ziehen lassen, dabei das Glas alle paar Tage schütteln.

Nach 2–4 Wochen abseihen, die Pflanzenteile entsorgen und die Flüssigkeit in eine dunkel getönte Glasflasche füllen. Erneut mit dem aktuellen Datum beschriften.

ANWENDUNG: 2–5 ml (½–1 TL) der Tinktur mit etwas Wasser, Saft oder Tee verdünnt 1–3-mal täglich einnehmen.

HALTBARKEIT: An einem kühlen, dunklen Ort bis zu 2 Jahre.

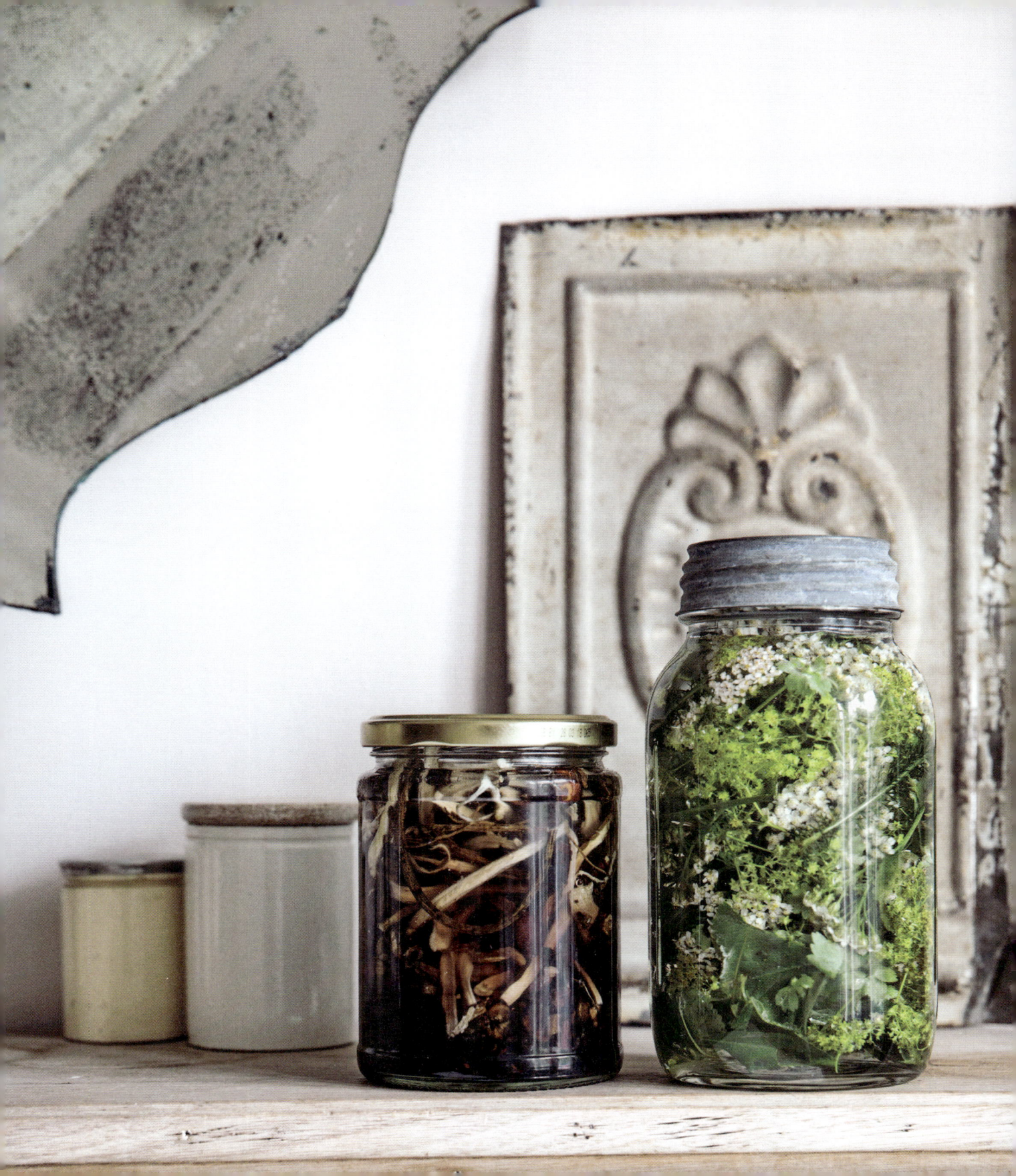

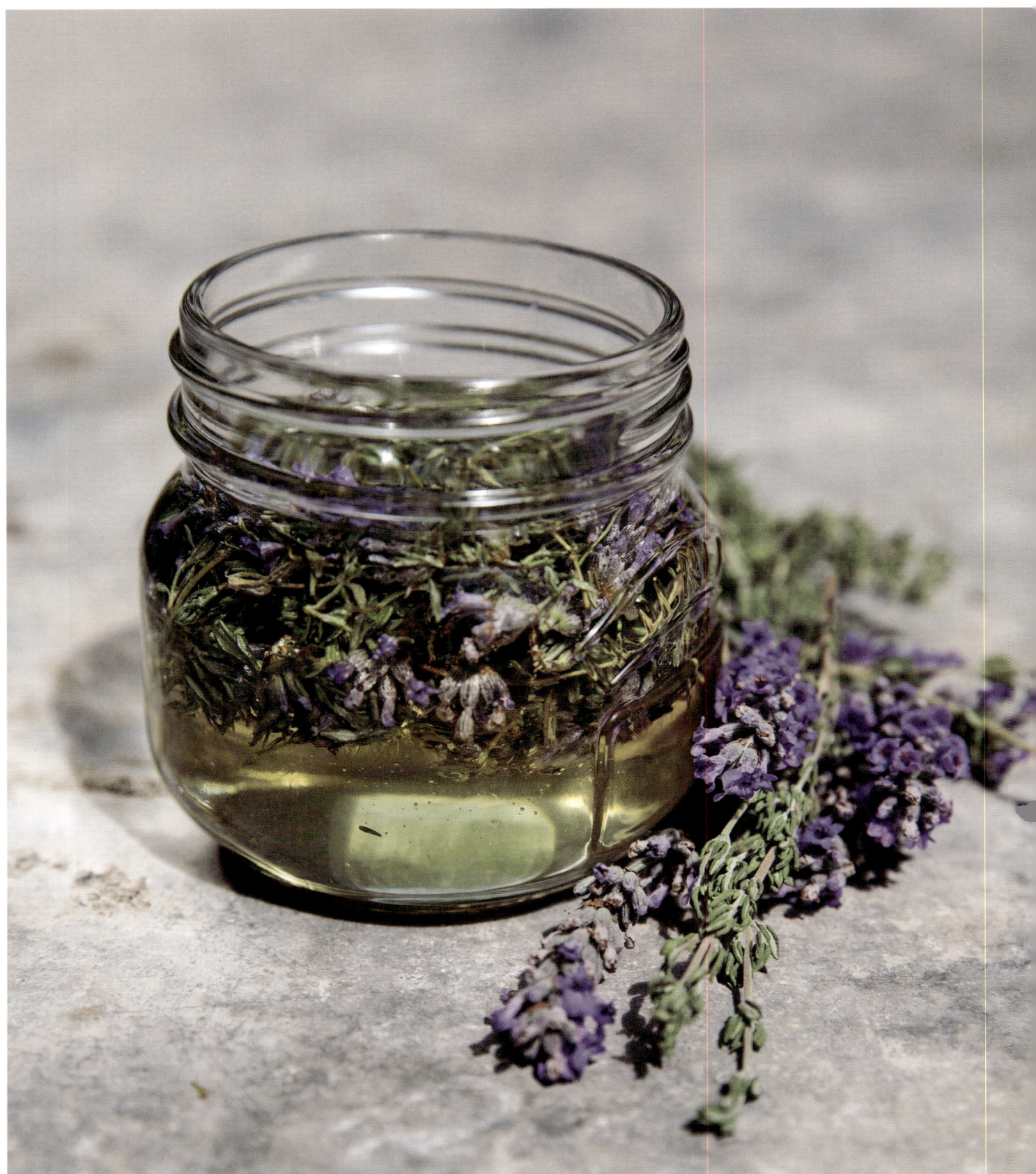

HONIGZUBEREITUNGEN

Honig kann sowohl wasserlösliche als auch fettlösliche Inhaltsstoffe extrahieren. Hochwertiger Rohhonig enthält antimikrobielle Propolis und heilungsfördernde Enzyme und ist daher an sich schon ein Heilmittel – großartig für leichte Hautprobleme oder Halsentzündungen.

Die Heilpflanzen der Wahl fein hacken und in ein sterilisiertes Glas geben. Ist der Honig zu fest, um ihn gießen zu können, wird er sanft erwärmt, indem man das Honigglas in eine Schüsse mit warmem Wasser stellt. Dann den Honig über die Heilpflanzen gießen, so dass alles davon bedeckt ist. Verschließen, mit dem aktuellen Datum beschriften und 1 Woche ziehen lassen. Dabei täglich schütteln oder umrühren.

Nach einer Woche abseihen und die Pflanzenteile entfernen, die Honigzubereitung in ein Schraubglas mit großer Öffnung geben, verschließen und erneut mit dem aktuellen Datum beschriften.

Für ein schnelleres Ergebnis den Honig zusammen mit den Heilpflanzen bei niedriger Hitze 1 Stunde erwärmen, dann abseihen.

ANWENDUNG: Bei Halsschmerzen und Husten 1 TL Honig einnehmen. Alternativ kann man 1–2 TL Honig in ein heißes Getränk mischen.

HALTBARKEIT: Bis zu 6 Monate an einem kühlen, dunklen Ort oder im Kühlschrank.

GLYCERITE

Glycerite werden wie Tinkturen hergestellt, aber anstelle des Alkohols verwendet man Glyzerin, eine süßschmeckende Flüssigkeit, die aus Pflanzen gewonnen wird. Sie sind ideal für Kinder und alle, die keinen Alkohol einnehmen können. Glycerite sind wesentlich dickflüssiger als normale Tinkturen. Am besten bereitet man sie aus frischen Pflanzen zu, sonst hat man am Ende eine Menge an klebrigen, getrockneten Heilpflanzen. Da Glycerite äußerst zuckerhaltig sind, sind sie eventuell nicht für Diabetiker geeignet.

Frische Heilpflanzen fein hacken oder getrocknete Kräuter fein zerkrümeln, in ein Schraubglas mit weiter Öffnung geben und mit Glyzerin bedecken. Das Glas verschließen und mit dem aktuellen Datum beschriften. 2–4 Wochen an einem kühlen, dunklen Ort stehen lassen, dabei das Glas alle paar Tage schütteln.

Nach 2–4 Wochen die Pflanzenteile abseihen und entsorgen, die Flüssigkeit in eine dunkle Glasflasche füllen.

ANWENDUNG: 2–5 ml (½–1 TL) in etwas Wasser, Saft oder Tee 1–3-mal täglich einnehmen.

HALTBARKEIT: Bis zu 6 Monate an einem kühlen, dunklen Ort.

SIRUP

Zucker wird seit langem verwendet, um Obst und Arzneimittel zu konservieren, so dass man sie das ganze Jahr über verwenden kann. Allerdings gibt es Gründe dafür und dagegen, Zucker für Heilmittel zu verwenden. In einer Welt, in der zuckerreiche Lebensmittel im Übermaß konsumiert werden, ist der offensichtliche Nachteil der hohe Kaloriengehalt. Allerdings kann dieser für Patienten günstig sein, die aufgrund ihrer Krankheit den Appetit verloren haben – zum Beispiel bei einer schweren Mandelentzündung, wo es schmerzhaft ist, feste Nahrung zu schlucken. Mit einem Sirup kann man sowohl die Heilkräfte der verwendeten Kräuter als auch ein paar Extrakalorien aufnehmen und damit dem Körper die dringend benötigte Energie spenden, die er braucht, um die Viren abzuwehren.

Ein weiterer Vorteil eines Sirups ist, dass er dickflüssig ist. So kann er gereizte Schleimhäute einhüllen, zum Beispiel, wenn der Hals vom ständigen Husten trocken ist. Zucker hat außerdem eine leicht lindernde Wirkung. Er verbessert die Aufnahme von Wasser durch die Zellwände in den Verdauungstrakt und unterstützt so die Verdauung. Für dieses Rezept kann man Honig anstelle von Zucker verwenden, aber er konserviert nicht so gut und ist teuer.

> **HEILPFLANZEN UND SIRUP**
>
> Einige Pflanzen muss man zunächst abkochen, ehe man daraus einen Sirup zubereiten kann. Dazu gehören harte Wurzeln, Samen und Früchte wie Holunderbeeren, Hagebutten und Süßholz.
>
> Bei aromatischen, empfindlichen Pflanzen wie Holunderblüten, Rosen und Zitronenmelisse ist es besser, zuerst den Sirup herzustellen und dann die Pflanzen in den vorbereiteten Sirup zu tauchen.

Sirup aus Heilpflanzen

Dieses Rezept kann man für jede Art von Aufguss oder Sud aus Heilpflanzen verwenden. Sirup ist besonders wirkungsvoll, um Halsschmerzen und Husten zu lindern. Außerdem hilft er gegen Verstopfung.

50 g frische oder getrocknete Heilpflanzen
600 ml Wasser
250–500 g brauner Zucker (unraffiniert)
1–3 TL Zitronensäure (optional zur Konservierung sowie für den Geschmack)

Die Heilpflanzen ziehen lassen oder abkochen wie auf Seite 12–13 beschrieben. Abseihen und die Pflanzenteile entsorgen. Die verbliebene Flüssigkeit abmessen. Je 10 ml (2 TL) Flüssigkeit 5–10 g Zucker hinzufügen. In den Topf zurückgeben und 10–20 Minuten leicht köcheln lassen, bis das Ganze eindickt. Je mehr Zucker, desto länger hält sich der Sirup. Aber man muss aufpassen: Wenn man das Ganze mit der größeren Menge an Zucker zu lange kocht, erhält man stattdessen eine klebrige Marmelade.

Die Zitronensäure, falls verwendet, hinzufügen. Sie schafft ein Gegengewicht zur Süße des Sirups und verbessert die Konservierung. Abkühlen lassen, in sterilisierte Flaschen füllen, verschließen und mit dem aktuellen Datum beschriften.

ANWENDUNG: 10–30 ml (2 TL) bis zu 3-mal täglich in ein kaltes oder warmes Getränk gemischt trinken. Zur gelegentlichen Anwendung.

HALTBARKEIT: 6–12 Monate an einem kühlen, dunklen Ort. Sobald eine Flasche geöffnet ist, im Kühlschrank aufbewahren und innerhalb von 2 Monaten verbrauchen.

Kräuterpastillen

Für Kräuterpastillen verwendet man pulverisierte Kräuter, die mit Honig oder Sirup gebunden werden. Da sie süß schmecken, sind sie eine gute Möglichkeit, Heilpflanzen an Kinder oder heikle Esser zu verabreichen.

Sie sind äußerst wohltuend bei Halsschmerzen, Husten oder Verdauungsproblemen. Heilpflanzen wie Rotulme oder Eibischwurzel bilden eine lindernde Basis, zu der Sie weitere Heilpflanzen im Verhältnis 50:50 hinzufügen können. Es gibt dafür zwei Zubereitungsmethoden: Entweder mischt man ein Pulver in die Flüssigkeit oder umgekehrt.

Kräuterpulver
Honig oder Glyzerin

METHODE 1
Honig oder Glyzerin sanft im Wasserbad erhitzen (Seite 24), bis das Ganze flüssig ist, dann nach und nach das fein gemahlene Pulver hinzufügen, bis eine dicke Paste entstanden ist. Zu haselnussgroßen Kügelchen rollen, auf ein mit Backpapier ausgelegtes Blech verteilen und völlig trocknen lassen. Man kann den Vorgang beschleunigen, indem man sie in einem Dörrautomaten oder im Ofen auf niedriger Stufe trocknet.

METHODE 2
Die Kräuterpulver in eine Schüssel geben, dann nach und nach Honig oder Glyzerin hinzufügen, bis eine dicke Paste entstanden ist. Zu haselnussgroßen Kügelchen rollen, auf ein mit Backpapier ausgelegtes Blech verteilen und völlig trocknen lassen. Man kann den Vorgang beschleunigen, indem man sie in einem Dörrautomaten oder im Ofen auf niedriger Stufe trocknet.

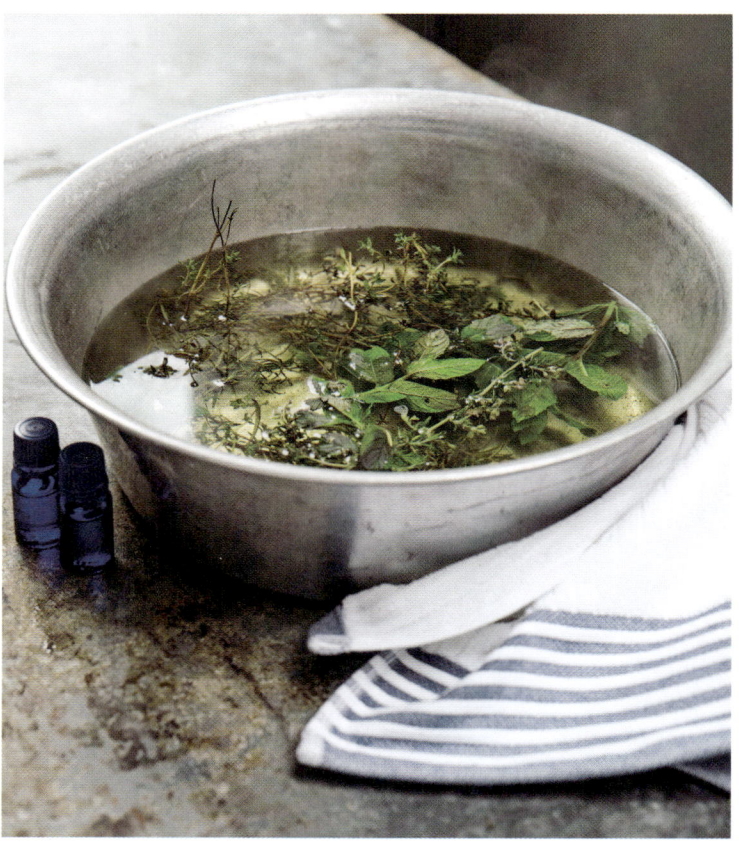

Dampf-Inhalation mit Heilpflanzen

Inhalation mit Dampf ist eine Mischung aus innerer und äußerlicher Anwendung. Man kann damit wunderbar die ätherischen, antimikrobiellen Wirkstoffe der Heilpflanzen in die Nebenhöhlen und Atemwege leiten. Daher sind sie perfekt bei Atemwegserkrankungen wie Husten, Erkältungen und Nebenhöhlenentzündungen.

1 Handvoll frische oder getrocknete Heilpflanzen zerdrücken und in eine große, hitzefeste Schüssel geben. Wasser zum Kochen bringen und ein Handtuch bereitlegen. Das heiße Wasser über die Heilpflanzen gießen, das Handtuch wie ein Zelt über den Kopf hängen und die ätherischen Öle einatmen, die in dem Dampf enthalten sind. Alternativ kann man 5–10 Tropfen eines ätherischen Öls in das heiße Wasser geben und anstelle der Heilpflanzen verwenden (Seite 50–51).

HEILMITTEL ZUR ÄUSSERLICHEN ANWENDUNG

KOMPRESSEN UND WICKEL

Kompressen und Wickel sind einfach anzuwendende Mittel, ideal für die Behandlung von Gelenkschmerzen, Verstauchungen, Überdehnungen und Hautleiden.

Für eine Kompresse ein sauberes Tuch – zum Beispiel eine Bandage oder ein Musselintuch – mit einem warmen oder gekühlten Kräuter-Aufguss tränken, überschüssige Flüssigkeit ausdrücken und auf die betroffene Körperstelle legen.

Wickel sind ähnlich wie Kompressen, allerdings arbeiten sie mit frischen Pflanzenteilen, wie zum Beispiel Blättern. Diese können entweder zerdrückt sein oder unbehandelt oder zerdrückt in einem kleinen Topf mit etwas kochendem Wasser bedeckt werden. Letzteres bewirkt ein Aufbrechen der Zellwände, besonders von getrockneten Heilpflanzen. Das Ganze 5 Minuten ziehen lassen, dann die Heilpflanzen aus dem Topf nehmen, überschüssiges Wasser weggießen und die Heilpflanzen zwischen zwei Stoffstücke legen. Den Wickel auf die betroffene Stelle legen (so warm wie möglich, aber darauf achten, dass die Haut nicht verbrüht wird). Mit Handtüchern abdecken und bis zu 1 Stunde einwirken lassen. Man kann zusätzlich eine Wärmflasche auflegen, um die Körperregion warm zu halten. Ein traditioneller Wickel wird zum Beispiel mit Essig und Salbei gemacht (Seite 101).

BÄDER

Bäder mit Heilpflanzen, Tauchbäder, Waschungen und Wärmebäder verwenden Heilpflanzen mit entspannender und heilsamer Wirkung, auch wenn sie seit einigen Jahren nicht mehr so gebräuchlich sind. Viele Ureinwohner betreiben Waschungen mit Heilpflanzen als Teil ritueller Zeremonien. Außerdem schätzen sie sie wegen ihrer heilsamen Wirkung. So verwenden zum Beispiel die Aborigines in Australien Eukalyptus gegen Erkältungs- und Grippesymptome. Der berühmte französische Pflanzenheilkundler Maurice Mességué behandelte seine Patienten mit Heilpflanzen aus der Region in Sitzbädern sowie in Hand- und Fußbädern. Die medizinischen Wirkstoffe werden dabei durch die Haut in den Körper aufgenommen. Fußbäder mit Senfmehl sind in Europa ein traditionelles Mittel gegen Erkältungen und Grippe. Sie regen den Kreislauf an und haben eine beruhigende Wirkung auf den Patienten.

Bäder und Wannenbäder

Für entspannende Bäder und Wannenbäder eignen sich duftende Pflanzen wie Lavendel, Rosen, Lindenblüten und Küchenkräuter. Aber auch mit vielen anderen Pflanzen lassen sich Probleme der Haut, Muskeln und Gelenke behandeln.

1 l Wasser
2–4 Handvoll Heilpflanzen nach Wahl

Das Wasser in einem großen Topf zum Kochen bringen. Den Herd ausschalten, die Heilpflanzen ins Wasser geben und abdecken. 15–20 Minuten ziehen lassen.

ANWENDUNG: Diese Mischung einem heißen Wannenbad zufügen und darin mindestens 30 Minuten ruhen. Ansonsten kann man auch Teile der Flüssigkeit dazu verwenden, Hand, Handgelenk oder Fuß 2-mal täglich bis zu 30 Minuten darin zu baden.

HALTBARKEIT: Die Flüssigkeit hält sich im Kühlschrank bis zu 4 Tage.

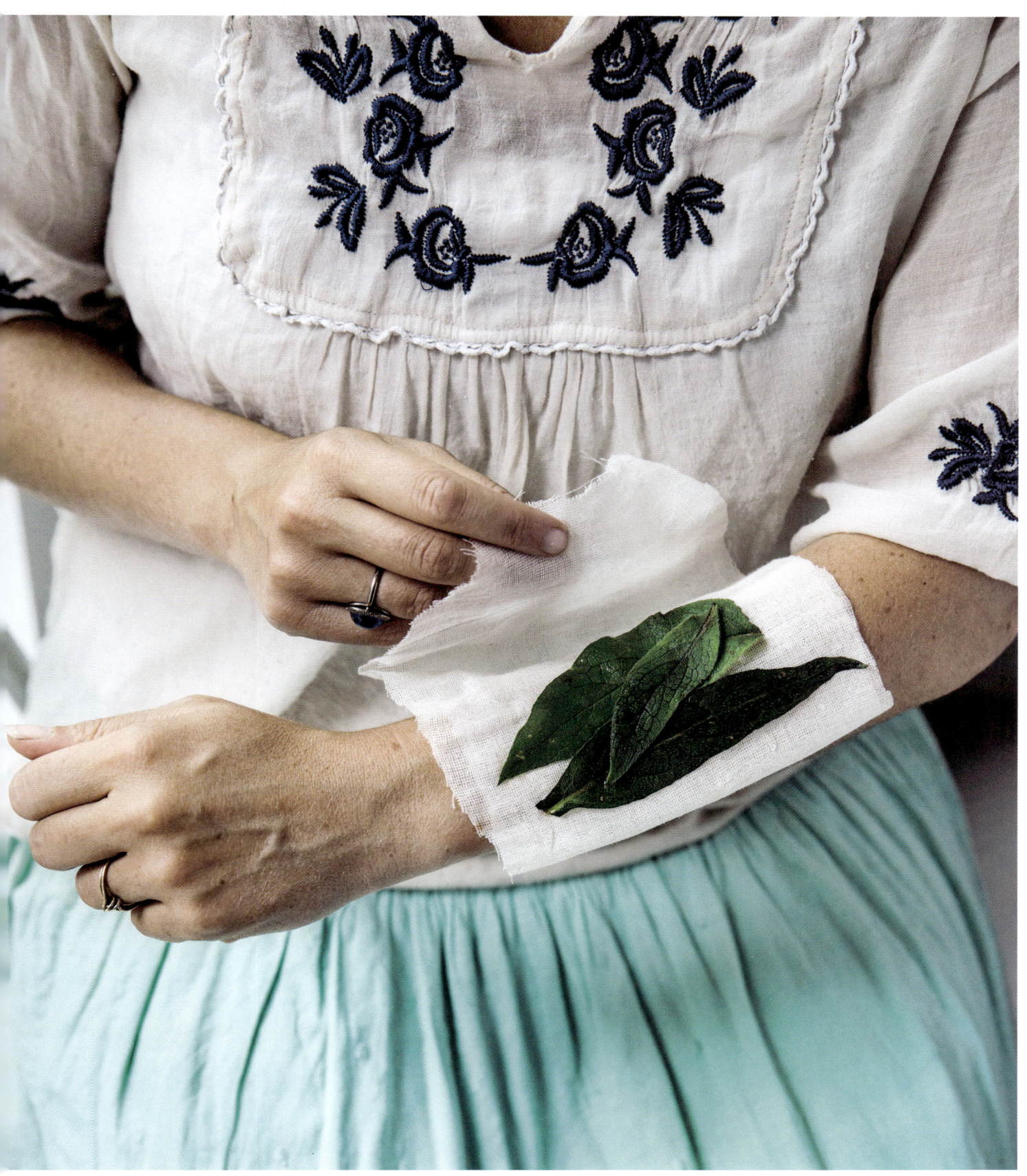

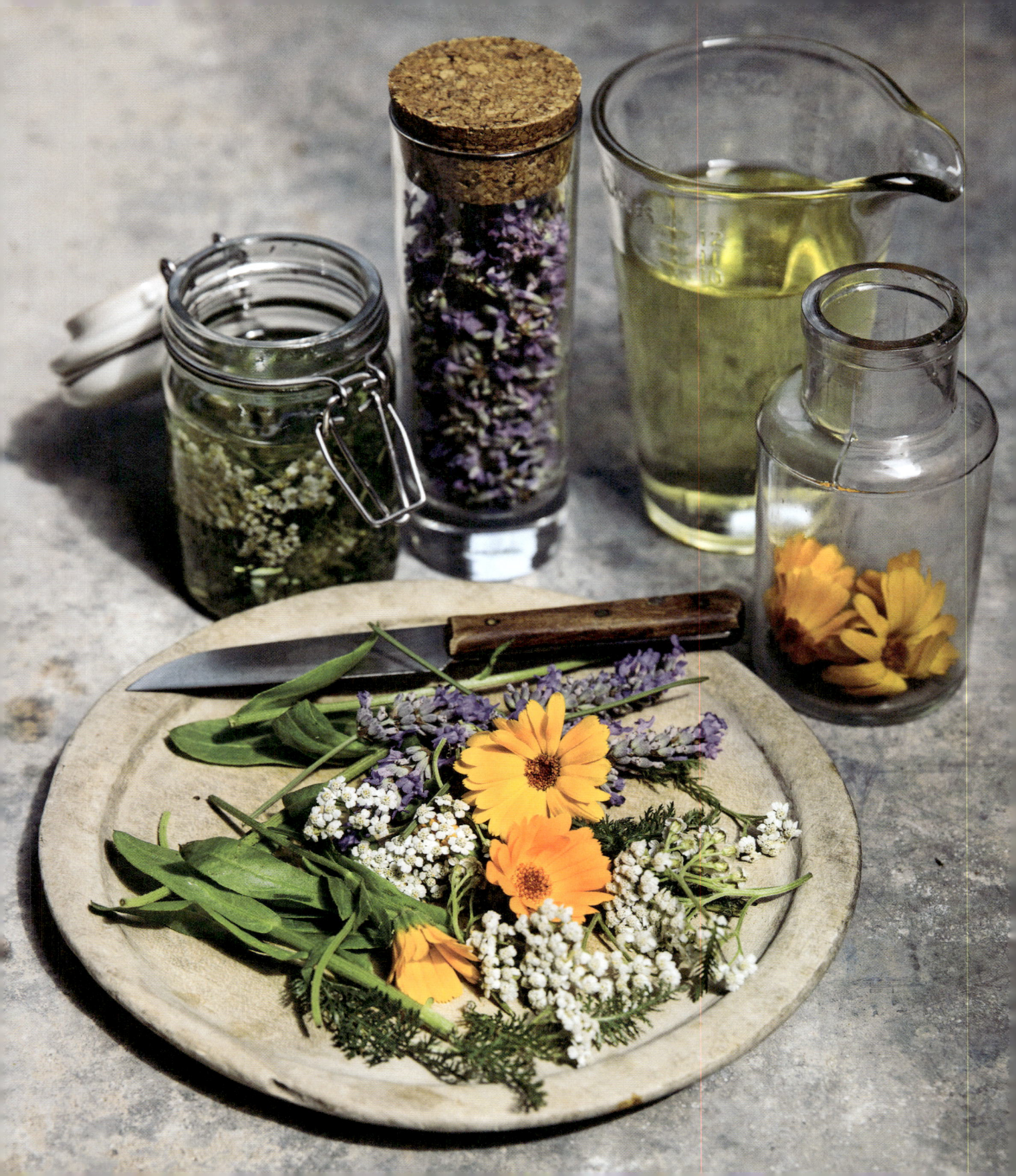

KRÄUTERÖLE

Kräuteröle dienen ausschließlich zur äußerlichen Anwendung.

Öle mit Essenzen aus Heilpflanzen zu versetzen ist eine Möglichkeit, die heilsamen Wirkstoffe von Pflanzen in einem Öl zu konservieren und damit haltbarer zu machen. Außerdem lassen sich die Wirkstoffe so bequem auf die Haut auftragen. Zusätzlich spendet ein solches Öl Feuchtigkeit und Wärme, die beim Einreiben in die Haut eine stimulierende und beruhigende Wirkung entfalten kann. Diese Kräuteröle bilden die Basis für viele andere äußerlich angewendete Heilmittel wie Massageöle, Badeöle, Cremes und Salben.

Es gibt verschiedene Möglichkeiten, wie man Öle mit Extrakten aus Heilpflanzen versetzt. Dazu gehören Kräuteröle, die auf langsame Weise das Sonnenlicht oder auf schnellere Art eine Wärmequelle nutzen, um die Inhaltsstoffe der Pflanzen zu extrahieren.

Kräuteröle nehmen die Wirkstoffe der Pflanzen sowie ihre Farbe an: Ringelblumenöl sollte leuchtend orange werden, Johanniskrautöl dunkelrot und Beinwellöl blattgrün. Die Verfärbung ist dann auch das Zeichen, dass das Öl gebrauchsfertig ist.

Die traditionelle Sonnenlicht-Methode

Mit dieser Methode dauert die Herstellung etwa 1 Monat, aber sie benötigt sehr wenig persönliches Zutun.

frische oder getrocknete Heilpflanzen (siehe unten)
Basisöl

Ein sauberes Schraubglas locker mit den gewählten Heilpflanzen füllen. So viel Öl einfüllen, dass die Heilpflanzen davon bedeckt sind. Die Pflanzenteile zusammenpressen, so dass sie nicht im Öl schwimmen, weil das Schimmelbildung begünstigen kann. Eventuell die Heilpflanzen mit einem Gewicht zusammendrücken, wie zum Beispiel einem Teller oder großen Glasmurmeln. Den Deckel verschließen und mit dem aktuellen Datum beschriften. Im Sonnenlicht auf dem Fensterbrett 1 Monat lang ziehen lassen. Anschließend das Öl durch ein Musselintuch abseihen, die Heilpflanzen entsorgen und das Öl in eine Flasche füllen und mit dem aktuellen Datum beschriften.

TIPP: Falls Sie kein Fensterbrett haben, das im Winter sonnenbeschienen ist, können Sie den Prozess beschleunigen, indem Sie das Glas ein paar Tage auf der Heizung stehen lassen, bis das Basisöl die Farbe der Heilpflanzen angenommen hat.

FRISCHE ODER GETROCKNETE HEILPFLANZEN?

FRISCHE HEILPFLANZEN können grundsätzlich für die Herstellung von Kräuterölen verwendet werden. Aber nachdem sie Wasser enthalten, können Sie in Verbindung mit Öl ranzig oder schimmlig werden, daher muss man sie besonders sorgfältig verarbeiten. Die Wasserbad-Methode (Seite 24) eignet sich am besten für frische Pflanzenteile. Auf jeden Fall sollte man überschüssiges Wasser entfernen, indem man die Pflanzen 1–2 Tage welken lässt. Nach der Herstellung des Kräuteröls und der Entfernung der Pflanzenteile sollte verbleibendes Wasser zu Boden sinken, wo man es leicht abgießen kann. Wenn man die Heilpflanzen aus dem Öl nimmt, sollte man sie NICHT ausdrücken, da dabei zusätzliches Wasser herausgepresst wird, das die Wahrscheinlichkeit einer Verunreinigung erhöht. Sollte das Öl wolkig sein, wird es sanft erhitzt, um verbliebenes Wasser zu verdunsten.

GETROCKNETE HEILPFLANZEN sind einfacher zu gebrauchen und die Wahrscheinlichkeit, dass das Öl verderben könnte, ist geringer. Man sollte auf hochwertiges Öl achten und kürzlich getrocknete Heilpflanzen verwenden. So sind die Wirkstoffe noch erhalten, das Wasser aber verdunstet.

DER UNTERSCHIED ZWISCHEN ÄTHERISCHEM ÖL, BASISÖL, BUTTER UND KRÄUTERÖL

ÄTHERISCHE ÖLE: Dazu gehören Lavendel-, Rosen-, Orangen- und Weihrauchöle. Sie werden aus den ätherischen Ölen extrahiert, die von Natur aus in den Pflanzen enthalten sind – normalerweise in Blättern, Blüten und in manchen Harzen. Denken Sie an den Duft einer Lavendelblüte. Für ätherisches Lavendelöl wird der Duft (durch Dampfdestillation) extrahiert und in einer Flasche aufbewahrt. In ätherischen Ölen sind die Wirkstoffe von Pflanzen hochkonzentriert, so dass man immer nur wenige Tropfen benötigt, die normalerweise verdünnt werden. Weitere Hinweise zu ätherischen Ölen auf Seite 50–51.

BASISÖLE: Dazu gehören Oliven-, Sonnenblumen-, Mandel- oder Jojobaöle. Diese Öle werden aus den Pflanzenteilen gewonnen, die Fette enthalten (schwere, nicht-ätherische Öle) und aus der Pflanze gepresst. Sie sind mild und können als einfache Feuchtigkeitsspender oder aber als Basis verwendet werden, mit der man ätherische Öle verdünnt. Man kann sie auch mit Heilpflanzen versetzen.

BUTTER, wie Shea-, Kakao- oder Mangokernbutter: Sie ähneln dem Basisöl, sind aber bei Raumtemperatur fest. Man kann sie leicht schmelzen und ebenfalls als Feuchtigkeitsspender oder Basis verwenden, die man mit ätherischen Ölen oder Heilpflanzen vermischt.

KRÄUTERÖLE: Das sind Basisöle oder Butter, die man mit den medizinischen, öllöslichen Wirkstoffen von Heilpflanzen versetzt hat, zum Beispiel mit Ringelblume, Johanniskraut oder Beinwell.

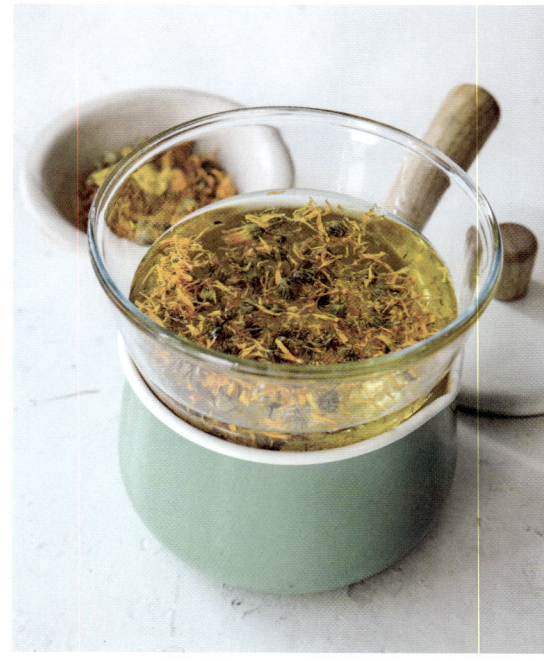

Schnelle Wasserbad-Methode

Mit dieser Methode hat man schon nach ein paar Stunden Zubereitungszeit ein Kräuteröl. Man verwendet dafür ein Wassebad.

frische oder getrocknete Heilpflanzen (siehe Kasten, Seite 23)
Basisöl
Wasser

Die Heilpflanzen in eine hitzefeste Schüssel geben und mit Öl bedecken. Die Schüssel auf einen Topf mit leicht köchelndem Wasser stellen. Die Schüssel sollte das Wasser nicht berühren. So sollten die Heilpflanzen 2–3 Stunden in dem Öl ziehen. Dabei regelmäßig den Wasserstand im Topf kontrollieren und nach Bedarf auffüllen. Seien Sie vorsichtig, es kann heißer Dampf entweichen.

Soll das Kräuteröl noch intensiver werden, seihen Sie das Öl ab und pressen Sie – wenn getrocknete Heilpflanzen verwendet werden – aus diesen so viel Öl wie möglich. Entsorgen Sie diese Heilpflanzen und geben Sie eine neue Portion Heilpflanzen in das Öl. Wiederholen Sie den ersten Schritt.

Sobald die vorgesehene Zeit abgelaufen ist, absiehen und die Heilpflanzen entsorgen. Um die feinen Pflanzenpartikel zu entfernen, verwenden Sie am besten ein Sieb, das Sie mit einem Musselintuch auslegen. Das Kräuteröl in Gläser oder Flaschen abfüllen, verschließen und mit dem aktuellen Datum beschriften.

CREMES

Schongarer-Methode

Hierfür wird ein Schongarer mit Warmhaltefunktion benötigt. Damit kann man eine konstant niedrige Hitze halten, ohne Wasser nachfüllen zu müssen wie bei der Wasserbad-Methode.

Basisöl
frische oder getrocknete Heilpflanzen (siehe Kasten, Seite 23)

Geben Sie Basisöl und Heilpflanzen in das Gefäß des Schongarers. Das Öl sollte die Heilpflanzen bedecken, aber nicht sehr viel mehr sein. Werden getrocknete Heilpflanzen verwendet, mit dem Deckel verschließen, werden frische Heilpflanzen verwendet, ohne Deckel weitermachen, damit Wasser verdampfen kann. Im Warmhaltemodus einige Stunden oder über Nacht stehen lassen.

Soll das Öl noch intensiver werden, seihen Sie das Öl ab und pressen Sie – wenn getrocknete Heilpflanzen verwendet werden – aus diesen so viel Öl wie möglich. Entsorgen Sie diese Heilpflanzen und geben Sie eine neue Portion Heilpflanzen in das Öl. Wiederholen Sie den ersten Schritt.

Sobald die vorgesehene Zeit abgelaufen ist, abseihen und die Heilpflanzen entsorgen. Um die feinen Pflanzenpartikel zu entfernen, verwenden Sie am besten ein Sieb, das Sie mit einem Musselintuch auslegen. Das Öl in Gläser oder Flaschen abfüllen, verschließen und mit dem aktuellen Datum beschriften.

HALTBARKEIT VON KRÄUTERÖLEN (für alle Herstellungsmethoden): In einem sauberen, luftdichten Gefäß hält sich das Öl an einem kühlen, dunklen Ort bis zu 1 Jahr. Um die Haltbarkeit zu gewährleisten, fügen Sie 1 % Vitamin-E-Öl zum Basisöl oder zum fertigen Öl hinzu.

Cremes sind ähnlich wie Salben, beinhalten aber zusätzlich ein Element auf Wasserbasis. Öl und Wasser vermischen sich nicht, daher benötigt man Emulgatoren wie Bienenwachs oder emulgierendes Wachs. Diese Emulgatoren binden die heilsamen Wirkstoffe der Heilpflanzen, die in Wasser und Öl extrahiert wurden, in der Creme. Weil Cremes kühlender sind als Salben, eignen sie sich besonders gut für Schnitte, juckende Ausschläge und als lindernde Körpercremes.

50 ml Kräuteröl (Seite 23)
10 g Kakaobutter
10 g Bienenwachs
5 g emulgierendes Wachs
20 ml (4 TL) Heilpflanzen-Tinktur (Seite 14)
30 ml Heilpflanzen-Aufguss (Seite 12–13)
20 Tropfen ätherisches Öl (eine Mischung nach Wahl)

2 Schraubgläser mit weiter Öffnung in einen großen Topf mit 5 cm sanft erwärmtem (nicht ganz köchelnden) Wasser stellen. In eines der Gläser Kräuteröl, Kakaobutter und Bienenwachs geben und schmelzen lassen. In dem anderen Glas emulgierendes Wachs mit Heilpflanzen-Tinktur und Aufguss schmelzen lassen.

Beide Gläser aus dem Wasser nehmen und leicht abkühlen lassen. Achtung: Beide Gläser müssen dieselbe Temperatur haben, wenn man sie mischt. Nach und nach, Tropfen für Tropfen, die Aufgussmischung sehr langsam in die Ölmischung träufeln und dabei kräftig schlagen (am besten mit einem elektrischen Handrührgerät), bis sich alles gründlich verbunden hat und abgekühlt ist. Auf diese Weise entsteht eine cremige Konsistenz. Jetzt das ätherische Öl unterrühren. In sterilisierte Gläser füllen, verschließen und mit dem aktuellen Datum beschriften.

HALTBARKEIT: Im Kühlschrank bis zu 6 Monate haltbar.

TIPP: Soll die Creme vegan sein, wird das Bienenwachs durch die Hälfte der Menge an Karnaubawachs oder Candelillawachs ersetzt.

SALBEN UND BALSAME

Die Begriffe „Salbe" und „Balsam" werden oft synonym verwendet. Grundsätzlich handelt es sich dabei um Heilmittel auf Ölbasis, für die man Kräuteröle mit Butter oder Wachs vermischt. Sie haben eine wärmende Wirkung und eignen sich am besten für trockene Haut oder zum Wärmen von Gelenken und Muskeln. Auf juckenden, entzündeten Ausschlägen wie Ekzemen oder Nesselsucht ist ihre Anwendung nicht ratsam. Hierfür sind kühlende Cremes auf Wasserbasis besser geeignet (Seite 123).

Kräuteröl (Seite 23)
Bienenwachs (siehe Kasten für Mengenverhältnisse)
ätherisches Öl (20–60 Tropfen auf 100 ml), siehe Anleitung Seite 50–51

Kräuteröl und Bienenwachs in eine hitzefeste Schüssel auf einen Topf mit leicht köchelndem Wasser geben. Vorsichtig rühren, bis sich das Wachs aufgelöst hat.

Die Schüssel vom Topf nehmen und einige Minuten abkühlen lassen, dann die ätherischen Öle mit einem Metalllöffel oder einer Stricknadel unterrühren. Wenn das Öl etwas abgekühlt ist, verringert das die Wahrscheinlichkeit, dass das ätherische Öl darin verdunstet.

Die Flüssigkeit in einen vorgewärmten Krug gießen und von dort auf Gläser verteilen. Festwerden lassen, dann verschließen. Die Außenseite der Gläser säubern und Ölreste entfernen, dann mit dem aktuellen Datum beschriften.

HALTBARKEIT: An einem kühlen, dunklen Ort bis zu 1 Jahr haltbar.

TIPP: Soll die Salbe vegan sein, wird das Bienenwachs durch die Hälfte der Menge an Candelillawachs oder Karnaubawachs ersetzt.

Aus Kräuterbutter aus Shea oder Kakao, die bei Zimmertemperatur fest ist, kann man ebenfalls eine schnelle Salbe herstellen, wenn man sie anstelle eines flüssigen Basisöls nimmt. Sobald sie durchgeseiht und abgekühlt ist, wird die Butter fest und kann als Salbe verwendet werden.

EINREIBEMITTEL

Ein Einreibemittel ist eine Flüssigkeit, die man einmassiert, um Schmerzen zu lindern. Das Mittel wird mit einer Basis aus Öl oder Alkohol hergestellt, wie zum Beispiel einem Kräuteröl oder einer Tinktur. Man mischt sie im Verhältnis 50:50 von Öl und Alkohol an.
Vor Gebrauch immer schütteln.
Siehe Seite 14 für ein Beispiel.

> **DAS VERHÄLTNIS VON ÖL UND WACHS FÜR SALBEN UND BALSAME**
>
> 25 g Bienenwachs auf 100 ml Öl – feste Salbe
> 20 g Bienenwachs auf 100 ml Öl – mittelfeste Salbe
> 15 g Bienenwachs auf 100 ml Öl – weiche Salbe
>
> Wenn Sie in einem warmen Land leben, müssen Sie eventuell etwas mehr Bienenwachs hinzufügen, damit die Salbe fest bleibt, oder sie im Kühlschrank aufbewahren.

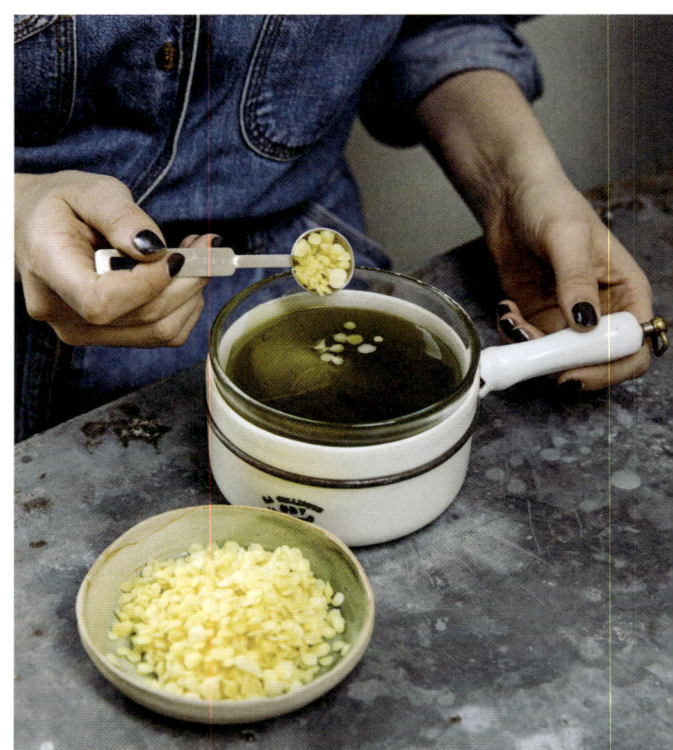

BLÜTENWASSER

Blütenwasser, auch als Hydrosol bekannt, entsteht bei der Herstellung von Kräuterölen, wenn die ätherischen Öle durch Dampf aus den Heilpflanzen gelöst werden. Dieser Dampf kondensiert und die entstehende Flüssigkeit ist das Blütenwasser, das pflanzliche Wirkstoffe sowohl auf Wasser- als auch auf Ölbasis enthält. In der Großproduktion, wo riesige Destillationsapparate – genannt Alembik – verwendet werden, schwimmen die ätherischen Öle an der Wasseroberfläche und werden abgeschöpft. Eine kleinere Anordnung zu Hause ergibt keine ätherischen Öle, aber dafür wunderbares, medizinisch nutzbares Blütenwasser. Dafür kann man getrocknete oder frische Heilpflanzen verwenden.

Obwohl man Blütenwasser in kleinen Mengen auch einnehmen kann, verwenden wir es hier vor allem äußerlich. Es eignet sich hervorragend für Präparate, die der Heilung der Haut dienen. Außerdem kann man damit Raum- und Körperdüfte mit beruhigender und schlaffördernder Wirkung herstellen.

Die folgende Methode ermöglicht die Destillation mit Hilfe von alltäglichen Küchengeräten. Man benötigt dafür einen Topf mit gewölbtem Deckel, den man auch umgekehrt aufsetzen kann. Der Griff des Deckels sollte wasserabweisend sein. Außerdem braucht man eine hitzefeste Schüssel, die klein genug ist, dass man sie in den Topf stellen kann, so dass außen eine Lücke von 3–5 cm bleibt. Diese Methode eignet sich vor allem für aromatische Blüten und Blätter wie Lavendel, Rose, Zitronenmelisse und Rosmarin, um nur einige zu nennen.

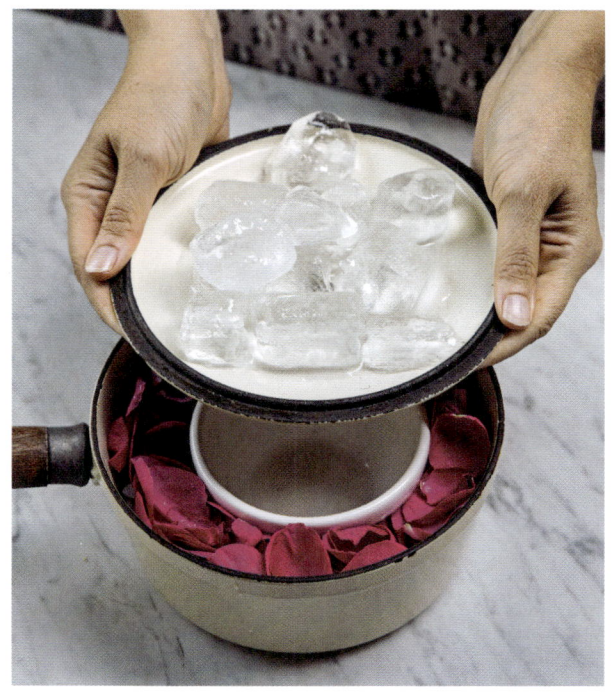

500 ml gefiltertes Wasser (plus extra zum Nachgießen)
1 Handvoll frische oder getrocknete aromatische Heilpflanzen
1 große Menge an Eiswürfeln

Das gefilterte Wasser in den Topf gießen. Die hitzefeste Schüssel in die Mitte des Topfes stellen, dann die Blüten um die Schüssel herum im Topf verteilen, so dass sie das Wasser bedecken. Den Deckel umgedreht auf den Topf legen, dabei sollte sich der Griff des Deckels über der leeren Schüssel befinden.

Das Wasser leicht zum Köcheln bringen. Den umgedrehten Deckel von oben mit Eiswürfeln füllen. Ungefähr 30 Minuten lang das Wasser kondensieren lassen, dabei darauf achten, dass es nicht komplett verdunstet, sondern rechtzeitig nachgießen. Das verdampfende Wasser, das mit den aromatischen Wirkstoffen der Pflanzenteile angereichert ist, trifft auf den geeisten Topfdeckel, kondensiert und tropft zurück in die Schüssel. Wenn das Eis schmilzt, das Schmelzwasser abgießen und neues Eis nachfüllen. Auf diese Weise erhält man keine großen Mengen an Blütenwasser, aber genug für den persönlichen Gebrauch.

TIPP: Auf Seite 131 finden Sie eine „schnelle" Variante des Blütenwassers. Dort werden ätherische Öle und Alkohol verwendet, um den Duft gleichmäßig im Wasser zu verteilen und auf diese Weise Raum- und Körperdüfte herzustellen.

KÜCHENKRÄUTER UND GEWÜRZE

Aus Küchenkräutern und Gewürzen kann man wunderbare Heilmittel zubereiten. Wenn man überraschend krank wird, kann es sehr hilfreich sein zu wissen, welche Heilmittel man aus Zutaten herstellen kann, die man im Küchenschrank oder im nächsten Supermarkt findet.

ANIS – *Pimpinella anisum*
Ähnlich wie Dill und Fenchel ist Anis ein verdauungsförderndes Mittel, das in Aufgüssen oder zerkaut dabei hilft, Krämpfe im Darm zu entspannen und Blähungen und Völlegefühl zu mindern. Anissirup ist ein altbewährtes Mittel, die Schleimbildung in der Brust zu vermindern und Husten zu lindern. Wie Fenchel kann Anis Koliken bei Babys erleichtern, wenn die stillende Mutter ihn als Tee trinkt, außerdem regt er die Milchproduktion an (siehe Rezept auf Seite 165). Das Kauen der Samen hilft gegen Mundgeruch.
ANWENDUNGSGEBIETE: *Husten, Erkältungen, Koliken, schlechte Verdauung, Blähungen, Appetitlosigkeit, schwache Milchproduktion*
REZEPTE: *Verdauungspastillen mit Fenchel und Minze 69, Hustenbonbons mit Heilpflanzen 115, Tee für Mütter 165*

CHILI/CAYENNE – *Capsicum annuum*
Chili wirkt appetitanregend, gleichzeitig fühlt man sich nach einer Mahlzeit eher gesättigt. Die wärmende Eigenschaft von Chili regt einen trägen Verdauungsapparat an, unterstützt die Verdauung und sorgt dafür, dass die Nährstoffe aus den Nahrungsmitteln besser aufgenommen werden. Chili befördert die Durchblutung und öffnet selbst die kleinsten Blutgefäße. Die Hitze durchdringt den Körper und ist so eine tolle Unterstützung bei Kreislaufschwäche. Die wärmenden Eigenschaften von Chili wirken außerdem gegen Schmerzen. Wärmende Einreibungen (Seite 96) helfen gegen schmerzende Muskeln und Gelenke sowie gegen Unterleibsbeschwerden wie Periodenschmerzen.
ANWENDUNGSGEBIETE: *Durchblutungsstörungen, Muskel- und Gelenkschmerzen, Rückenschmerzen, Verdauungsbeschwerden*
REZEPTE: *Wärmender Cidre 82, Einreibung für die Gelenke mit Chili 96*

FENCHEL – *Foeniculum vulgare*
Fenchel unterstützt wunderbar die Verdauung. Ein Aufguss aus Fenchelsamen ist ein wirksames Mittel gegen Blähungen und Druck im Bauch. Fenchel enthält sowohl süße (lindernde) wie auch bittere (anregende) Inhaltsstoffe. Sie können auch einfach nach einer schweren Mahlzeit ein paar Samen kauen, um die Verdauung zu unterstützen. Sein süßer Geschmack und seine milde Wirkungsweise machen ihn zu einem idealen Mittel gegen Bauschmerzen und Blähungen bei Kindern. Man sollte für Kinder einen schwachen Aufguss verwenden, den man mit Zitrone und/oder Honig aromatisiert hat. Fencheltee kann bei stillenden Müttern außerdem die Milchproduktion und den Milchfluss anregen und gleichzeitig Koliken beim Baby lindern (siehe Seite 165).
ANWENDUNGSGEBIETE: *Mundgeruch, Koliken, Blähungen, Übelkeit, knappe Milchproduktion, Bauchschmerzen*
REZEPTE: *Verdauungstee 65; Verdauungspastillen mit Fenchel und Minze 69; Tee für Mütter 165*

GEWÜRZNELKEN – *Syzygium aromaticum*
Nelken enthalten Eugenol, ein betäubendes, antivirales und antiseptisches ätherisches Öl. Für rasche Linderung bei Zahnschmerzen kaut man einfach die Knospe einer Gewürznelke. Die antimikrobiellen Wirkstoffe können außerdem zur Heilung der Entzündung des Zahns beitragen. Ansonsten kann man ein kleines Stück Watte mit 1 Tropfen ätherischem Nelkenöl beträufeln. Für Kinder diesen Tropfen mit ½ TL Basisöl vermischen, auf ein Stück Watte träufeln und auf einen schmerzenden Zahn oder ein Mundgeschwür geben (siehe Seite 46–47). Bei Halsschmerzen oder Mundgeschwüren kann man eine Nelken-Tinktur im Verhältnis 1:5 mit Wasser verdünnen und als Mundspülung oder Spray verwenden.
REZEPTE: *Heißer Heilpflanzen-Grog 74; Holunderbeeren-Likör 82; Essig der vier Diebe 85; Holunderbeeren-Sirup 111; Gurgelwasser gegen Halsschmerzen 119*

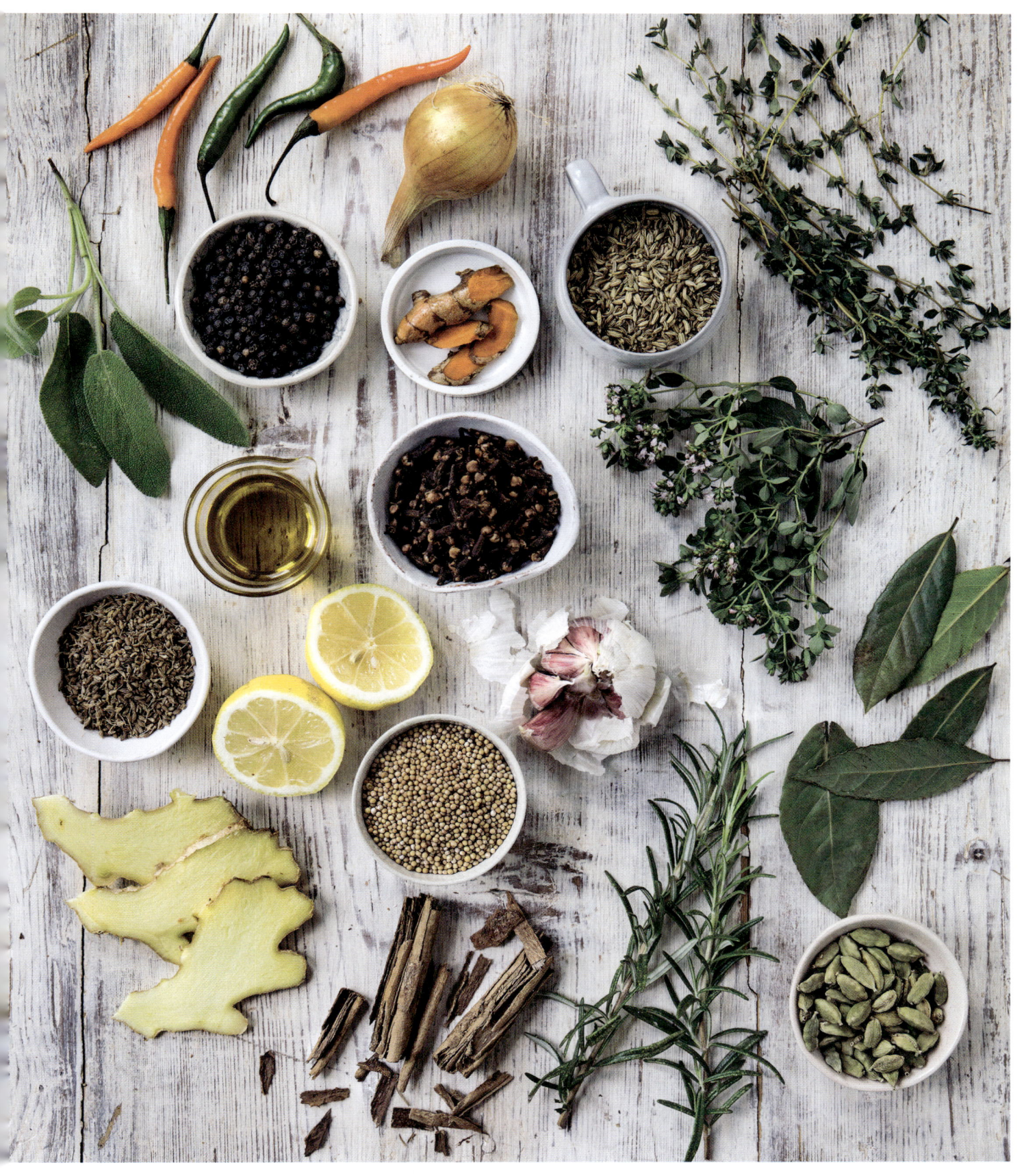

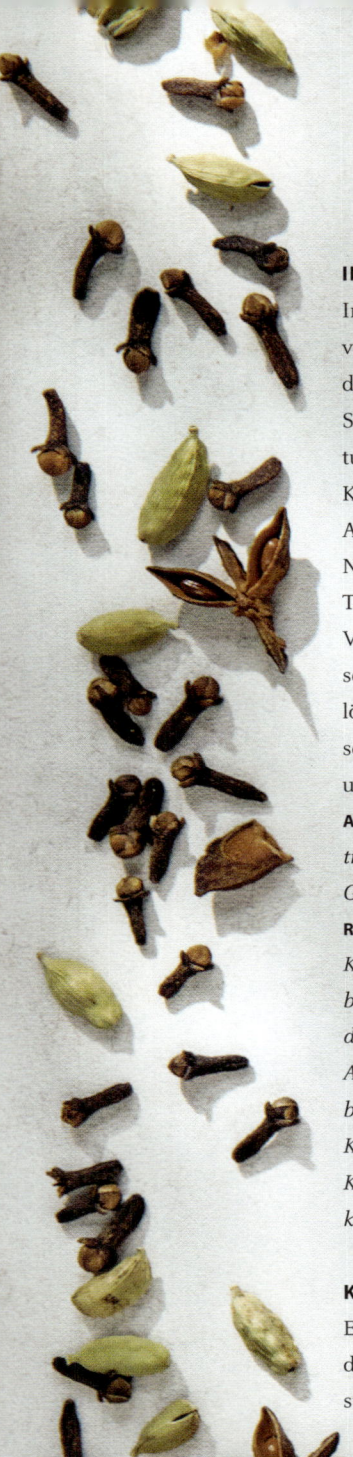

INGWER – *Zingiber officinale*

Ingwer ist ein hervorragendes Mittel gegen alle Arten von Übelkeit wie die morgendliche Übelkeit während der Schwangerschaft oder auch die Reisekrankheit. Seine wärmenden Eigenschaften haben eine wohltuende Wirkung auf die Verdauungsorgane und den Kreislauf. Außerdem befördert er die gleichzeitige Aufnahme von vielen anderen Heilpflanzen und Nährstoffen. Man kann ihn wunderbar in Tees, Tinkturen und Mittel mischen gegen eine träge Verdauung, bei Kreislaufschwäche oder bei Beschwerden, die sich durch Kälte verschlechtern. Ingwer löst den Schleim in Brust und Hals und ist daher ein sehr effektives Heilmittel gegen Husten, Erkältungen und Halsschmerzen.

ANWENDUNGSGEBIETE: *Übelkeit, Kreislaufschwäche, träge Verdauung, Husten, Halsschmerzen, Erkältung und Grippe*

REZEPTE: *Bitterer Verdauungsspray 66; Pulver gegen Kater 73; Heißer Heilpflanzen-Grog 74; Holunderbeeren-Likör 82; Wärmender Cidre 82; Einreibung für die Gelenke mit Chili 96; Muskellösende Tinktur 99; Aufguss gegen Erkältungen und Grippe 108; Holunderbeeren-Sirup 111; Hustenbonbons mit Heilpflanzen 115; Kühlende Halspastillen mit Ingwer und Honig 120; Krampflösende Tropfen 150; Ingwer und Zitrone kandiert 159; Spray für glückliche Mamas 164*

KARDAMOM – *Elletaria cardamomum*

Ein Aufguss mit Kardamomsamen oder das Kauen derselben bewirkt einen angenehmen Atem, unterstützt die Verdauung und hilft gegen Blähungen und Husten. Eine Tinktur (Seite 14), hergestellt aus den zermahlenen Hülsen und Samen, hat eine betäubende Wirkung, die sich zum Gurgeln, als Spray oder Mundwasser verwenden lässt. Sie wirkt gegen Halsschmerzen, Geschwüre in der Mundhöhle oder Zahnschmerzen. Kardamom ist ein aufbauendes Gewürz, der Geruch alleine kann angespannte Nerven beruhigen. Daher ist es sinnvoll, die Samen in Aufgüsse, Gewürztees oder als ätherisches Öl in Massagecremes zu mischen. In der Lehre des Ayurveda wird Kardamom gegen Stresssymptome und durch Stress verursachte Kopfschmerzen verwendet.

ANWENDUNGSGEBIETE: *Mundgeruch, Blähungen, Husten, Halsschmerzen, Mundgeschwüre, Zahnschmerzen, Beklemmungen, Niedergeschlagenheit, Verdauungsprobleme, Rekonvaleszenz*

REZEPTE: *Holunderbeeren-Likör 82; Feste, entspannende Massagecreme 93; Kakao mit Kardamom, Rosen und Lindenblüten 95; Holunderbeeren-Sirup 111; Gurgelwasser gegen Halsschmerzen 119*

KNOBLAUCH – *Allium sativum*

Knoblauch besitzt eine Vielzahl an mikrobiellen Inhaltsstoffen wie Allicin und Schwefelverbindungen. Viele der mikrobiellen Inhaltsstoffe des Knoblauchs werden durch die Lungen ausgeschieden, was bedeutet, dass sie genau dort wirken, wo es bei Infektionen der Atemwege wie Bronchitis, Erkältungen und Grippeerkrankungen nötig ist. Vorbeugend kann man während der Erkältungs- und Grippezeit regelmäßig Knoblauch essen. Die Schwefelverbindungen im Knoblauch sind sowohl für den starken Geruch wie auch für viele Heilwirkungen verantwortlich. Diese Schwefelverbindungen werden beim Kochen aufgebrochen, beim Zerdrücken hingegen verstärkt. Daher sollte man den Knoblauch 5 Minuten vor Verzehr zerdrücken, wenn man ihn als Medizin konsumiert. Er schmeckt roh in einer Bruschetta, in Suppen gerührt oder ins Salatdressing gemischt. Wenn

Sie vermeiden wollen, nach Knoblauch zu riechen, können Sie nach dem Verzehr etwas frische Petersilie oder Fenchelsamen kauen. Inulin, eine Art Ballaststoff, das Bestandteil von Knoblauch ist, wirkt prebiotisch (Nahrungsquelle für gute Bakterien im Darm). Das und seine antimikrobiellen Wirkstoffe machen Knoblauch zu einem äußerst wirksamen Mittel gegen Verdauungsbeschwerden und Lebensmittelvergiftungen. Studien haben gezeigt, dass der regelmäßige Verzehr von rohem Knoblauch dem Schutz des Herz-Kreislauf-Systems dient und sowohl Cholesterinwerte wie auch Blutdruck senken kann.

ANWENDUNGSGEBIETE: *Husten, Erkältung, Grippe, Lebensmittelvergiftung, Darmprobleme, Pilzkrankheiten, bakterielle Infektionen und Virusinfektionen.*

REZEPTE: *Brennnessel-Suppe 54; Knochenbrühe 76; Stärkende Pilzsuppe 77; Wärmender Cidre 82; Essig der vier Diebe 85; Konzentriertes Pulver aus Brennnesseln und Pilzen 103; Hustensaft mit drei Heilpflanzen und Zwiebeln 112; Ohrenöl mit Knoblauch und Königskerze 140*

KURKUMA – *Curcuma longa*

Kurkuma ist eines der am meisten entzündungshemmenden und antioxidativen Mittel aus dem Küchenschrank. In der ayurvedischen Medizin steht Kurkuma für ein langes Leben. Sie wird häufig gegen entzündliche Prozesse im Körper, wie zum Beispiel Gelenkrheumatismus, verwendet. Man kann sie frisch oder getrocknet (als Pulver) einsetzen. Einer der wichtigsten entzündungshemmenden Wirkstoffe in Kurkuma ist Kurkumin, das in Verbindung mit Fetten und schwarzem Pfeffer besonders gut vom Körper aufgenommen wird. Man nimmt daher Kurkumapulver am besten mit etwas Kokosöl, Nussmilch, in Currys oder als Kapseln mit einer Prise schwarzen Pfeffers zu sich. Man kann eine Paste aus Kurkuma und Wasser oder Honig auf entzündete Hautstellen wie Akne oder Schuppenflechte auftragen.

ANWENDUNGSGEBIETE: *Gelenkrheumatismus, Akne, Alterungsprozesse, Unterstützung des Kreislaufs*

REZEPTE: *Pulver gegen Kater 73; Wärmender Cidre 82; Puder gegen Pilze 146; Pudding mit Ashwagandha, Leinsamen und Chiasamen 152*

LORBEER – *Laurus nobilis*

Lorbeer wärmt, wirkt verdauungsfördernd und kann Speisen zugefügt werden, um die Verdauung zu unterstützen. Die wärmende Wirkung von Lorbeer hilft bei schmerzenden Muskeln und Gelenken sowie bei Rückenproblemen. Um schmerzende Muskeln zu entspannen, verwendet man ein Kräuteröl oder einen Balsam mit Lorbeer-Essenzen.

ANWENDUNGSGEBIETE: *Rückenschmerzen, Muskel- und Gelenkschmerzen*

REZEPTE: *Knochenbrühe 76; Vegane Pilzbrühe 78; Schmerzlinderndes Einreibemittel 97*

OLIVEN – *Olea europaea*

Kaltgepresstes Olivenöl ergibt ein wunderbares Basisöl, das sich mit Heilpflanzen oder ätherischen Ölen anreichern lässt. Es wirkt antibakteriell und unterstützt äußerlich angewendet die Heilung der Haut. Lässt man getrockneten Rosmarin in Olivenöl ziehen, kann man damit die Kopfhaut behandeln – gegen Schuppen und glanzloses Haar (Seite 137). Olivenblätter wirken antimikrobiell. Man kann sie als Extrakt kaufen oder aus den Blättern einen starken Tee oder Sud kochen, um damit Wunden auszuwaschen oder Entzündungen der Haut und Pilzerkrankungen wie zum Beispiel Fußpilz zu behandeln. Tee oder ein Auszug aus Olivenblättern schützen das Herz-Kreislaufsystem und helfen gegen leicht erhöhten Blutdruck. 1 TL Olivenöl wirkt lindernd bei trockenem und gereiztem Hals oder auch bei Husten.

ANWENDUNGSGEBIETE: *Ekzeme, Schuppen, glanzloses Haar, Hautentzündungen, Pilzerkrankungen, Fußpilz, Bluthochdruck, Husten und Halsschmerzen*

REZEPTE: *Öl mit Zitronenmelisse und Johanniskraut 87; Beinwell-Salbe 104; Ohrenöl mit Knoblauch und Königskerze 140, Salbe gegen Windelausschlag 169*

OREGANO UND MAJORAN – *Origanum vulgare, O. majorana*
Oregano und Majoran sind eng verwandt und werden daher in der Heilpflanzenmedizin synonym verwendet. Sie wirken stark antimikrobiell, besonders gegen Pilzerkrankungen. Ein Tee aus zerdrückten, frischen oder getrockneten Blättern kann als Waschung bei Hautentzündungen, Wunden und Pilzinfektionen verwendet werden.

ANWENDUNGSGEBIETE: *Halsschmerzen, Entzündungen, Bronchitis, dumpfe Kopfschmerzen, Husten, Magenverstimmungen, Pilzerkrankungen, Fußpilz, Ringelflechte, Pilzinfektionen*

REZEPTE: *Antimikrobielles Gel 37; Wundreinigungsmittel 38; Hustensaft mit drei Heilpflanzen und Zwiebeln 112*

ANWENDUNGSGEBIETE: *Hitzewallungen, Gedächtnisschwäche, Halsschmerzen, Muskel- und Gelenkschmerzen, geringes Haarwachstum*

REZEPTE: *Wundreinigungsmittel 38; Essig der vier Diebe 85; Hustensaft mit drei Heilpflanzen und Zwiebeln 112; Kräuter-Haarspülung 135*

SCHWARZER PFEFFER – *Piper nigrum*
Schwarzer Pfeffer erwärmt den Verdauungstrakt. Er unterstützt die Aufnahme von anderen Heilpflanzen und Nährstoffen, besonders die von Kurkuma. Das im Pfeffer enthaltene Piperin befördert die Aufnahme der Curcuminoide (eine Gruppe von heilsamen, antioxidativ wirkenden, sekundären Pflanzenstoffen). Das daraus gewonnene ätherische Öl ist ideal für wärmende Einreibungen und Massagecremes. Man benötigt immer nur eine ganz kleine Menge davon, daher sparsam verwenden.

ANWENDUNGSGEBIETE: *Muskel- und Gelenkschmerzen, schwache Verdauung, Kreislaufschwäche*

REZEPTE: *Holunderbeeren-Likör 82; Wärmender Cidre 82; Schmerzlinderndes Einreibemittel 97; Holunderbeeren-Sirup 111*

SENF – *Brassica alba, B. hirta, B. nigra, B. junica*
Fußbäder mit Senf sind ein altbewährtes Mittel gegen Husten, Erkältungen, Schüttelfrost, Kopfschmerzen, müde Füße sowie schmerzende Muskeln und Gelenke. Für ein Fußbad mit Senf mischt man 2 EL Senfpulver mit 2 l heißem Wasser. Man lässt das Wasser auf eine angenehme Temperatur abkühlen und badet die Füße darin für mindestens 20 Minuten. Für Umschläge und Wickel für die Brust stellt man aus Senfpulver und heißem Wasser eine dicke Paste her. Sie sind außerdem ein altbewährtes Mittel gegen Husten und Erkältungen. Allerdings sollte man vorsichtig sein, da sie die Haut stark erwärmen. Daher sind sie für Kinder und Menschen mit empfindlicher Haut nicht geeignet. Man sollte deshalb die Hautpartie, die behandelt werden soll, zuvor mit Öl einreiben und mit einer Lage Musselin oder einer Bandage abdecken, ehe man die Senfpaste aufträgt. Nach 5–10 Minuten wieder entfernen.

ANWENDUNGSGEBIETE: *Kreislaufschwäche, Erkältungen, Grippe, Husten, Kopfschmerzen, Muskel- und Gelenkschmerzen*

REZEPTE: *Wärmendes Hand- und Fußbad 57; Entspannendes Badesalz 100*

THYMIAN – *Thymus vulgaris*

Thymian ist ein äußerst aromatisches und antimikrobielles Kraut. Eine Tinktur, ein Aufguss oder ein verdünntes ätherisches Öl kann auf kleine Schnitte sowie auf bakterielle oder Pilzerkrankungen der Haut aufgetragen werden. Thymian wird seit langem geschätzt als Antiinfektivum für Atemwege und Verdauungsapparat, daher wird er vor allem gegen Husten und Verdauungsstörungen eingesetzt.

ANWENDUNGSGEBIETE: *Husten, Erkältungen, Grippe, Pilzerkrankungen, Fußpilz und Ringelflechte*

REZEPTE: *Antimikrobielles Gel 37; Wundreinigungsmittel 38; Brennnessel-Tropfen mit viel Eisen 56; Salze zur Rehydratation 71; Holunderbeeren-Pastillen 81; Wärmender Cidre 82; Essig der vier Diebe 85; Lindernde Salbe für die Atemwege 107; Hustensaft mit drei Heilpflanzen und Zwiebeln 112; Hustenbonbons mit Heilpflanzen 115; Nasenspülung 121; Anti-Pickel-Gel 122; Puder gegen Pilze 146*

ZIMT – *Cinnamomum zeylanicum, C. verum*

Zimt enthält wärmende, trocknende und antibakterielle Wirkstoffe. Er wird verwendet gegen Schleim in Lungen und Nebenhöhlen, gegen Husten, Erkältungen und Grippe. Er regt den Kreislauf an und hilft zum Beispiel gegen kalte Hände und Füße. Zimtpulver verleiht Speisen und Getränken Süße, ohne dass man zusätzlichen Zucker benötigt. Die Forschung rät, täglich ½–1 TL Zimtpulver einzunehmen (als Kapseln, Aufguss oder unters Essen gemischt), um den Blutzuckerspiegel sowie die Cholesterinwerte im Körper positiv zu beeinflussen.

ANWENDUNGSGEBIETE: *Verdauungsprobleme, Infektionen, hohe Cholesterinwerte, Erkältungen, Husten, Grippe*

REZEPTE: *Heißer Heilpflanzen-Grog 74; Holunderbeeren-Pastillen 81; Holunderbeeren-Likör 82; Holunderbeeren-Sirup 111; Pudding mit Ashwagandha, Leinsamen und Chiasamen 152*

ZITRONE – *Citrus limon*

Zitronen sind reich an Vitamin C, was für das Immunsystem äußerst positiv ist. Die intensive Säure von Zitronensaft ist gut gegen Schleim – in Kombination mit Honig oder Sirup hilft sie gegen Halsschmerzen, Husten und Erkältungen. Zitronenschalen enthalten antimikrobielle ätherische Öle, die man für Haushaltsputzmittel verwenden kann. Auch für Schönheitsmittel sind sie geeignet, die der Säuberung und Klärung von öliger oder unreiner Haut dienen.

ANWENDUNGSGEBIETE: *Halsschmerzen, Husten, Erkältungen, Akne und ölige Haut*

REZEPTE: *Heißer Heilpflanzen-Grog 74; Wärmender Cidre 82; Anti-Pickel-Gel 122; Nährende Hautcreme 123; Kräuter-Haarspülung 135; Pflegende Haarmaske mit Rizinusöl 137; Aftershave-Gel 145; Ingwer und Zitrone kandiert 159*

ZWIEBEL – *Allium cepa*

Zwiebeln haben eine antimikrobielle Wirkung auf die Lungen. Sie helfen, Bakterien zu bekämpfen, verschleimten Husten zu lösen und Infektionen der Atemwege zu heilen. Aus Zwiebeln und Zucker lässt sich ein äußerst schneller und wirksamer Hustensaft herstellen (siehe Seite 112). Zwiebelsaft kann man gegen leichte Entzündungen der Haut, Warzen, Insektenstiche und Verbrennungen verwenden. Ein Zwiebelwickel hilft gegen Splitter. Wie auch Knoblauch enthalten Zwiebeln Ballaststoffe, die gute Bakterien im Darm fördern. Daher sind sie ein tolles Nahrungsmittel, das gut für den Darm ist.

ANWENDUNGSGEBIETE: *Husten, Halsschmerzen, Insektenstiche, Schnitte, Warzen und Darmprobleme*

REZEPTE: *Brennnessel-Suppe 54; Knochenbrühe 76; Stärkende Pilzsuppe 77; Vegane Pilzbrühe 78; Wärmender Cidre 82; Hustensaft mit drei Heilpflanzen und Zwiebeln 112*

ERSTE HILFE

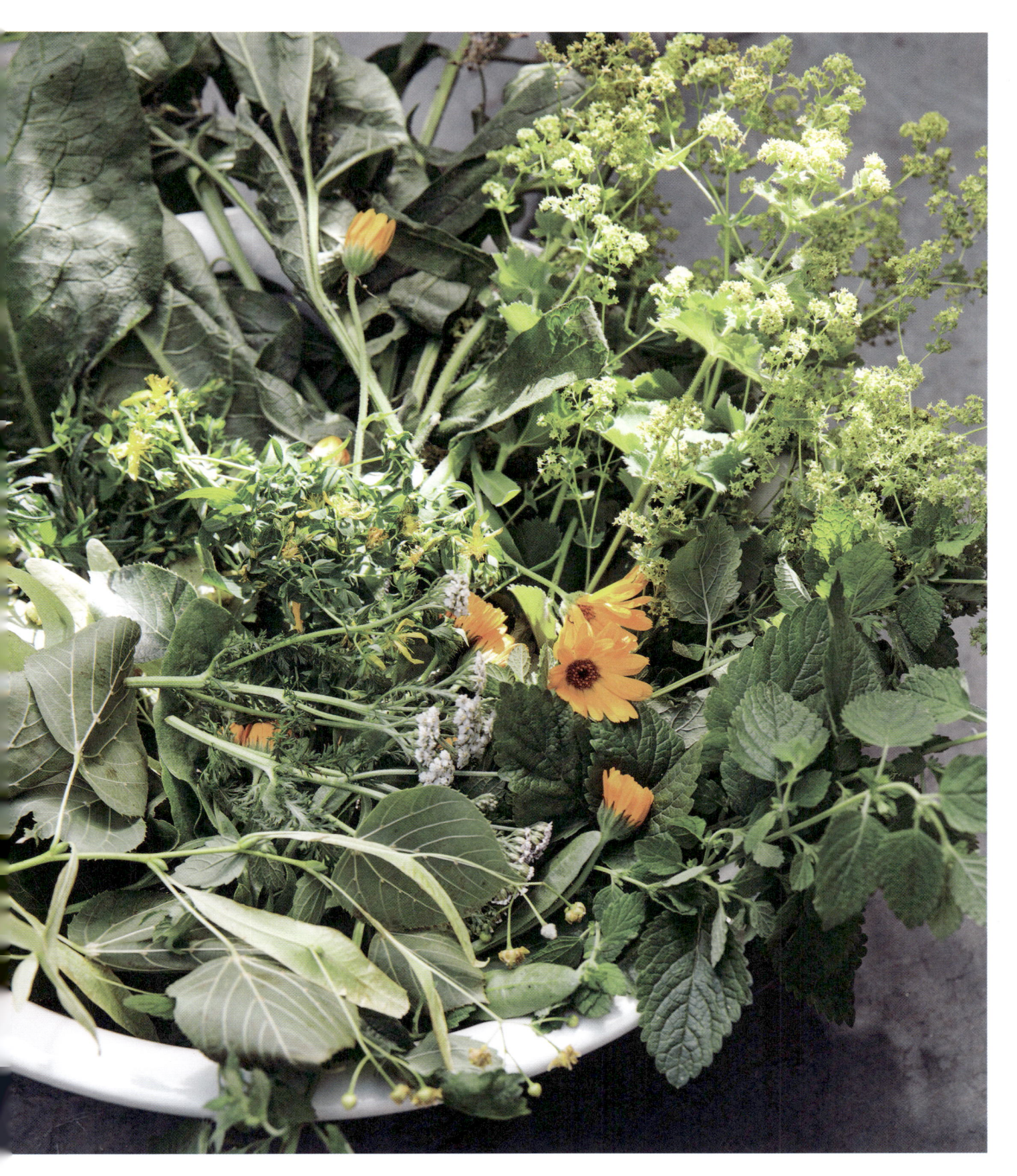

ERSTE HILFE MIT HEILPFLANZEN

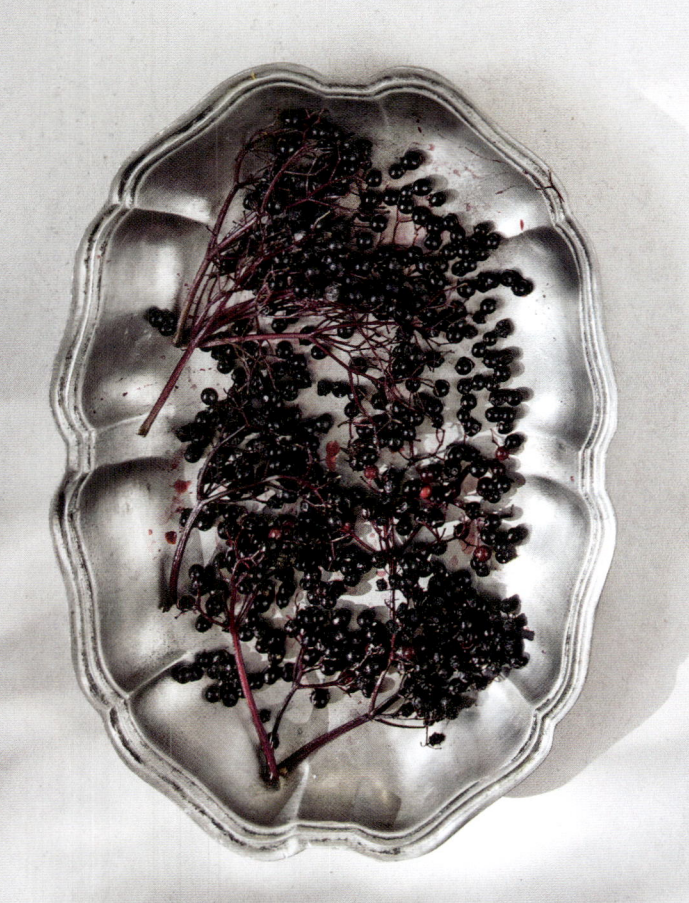

Zehn vielseitige Erste-Hilfe-Rezepte, die auf Vorrat zubereitet werden können, um sie im Ernstfall fertig zur Hand zu haben.

HEILMITTEL	ANWENDUNGSGEBIET
Wundsalbe *(Seite 38)*	*Ausschläge, Schnitte, Insektenstiche, Ekzeme*
Beinwell-Salbe *(Seite 104)*	*Knochenbrüche, Verstauchungen, Zerrungen, Blutergüsse, Muskel- und Gelenkschmerzen, Schmerzen*
Aufguss gegen Allergien *(Seite 116)*	*Heuschnupfen, Nebenhöhlenentzündungen, Ekzeme, generelle Allergien, Fieber, Erkältungen und Grippe*
Kühlende Eiswürfel gegen juckende Augen *(Seite 118)*	*durch Heuschnupfen juckende und zugeschwollene Augen, Sonnenbrand, Insektenstiche, Ausschläge*
Hautberuhigendes Gel *(Seite 44)*	*leichtere Verbrennungen, Sonnenbrände, Ausschläge, Insektenstiche*
Holunderbeerensirup oder -Likör *(Seiten 82 und 111)*	*Husten, Halsschmerzen, Erkältungen, Grippe, Infekte*
Gurgelwasser gegen Halsschmerzen *(Seite 119)*	*Halsschmerzen, Mundgeschwüre*
Aufguss aus Holunderblüten und Lindenblüten *(Seite 142)*	*Angstzustände, Schlaflosigkeit, Erkältungen, Grippe, Verdauungsstörungen*
Sirup aus Feigen und Pflaumen *(Seite 63)*	*Verstopfung*
Brombeertee *(Seite 72)*	*Durchfall, Halsschmerzen*

ABSCHÜRFUNGEN, SCHNITTE UND WUNDEN

Schnitte und Wunden immer sofort ausspülen, um Schmutz oder Bakterien zu entfernen. Bei oberflächlichen Schnitten kann man die natürliche Wundheilung durch Antiinfektiva unterstützen. Ein Wickel mit Schafgarbenblättern kann Blutungen stillen. Versuchen Sie es mit heilenden Cremes und Salben aus den unten stehenden Heilpflanzen.

ÄUSSERLICH ANGEWENDETE HEILPFLANZEN: *Ringelblume, Lavendel, Brunelle, Johanniskraut, Schafgarbe, Beinwell (Beinwell nicht für tiefe Schnitte verwenden, da er für eine rasche Heilung der obersten Schicht der Wunde sorgt und so möglicherweise Entzündungen einschließt.)*

REZEPTE: *Wundreinigungsmittel 38; Wickel mit Sternmiere, Wegerich und Aloe vera 40*

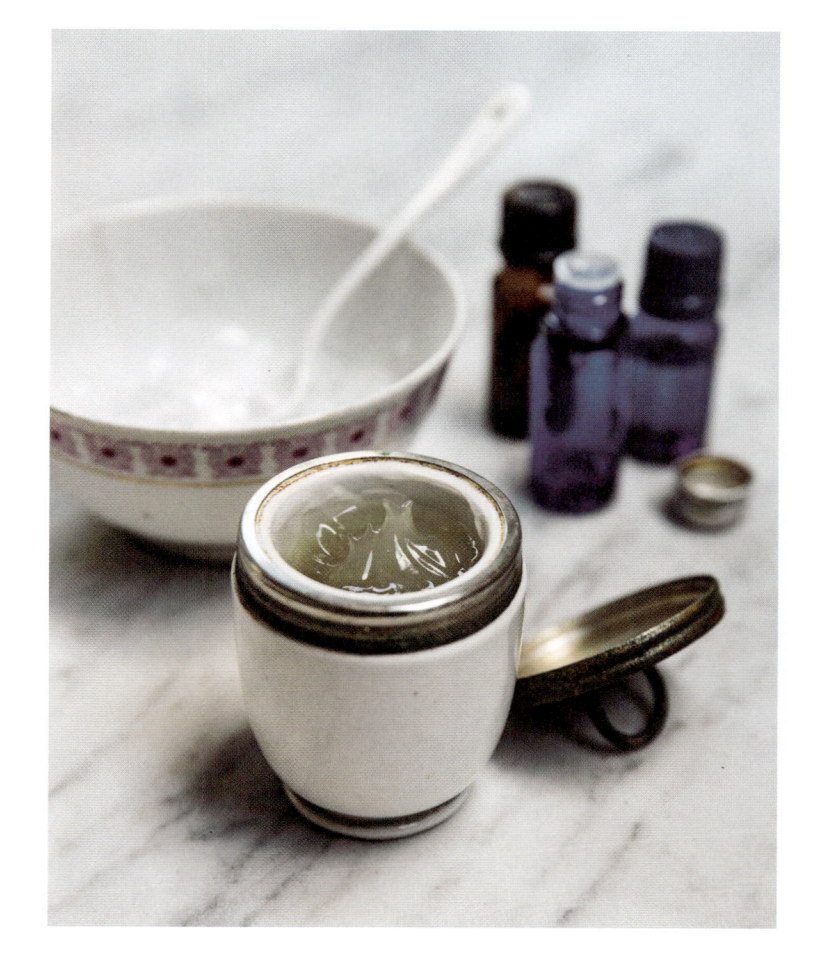

Antimikrobielles Gel

Dieses antimikrobielle Gel ist ein wichtiger Bestandteil jeder Heilpflanzen-Apotheke. Man kann es entweder fungizid oder antibakteriell zubereiten. Es beugt Infektionen vor bei Schnitten, Schürfwunden, Bissen und anderen Hautproblemen.

ANTIBAKTERIELLES GEL

80 g Aloe-vera-Gel

20 ml Thymian-Tinktur

10 Tropfen ätherisches Lavendelöl

10 Tropfen ätherisches Schafgarbenöl

FUNGIZIDES GEL

80 g Aloe-vera-Gel

10 ml Thymian-Tinktur

10 ml Myrrhe-Tinktur

10 Tropfen ätherisches Oregano- oder Thymianöl

10 Tropfen ätherisches Eukalyptus- oder Teebaumöl

Alle Zutaten für das gewünschte Gel in einem Schraubglas vermischen und gründlich schütteln.

ANWENDUNG: Nach Bedarf auf die betroffene Hautpartie auftragen.

HALTBARKEIT: An einem kühlen, dunklen Ort bis zu 6 Monate.

Wundreinigungsmittel

Dieser starke Aufguss aus wundheilenden und antimikrobiellen Heilpflanzen (frisch oder getrocknet) ergibt ein ideales Wundreinigungsmittel oder eine Kompresse für Schnitte, Beulen und Hautabschürfungen.

1 EL frische oder getrocknete wundheilende Heilpflanzen (siehe unten)
1 EL frische oder getrocknete antimikrobielle Heilpflanzen (siehe unten)
200 ml kochendes Wasser
½ TL Salz

WUNDHEILENDE HEILPFLANZEN	ANTIMIKROBIELLE HEILPFLANZEN
Ringelblume	Eukalyptus
Sternmiere	Lavendel
Beinwell	Oregano
Tigergras	Rosmarin
Wegerich	Salbei
Brunelle	Thymian
Johanniskraut	

Die Heilpflanzen der Wahl in dem kochenden Wasser 10–15 Minuten ziehen lassen.

Abseihen und die Pflanzenteile entsorgen, dann das Salz in die Flüssigkeit geben. Auf Körpertemperatur abkühlen lassen.

Alternativ die Tinktur mit Wasser verdünnen und als Waschung verwenden: 10 % Tinktur auf 90 % Wasser.

ANWENDUNG: Zum Auswaschen von Wunden oder als Kompresse (Seite 20) verwenden.

HALTBARKEIT: Sofort verwenden.

Wundsalbe

Diese einfache Salbe unterstützt die Heilung von Hautirritationen, Schnitten und Abschürfungen. Ringelblume und Wegerich fördern die Heilung der Haut und die Bildung eines Wundschorfs. Ein ätherisches Schafgarbenöl dagegen besitzt starke antimikrobielle Wirkstoffe, die das Infektionsrisiko minimieren.

2 TL Bienenwachs
50 ml Ringelblumenöl
20 ml Wegerichöl
10 ml Johanniskraut-Tinktur
15 Tropfen ätherisches Schafgarben- oder Lavendelöl

Bienenwachs, Ringelblumenöl und Wegerichöl im Wasserbad erwärmen (siehe Seite 24), bis das Bienenwachs geschmolzen ist. Anschließend tropfenweise und unter ständigem Rühren die Johanniskraut-Tinktur hinzufügen, bis sich alles gut vermischt hat.

Vom Herd nehmen und etwas abkühlen lassen. Ein ätherisches Öl nach Wahl hinzufügen und verrühren. In ein dunkles Glas füllen, verschließen und mit dem aktuellen Datum beschriften.

ANWENDUNG: Auf verwundete Hautpartien auftragen.

HALTBARKEIT: In einem luftdichten Behälter bis zu 6 Monate.

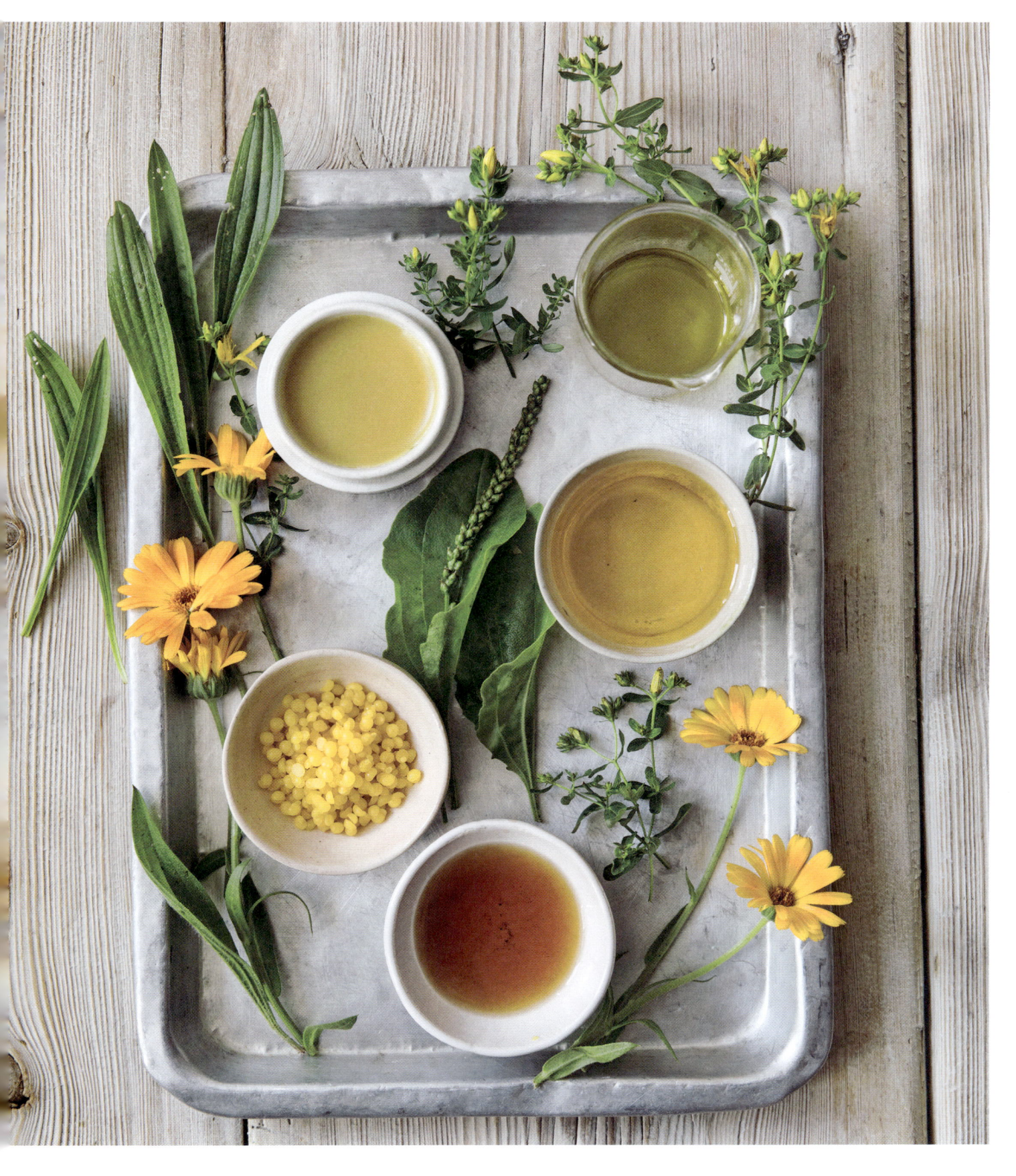

JUCKENDER HAUTAUSSCHLAG

Juckende Hautausschläge werden normalerweise von Allergien, Insektenstichen oder hautreizenden Pflanzen wie Brennnesseln ausgelöst. Handelt es sich nur um einen leichten Ausschlag, kann er mit einfachen, hautberuhigenden Heilpflanzen behandelt werden. Erste Hilfe mit Heilpflanzen soll Entzündungen und Juckreiz lindern, indem man entzündungshemmende und antiallergische Heilpflanzen in Form von Cremes, Waschungen, Wickeln, Kräuterölen und Salben aufträgt.

INNERLICH ANGEWENDETE HEILPFLANZEN: *Brennnessel, Wegerich, Holunderblüte*

ÄUSSERLICH ANGEWENDETE HEILPFLANZEN: *Sternmiere, Hafer, Ringelblume, Wegerich, Lavendel, Kamille, Aloe vera*

REZEPTE: *Wickel mit Sternmiere, Wegerich und Aloe vera (rechts); Hautberuhigendes Gel 44; Badekugeln mit Haferflocken 129*

Wickel mit Sternmiere, Wegerich und Aloe vera

Sternmiere und Wegerich sind üblicherweise die Pflanzen, die man verwendet, um juckende Ausschläge zu lindern. In Verbindung mit Aloe vera ergibt sich ein kühlendes Mittel, das die Entzündung beruhigt und den Juckreiz lindert.

1 mittelgroßes Aloeblatt (20–30 cm lang) oder
  30 ml gekauftes Aloe-Gel
5 große Wegerichblätter
1 kleine Handvoll frische Sternmiere

Wird frische Aloe verwendet, schneidet man das Blatt der Länge nach in 2 Hälften und kratzt das durchsichtige Gel im Inneren heraus. Alle Zutaten im Mixer oder mit Mörser und Stößel zu einer glatten Paste verarbeiten.

ANWENDUNG: Die Paste auf die betroffenen Hautstellen auftragen, mit einem sauberen Musselintuch oder einer Bandage bedecken und mit Frischhaltefolie umwickeln. Falls Hitze oder Kälte den Juckreiz lindert, entsprechend eine heiße oder kalte Kompresse auflegen.

HALTBARKEIT: Sofort verwenden.

ALLERGIEN

Bei leichten Allergiesymptomen wie Niesen und juckenden Augen, wie man sie bei Heuschnupfen oder Stauballergien bekommt, trinkt man Aufgüsse oder Tinkturen aus Heilpflanzen, die traditionell wegen ihrer entzündungshemmenden und antiallergischen Eigenschaften geschätzt werden.

INNERLICH ANGEWENDETE HEILPFLANZEN: *Brennnessel, Wegerich, Holunderblüten, Kamille, Augentrost*

ÄUSSERLICH ANGEWENDETE HEILPFLANZEN *(Kompresse für juckende Nesselsucht/geschwollene Augen): Augentrost, Sternmiere, Aloe vera, Hamamelis*

REZEPTE: *Aufguss gegen Allergien 116; Kühlende Eiswürfel gegen juckende Augen 118*

ACHTUNG: Bei plötzlichen und schweren Allergieschüben wie einem anaphylaktischen Schock, der lebensbedrohlich sein kann, muss umgehend ärztliche Hilfe gerufen werden. Symptome können einige oder alle oder auch andere als die folgenden sein:

- Anschwellen des Körpers, besonders von Gesicht und Mund, wodurch die Atmung behindert wird
- gerötete oder auffallend blasse Haut
- Ausschlag wie Nesselsucht, Juckreiz am ganzen Körper
- Schwindel und Ohnmacht
- Bauchschmerzen, Durchfall oder Erbrechen
- schwacher, rasender Puls

KNOCHEN-BRÜCHE
(siehe Seite 104)

INSEKTENBISSE UND -STICHE

Man macht Kompressen oder Wickel mit einem starken Aufguss aus den frischen oder getrockneten Heilpflanzen (siehe unten). Außerdem kann man ein paar Tassen des Aufgusses gegen Allergien trinken (siehe Seite 116). Hat der Patient starke Symptome wie Atemnot oder hatte er früher schon einmal einen anaphylaktischen Schock, muss umgehend ärztliche Hilfe gerufen werden.

ÄUSSERLICH ANGEWENDETE HEILPFLANZEN: *Wegerich, Sternmiere, Labkraut, Eibischblatt oder -wurzel, Ringelblume, Rotulme*

REZEPTE: *Antimikrobielles Gel 37; Wundreinigungsmittel 38; Wickel mit Sternmiere, Wegerich und Aloe vera 40; Pfefferminz-Roller 42; Hautberuhigendes Gel 44; Aufguss gegen Allergien 116*

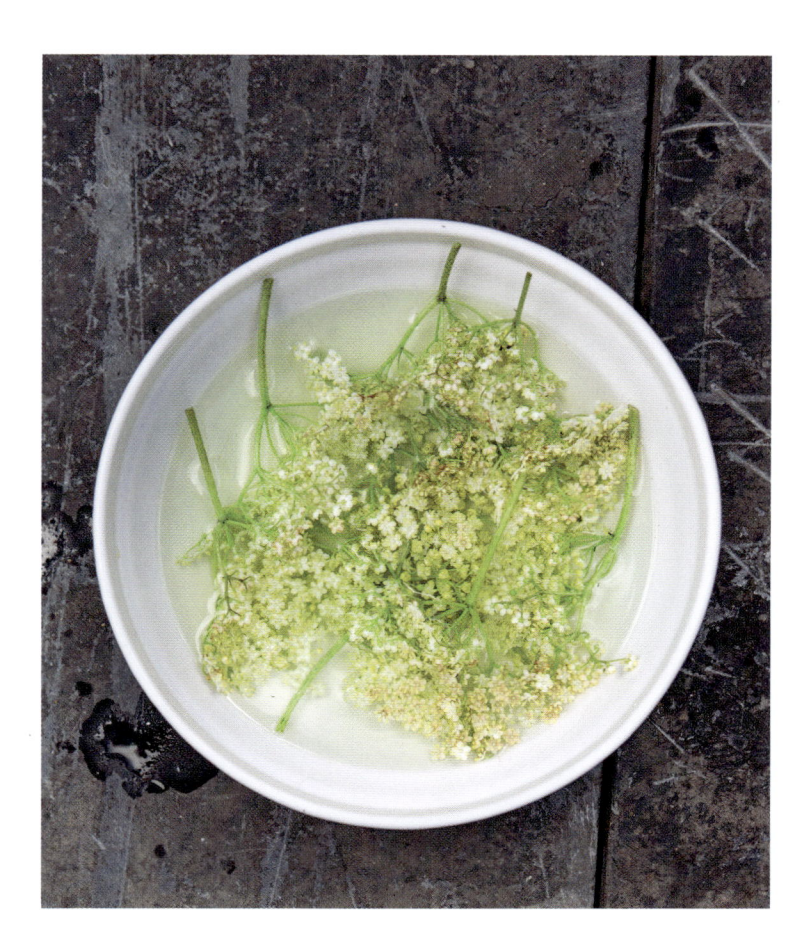

KOPFSCHMERZEN

Für Kopfschmerzen gibt es Millionen Gründe: Überanstrengung der Augen, Dehydrierung, gestörtes Gleichgewicht im Hormonhaushalt, Verdauungsprobleme, um nur einige zu nennen. Entsprechend sollte man seine Kopfschmerzen behandeln: Fällt Ihnen auf, dass Sie Kopfschmerzen bekommen, wenn Sie gestresst sind, sollten Sie entspannende Tees zur Hand haben. Gibt es einen Zusammenhang zwischen Ihren Kopfschmerzen und Verspannungen im Nacken, sollten Sie spannungslösende Pflanzen wie Lindenblüten, Kamille und Weißdorn verwenden. Wer unter andauernden Kopfschmerzen oder Migräne leidet, sollte die Ursache dafür mit einem Naturheilkundigen klären. Ein Mittel, um leichte Kopfschmerzen zu lindern, ist ätherisches Pfefferminzöl (siehe Pfefferminz-Roller, rechts).

INNERLICH ANGEWENDETE HEILPFLANZEN: *Lindenblüten, Gewöhnlicher Schneeball, Spierstrauch, Betonie, Zitronenmelisse, Baldrian, Verbene, Herzgespann*

ÄTHERISCHE ÖLE: *Pfefferminze, Lavendel*

REZEPTE: *Pfefferminz-Roller 42; Wickel mit Essig und Salbei 101*

Pfefferminz-Roller

Dieser Aromatherapie-Roller beinhaltet schmerzlindernden Lavendel und kühlende Pfefferminze sowie ätherische Eukalyptusöle, um Kopfschmerzen zu beruhigen und zu lindern. Außerdem kann man das Mittel auch auf juckende Insektenstiche auftragen.

10 Tropfen ätherisches Pfefferminzöl
5 Tropfen ätherisches Lavendelöl
5 Tropfen ätherisches Eukalyptusöl
10 ml (2 TL) Basisöl (Seite 24)

Die ätherischen Öle ins Basisöl mischen und in ein Aromatherapie-Fläschchen mit Roller füllen. Mit dem aktuellen Datum beschriften.

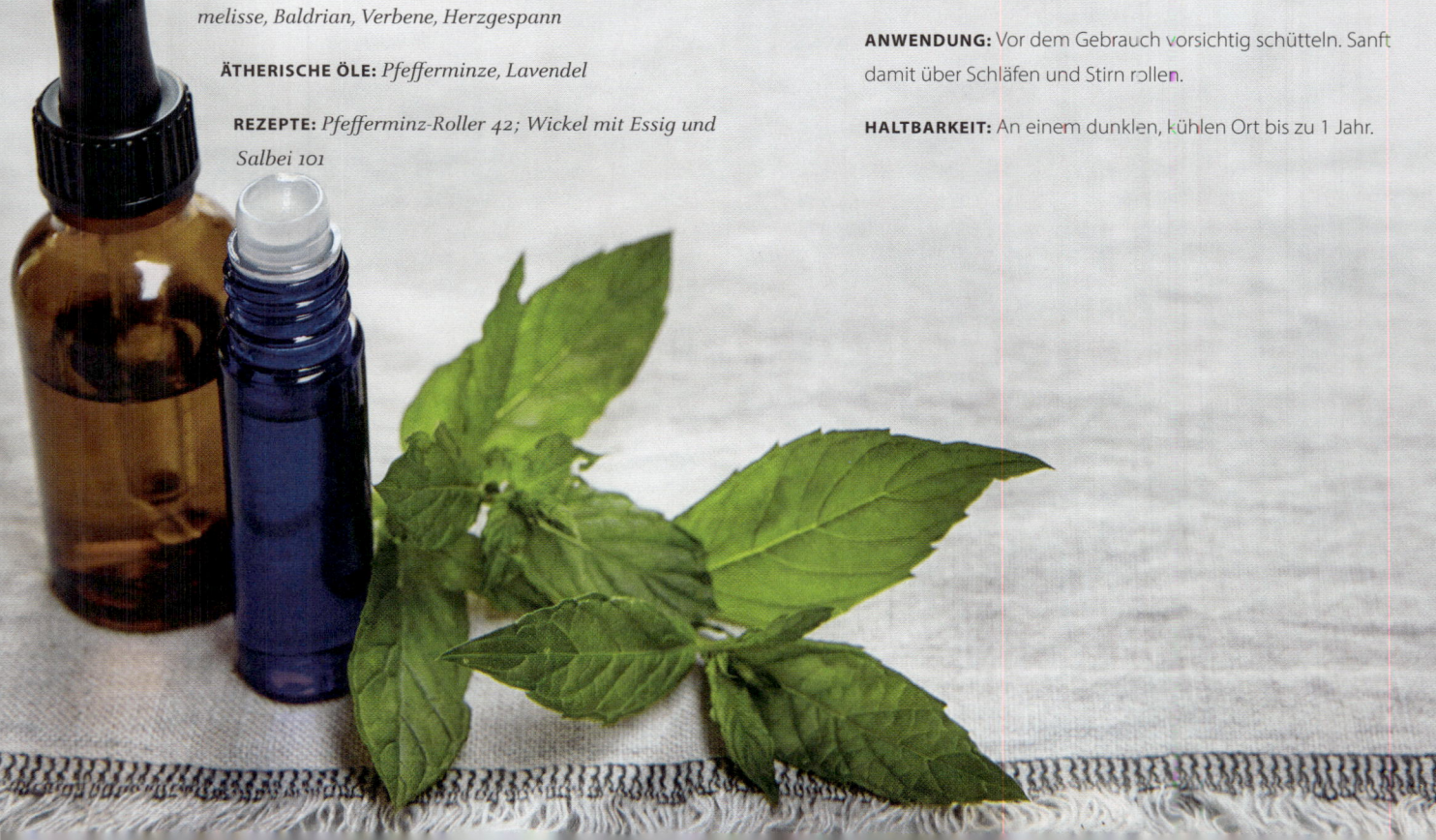

ANWENDUNG: Vor dem Gebrauch vorsichtig schütteln. Sanft damit über Schläfen und Stirn rollen.

HALTBARKEIT: An einem dunklen, kühlen Ort bis zu 1 Jahr.

ABSCHÜRFUNGEN

Ein Öl oder eine Salbe mit Holunderblättern, Gänseblümchen, Löwenzahn oder Johanniskraut kann verwendet werden, um Abschürfungen zu reinigen. Bei großen, offenen Wunden an Kopf, Körper oder über eine größere Hautfläche sollte man einen Arzt aufsuchen, da die Blutgerinnung problematisch sein könnte. Chronische Wunden oder solche, die länger als 2 Wochen andauern, sollte man ebenfalls einem Arzt zeigen.

INNERLICH ANGEWENDETE HEILPFLANZEN: *Weißdorn, Schafgarbe, Linde, Johanniskraut*

ÄUSSERLICH ANGEWENDETE HEILPFLANZEN: *Löwenzahn, Gänseblümchen, Holunderblätter, Rosskastanienblätter oder Kastanien, Hamamelis, Schafgarbe, Arnika, Beinwell*

REZEPTE: *Wundreinigungsmittel 38; Wickel mit Essig und Salbei 101; Beinwell-Salbe 104*

BRENNNESSELSTICHE

Die Reaktionen auf den Kontakt mit Brennnesseln sind normalerweise leicht und verschwinden schnell wieder. Die kühlende, entzündungshemmende Wirkung des Safts von Wegerich, Sternmiere, Aloe oder Brennnessel kann Entzündung und Brennen lindern. Nesselsaft gewinnt man, indem man Brennnesselblätter und Stiele in einer Plastiktüte auspresst und darauf achtet, dass dabei alle Härchen gut zerdrückt werden, dann kann man den Saft auf die betroffene Hautpartie auftragen.

ÄUSSERLICH ANGEWENDETE HEILPFLANZEN: *Brennnessel, Sternmiere, Aloe vera, Wegerich*

REZEPTE: *Wickel mit Sternmiere, Wegerich und Aloe vera 40; Hautberuhigendes Gel 44; Badekugeln mit Haferflocken 129*

SPLITTER

Flach eingezogene Splitter kann man mit einer spitzen, sterilen Nadel entfernen. Anschließend ein Antiseptikum auftragen, um Infektionen zu vermeiden. Sitzt der Splitter tief und ist schwierig herauszubekommen, kann man ihn über Nacht mit einer einfachen Paste aus Wasser und pulverisierter Eibischwurzel oder Rotulmen-Pulver oder aber einem Wickel aus frischen Wegerichblättern herausziehen. Versuchen Sie es außerdem mit der Zugsalbe von Seite 124.

ÄUSSERLICH ANGEWENDETE HEILPFLANZEN: *Eibischwurzel, Rotulme, Ringelblume, Lavendel, Hamamelis, Wegerich, Teebaum*

REZEPTE: *Antimikrobielles Gel 37; Hautberuhigendes Gel 44; Zugsalbe 124*

REISEKRANKHEIT

Ein Zustand, der durch Bewegung hervorgerufen wird. Er löst Übelkeit und/oder Erbrechen aus. Ein Tee aus Pfefferminze, Kamille, Ingwer und Zitrone kann alle Sorten von Übelkeit lindern und den Magen beruhigen. Ansonsten kann man es auch mit den unten stehenden Rezepten versuchen. Den Pfefferminz-Roller auf die Innenseite des Handgelenks auftragen, wo man den Puls fühlt. Der Spray für glückliche Mamas (Seite 164) enthält ätherische Öle, die gegen Übelkeit helfen, und kann ebenfalls gegen Reisekrankheit angewendet werden.

INNERLICH ANGEWENDETE HEILPFLANZEN: *Ingwer, Pfefferminze, Kamille, Zitrone*

REZEPTE: *Pfefferminz-Roller 42; Ingwer und Zitrone kandiert 159; Spray für glückliche Mamas 164*

VERBRENNUNGEN

Bei leichteren Verbrennungen hält man die betroffene Hautpartie für mindestens 20 Minuten oder bis die Hitze vergangen ist unter fließendes kaltes Wasser. Ein paar Tropfen Lavendelöl können bei Erwachsenen unverdünnt aufgetragen werden, um die Schmerzen zu lindern und die Heilung zu unterstützen. Bei empfindlichen Menschen und Kindern werden 5 Tropfen ätherisches Öl mit ¼ TL Aloe-vera-Gel vermischt und aufgetragen. Außerdem kann man Verbrennungen mit kühlem, destilliertem Hamamelis-Wasser besprühen, um die Entzündung abklingen zu lassen und die Heilung der Haut zu fördern. Bei Sonnenbrand verwendet man das Hautberuhigende Gel oder die unten stehenden Ringelblumen-Aloe-After-Sun-Würfel.

ÄUSSERLICH ANGEWENDETE HEILPFLANZEN: *Aloe-vera-Gel, Ringelblume, Johanniskraut, Lavendel, Hamamelis, Eukalyptus, Nessel, Kamille, Schafgarbe, Wegerich*

REZEPTE: *Wickel mit Sternmiere, Wegerich und Aloe vera 40; Hautberuhigendes Gel (rechts)*

Ringelblumen-Aloe-After-Sun-Würfel

Diese vielseitigen Würfel mit Ringelblume, Aloe und Lavendel haben eine beruhigende, kühlende Wirkung bei Sonnenbränden, leichteren Verbrennungen, Insektenstichen, Schnitten, Hautabschürfungen und juckenden Ausschlägen. Nur zur äußerlichen Anwendung.

4 EL frische Ringelblumenblütenblätter
100 ml kochendes Wasser
150 ml Aloe-vera-Gel
1 EL Honig
20 Tropfen ätherisches Lavendelöl

Hautberuhigendes Gel

Dieses Gel nutzt die kühlenden Eigenschaften von Aloe vera und Hamamelis-Wasser bei Verbrennungen und Sonnenbrand. Ringelblume und Johanniskraut fügen heilungsfördernde Wirkstoffe hinzu, während ätherisches Lavendelöl Schmerzen und Entzündungen lindert.

50 ml Aloe-vera-Gel
1 TL Johanniskrautöl
1 TL Ringelblumenöl
1 TL Hamamelis-Wasser
20 Tropfen ätherisches Lavendelöl

Das Aloe-vera-Gel in ein Schälchen geben. Tropfenweise, nach und nach, die Öle und das Hamamelis-Wasser unterrühren. Sobald sich alles gut verbunden hat, das ätherische Lavendelöl unterrühren. In ein Schraubglas füllen und mit dem aktuellen Datum beschriften.

ANWENDUNG: Großzügig auf leichtere Verbrennungen und Sonnenbrände auftragen.

HALTBARKEIT: Im Kühlschrank bis zu 3 Monate.

Die Ringelblumenblütenblätter in dem kochenden Wasser 15 Minuten ziehen lassen. Aloe-vera-Gel, Honig und Ringelblumen-Aufguss (mit Blütenblättern) vermischen, bis eine glatte Paste entsteht. Dann das ätherische Lavendelöl unterrühren. In Eiswürfelförmchen füllen und in die Gefriertruhe stellen. Sobald die Würfel gefroren sind, in einem luftdichten Gefäß in der Gefriertruhe aufbewahren.

ANWENDUNG: 1–2 Würfel auf wunde, empfindliche Hautpartien reiben.

HALTBARKEIT: Im Gefrierschrank bis zu 6 Monate.

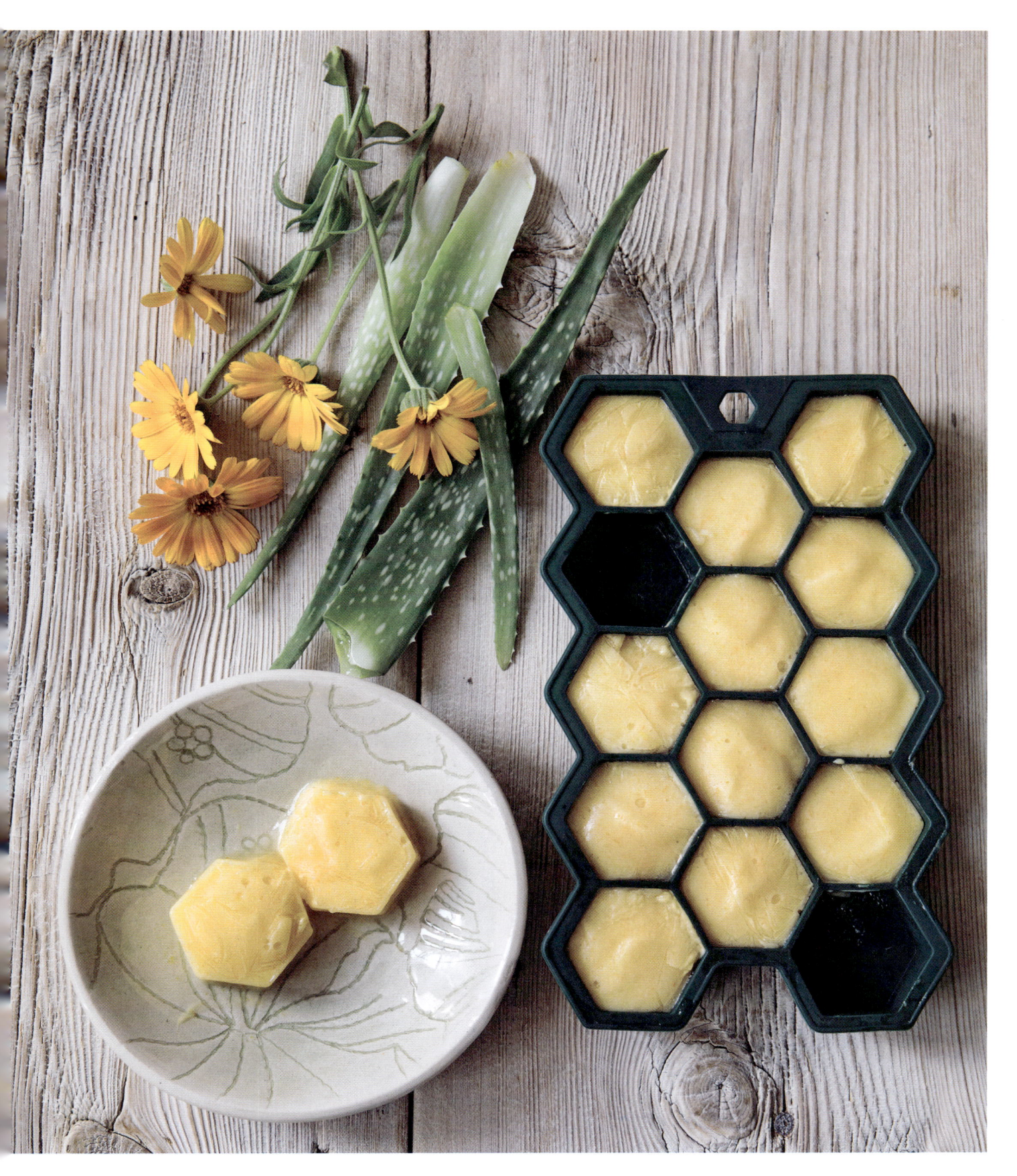

MUNDGESCHWÜRE

Diese kleinen, schmerzhaften Bläschen findet man im Mund und an der Zunge. Normalerweise werden sie verursacht durch Verletzungen der Schleimhaut, entstanden durch Abschürfung, Mangelernährung oder als Reaktion auf bestimmte Nahrungsmittel. Manche Menschen sind anfällig für spontane Bläschen ohne erkennbare Ursache und Frauen sind häufiger von Mundgeschwüren betroffen als Männer. Entzündungshemmende Gurgelwasser mit Ringelblumen oder Brombeerblättern können helfen, schmerzhafte Bläschen zu lindern und zu heilen. Außerdem sollten verstärkt Nahrungsmittel mit einem hohen Gehalt an Vitamin-B12, Zink und Eisen verzehrt werden. Verwenden Sie ein heilendes Mundwasser, das aus einem starken Aufguss oder einer verdünnten Tinktur (1 TL Tinktur auf 30 ml Wasser) aus den unten stehenden Heilpflanzen hergestellt wird. Außerdem kann man das Gurgelwasser gegen Halsschmerzen auf Seite 119 als Mundspülung verwenden.

INNERLICH ANGEWENDETE HEILPFLANZEN: *Echinacea, Große Klette, Labkraut, Ringelblume, Wegerich*

ÄUSSERLICH ANGEWENDETE HEILPFLANZEN: *Ringelblume, Thymian, Salbei, Brombeerblätter, Echinacea, Kamille, Wegerich, Propolis, Myrrhe*

REZEPTE: *Brombeertee 72; Gurgelwasser gegen Halsschmerzen 119*

Paste gegen Mundgeschwüre

Hier wird aus antiseptischen, betäubenden und heilenden Tinkturen sowie einem Pulver aus Rotulme oder Eibischwurzel eine Paste angerührt, die man nach Bedarf auf die Bläschen aufträgt. Die Tinkturen kann man beim gut sortierten Kräuterhändler kaufen.

2 TL Rotulmen- oder Eibischwurzel-Pulver
½ TL Propolis-Tinktur
½ TL Nelken-Tinktur
½ TL Myrrhe-Tinktur
1 TL Wasser

Das Pulver in ein Schälchen geben und Tinkturen und Wasser hinzufügen und gründlich vermischen. In ein Schraubglas füllen und mit dem aktuellen Datum beschriften.

ANWENDUNG: 3-mal täglich eine erbsengroße Menge der Paste auf die Bläschen im Mund auftragen. Falls die Paste weiter eindickt, eventuell mit einigen Tropfen Wasser geschmeidiger machen, so dass sie sich gut verwenden lässt.

HALTBARKEIT: Im Kühlschrank in einem luftdichten Behälter bis zu 1 Woche haltbar.

ZAHNSCHMERZEN

Zahnschmerzen können ein Hinweis auf eine Entzündung oder Karies sein und müssen von einem Zahnarzt behandelt werden, besonders wenn die Schmerzen regelmäßig wiederkehren oder stark sind. Zahnschmelz lässt sich nicht erneuern, daher ist eine gründliche Zahnpflege entscheidend für die Vorbeugung von Zahnproblemen. Um Zahnschmerzen (bei Erwachsenen) vorrübergehend zu lindern, kann man 1 Tropfen ätherisches Nelkenöl mit einem Wattestäbchen auf die schmerzende Stelle tupfen. Allerdings darf Nelkenöl nicht längerfristig verwendet werden. Bei anhaltenden Schmerzen oder entzündlichen Zahnproblemen muss dringend ein Zahnarzt konsultiert werden. Gleichzeitig kann man das Immunsystem im Kampf gegen die Entzündung mit einer Tinktur aus Echinacea und Holunderbeeren unterstützen. Oder man versucht es mit einer Mundspülung, die man aus einem Aufguss oder einer verdünnten Tinktur aus Echinacea und einer beliebigen Auswahl der unten stehenden Heilpflanzen anmischt (1 TL Tinktur auf 30 ml Wasser).

ÄUSSERLICH ANGEWENDETE HEILPFLANZEN: *Echinacea, Nelke, Ringelblume, Thymian, Salbei, Brombeerblätter, Wegerich, Propolis, Myrrhe*

REZEPTE: *Gurgelwasser gegen Halsschmerzen 119*

KATER
Siehe Seite 73.

GERSTENKORN

Gerstenkörner werden durch die bakterielle Infektion einer Talgdrüse am Augenlid verursacht. Eine kleine, schmerzhafte, gerötete Stelle entsteht, die manchmal wie ein Pickel mit Eiter gefüllt ist. Man behandelt das Auge alle 4–8 Stunden mit einer Kompresse. Dazu verwendet man einen Aufguss aus einer der unten stehenden Heilpflanzen. Man tränkt ein Stück Baumwollstoff mit der Mischung, platziert es wie eine Augenmaske auf dem Auge und lässt das Ganze 5–10 Minuten einwirken. Dann reinigt man das Auge vorsichtig.

INNERLICH ANGEWENDETE HEILPFLANZEN: *Kamille, Augentrost, Wegerich, Holunderblüte, Weißer Tee, Grüner Tee, Ringelblume, Schafgarbe, Hamamelis*

REZEPTE: *Kühlende Eiswürfel gegen juckende Augen 118*

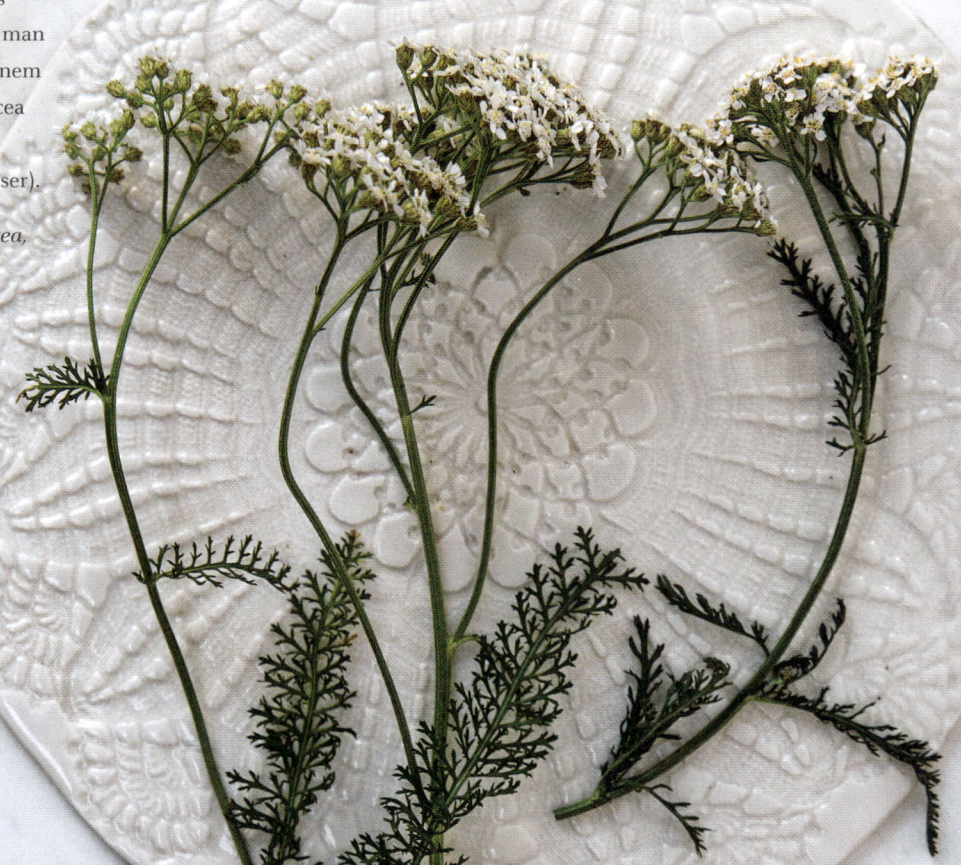

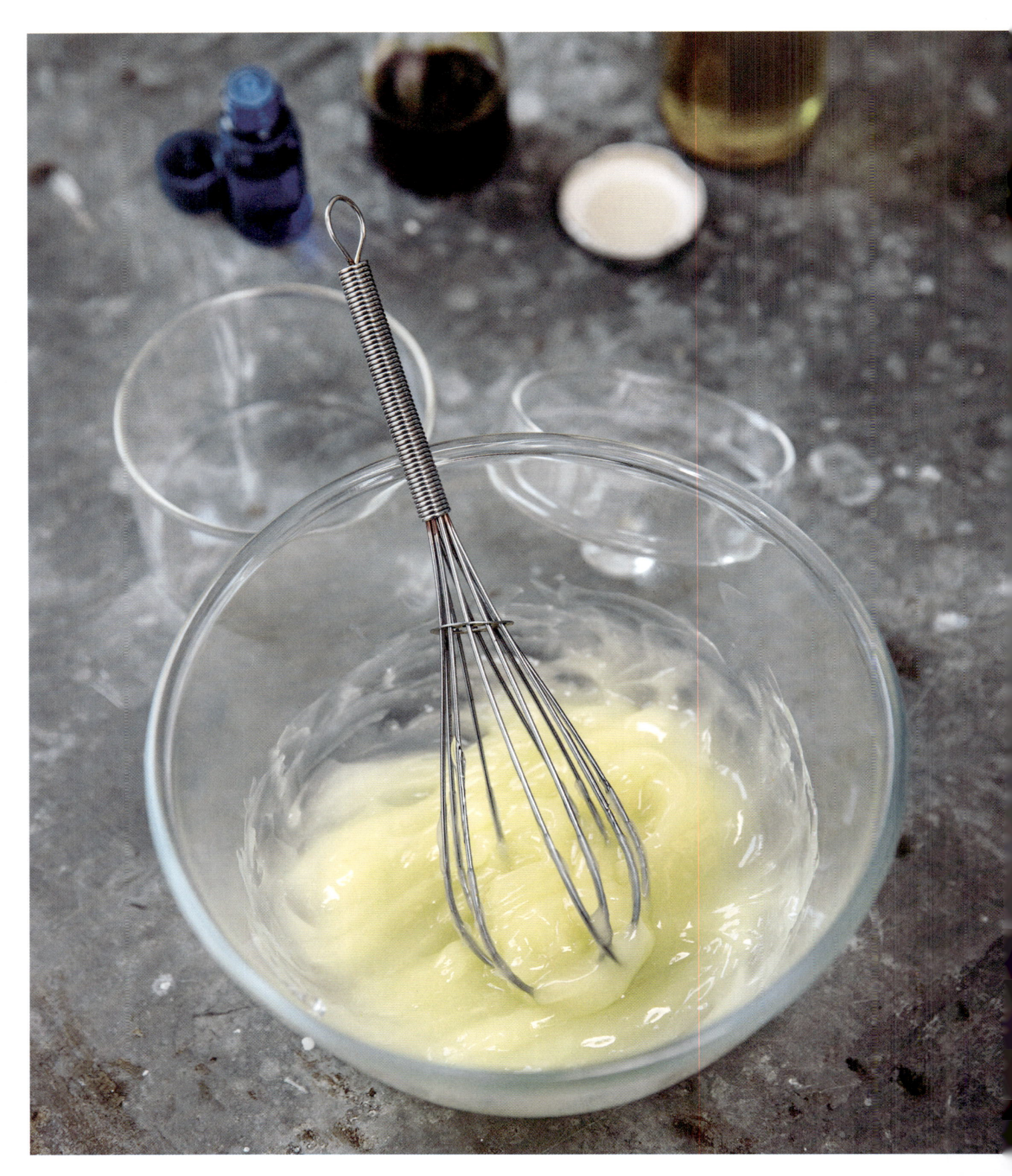

LEITFADEN FÜR ÄTHERISCHE ÖLE

Das hier ist ein kurzer Leitfaden zu einer Handvoll von Rezepten, in denen zehn geläufige ätherische Öle verwendet werden. Rühren Sie diese Mischungen anhand der Anleitungsbox rechts an und verwenden Sie sie für Massagen oder zum Auftragen auf die Haut.

MISCHUNG GEGEN INSEKTEN
Eukalyptus
Lavendel
Teebaum
maximal 5 Tropfen Nelke
ANWENDUNGSFORM
Spray, Massageöl, Creme, Balsam

MISCHUNG FÜR SCHMERZENDE MUSKELN
Eukalyptus
Lavendel
Rosmarin
Weihrauch
ANWENDUNGSFORM
Massageöl, Balsam, Bad

MISCHUNG GEGEN PILZE
Thymian
Teebaum
Eukalyptus
maximal 5 Tropfen Nelke
ANWENDUNGSFORM
Creme, Spray, Puder

ANTISEPTISCHE MISCHUNG
Thymian
Rosmarin
Lavendel
ANWENDUNGSFORM
Creme, Spray

MISCHUNG GEGEN KOPFSCHMERZEN
Pfefferminze
Eukalyptus
Lavendel
ANWENDUNGSFORM
Schläfenmassage, Öl oder Balsam

MISCHUNG BEI VERSTOPFTER NASE
Eukalyptus- oder Teebaumöl
Rosmarin oder Thymian
Pfefferminze
Weihrauch
ANWENDUNGSFORM
Dampfinhalation, Bad, Öl oder Balsam für Brust- und Rückenmassage

GUTE-LAUNE-MISCHUNG
Weihrauch
Geranie
Lavendel
ANWENDUNGSFORM
Spray, Massageöl, Bad, Raumduft

MISCHUNG BEI HAUTENTZÜNDUNGEN
Schafgarbe
Lavendel
Thymian
Teebaum
ANWENDUNGSFORM
Spray, Creme, Bad

Ätherische Öle sind hoch konzentrierte, flüchtige Ölextrakte aus aromatischen Pflanzen. Sie enthalten grundsätzlich antiseptische Wirkstoffe. Da sie so hoch konzentriert sind und sich gut halten, eignen sie sich wunderbar für die Reiseapotheke oder als schnelle Mittel für die Hausapotheke. Für die Unterschiede zwischen ätherischen Ölen und anderen Ölen siehe Seite 24.

DER SICHERE GEBRAUCH VON ÄTHERISCHEN ÖLEN

- Ätherische Öle sind äußerst wirksame Auszüge aus pflanzlichen Ölen. Man sollte sie vorsichtig einsetzen und in den meisten Fällen nicht unverdünnt auftragen.
- Man sollte den Kontakt mit empfindlichen Körperregionen wie Augen, Ohren, Nase und Intimbereich vermeiden.
- Ätherische Öle nicht einnehmen.
- Stellen Sie sicher, dass es sich um echtes ätherisches Öl handelt, das aus Pflanzen gewonnen wurde. Manche Geschäfte haben synthetische Duftöle im Sortiment, die keine ätherischen Öle, sondern vielmehr giftig sind.
- Wenn Sie dem Badewasser ätherische Öle hinzufügen wollen, müssen Sie diese zunächst mit einem Basisöl, Badesalz oder etwas Alkohol wie zum Beispiel Wodka verdünnen und anschließend darauf achten, dass sich die Mischung gut im Wasser verteilt. Wenn Sie dies unterlassen, schwimmt das ätherische Öl auf der Wasseroberfläche und bleibt an der Haut haften, sobald Sie sich in die Badewanne legen. Das kann zu Rötungen, Verbrennungen und Kontaktekzemen führen.

REZEPTE MIT ÄTHERISCHEN ÖLEN

- **IN BASISÖLEN, BALSAM, SALBEN UND CREMES:** Auf je 100 ml Basisöl oder Creme kommen 1–3 ml (20–60 Tropfen) ätherisches Öl. Einen Balsam stellt man nach der Anleitung auf Seite 26 her.
- **FÜR WANNENBÄDER:** Man verdünnt 4–6 Tropfen ätherisches Öl mit 1 TL Basisöl.
- **FÜR SPRAYS:** 20–40 Tropfen ätherisches Öl mit 20 ml (4 TL) Wodka in eine Sprühflasche mit 100 ml Inhalt geben. Gründlich schütteln, dann mit destilliertem Wasser auffüllen. Man kann die Mischung sparsam auf die Haut auftragen oder als Raumduft verwenden. Vor jedem Gebrauch gründlich schütteln.
- **DAMPFINHALATION:** Man füllt eine große Schüssel mit mindestens 2 l Fassungsvermögen mit dampfend heißem Wasser und fügt 5–10 Tropfen ätherisches Öl hinzu. Dann beugt man sich über die Schüssel und legt sich ein Handtuch über den Kopf, das über der Schüssel ein „Zelt" bildet, um den Dampf einzufangen, den man einatmet.

ÄTHERISCHES ÖL	ANWENDUNGSGEBIET
Lavendel (*Lavandula* spp.)	**KLEINERE VERBRENNUNGEN** – Hilft Schmerzen zu betäuben und Narben zu reduzieren. Erwachsene und Kinder über 12 Jahren tragen 1–2 Tropfen unverdünnt auf die betroffene Hautpartie auf. Für Kinder unter 12 Jahren verdünnt man 5 Tropfen in 1 TL Basisöl. **HAUTENTZÜNDUNGEN** – Mit Basiscremes vermischt hilft es leichteren Entzündungen der Haut vorzubeugen und sie zu behandeln. **SCHLAF** – Man träufelt ein paar Tropfen auf ein Taschentuch und legt es neben das Kissen, um einen erholsamen Schlaf zu fördern.
Pfefferminze (*Mentha × piperita*)	**KOPFSCHMERZEN** – Man verdünnt 1–5 Tropfen mit ½ TL Basisöl und trägt die Mischung auf Stirn und Schläfen auf, um Schmerzen und Spannungen zu lindern. **BLÄHUNGEN UND VERDAUUNGSSTÖRUNGEN** – Man verdünnt es mit Basisöl und massiert damit den Bauch, um Unwohlsein und Blähungen zu lindern.
Eukalyptus (*Eucalyptus* spp.)	**VERSTOPFTE NASE, ERKÄLTUNGEN UND GRIPPE** – Man verwendet es in einem Dampfinhalator oder vermischt es mit Basisöl oder Balsam und reibt damit die Brust ein. **FUNGIZID** – Bei Nagelpilz zweimal täglich einige Tropfen mit einem Wattebausch auf den betroffenen Nagel tupfen. Bei anderen Beschwerden wie Ringelflechte, Fußpilz oder Leistenpilz vermischt man es mit einer Basiscreme und trägt das Ganze auf die betroffene Hautpartie auf. Alternativ kann man einen austrocknenden Puder herstellen, indem man 5 Tropfen ätherisches Öl mit 1 EL Pfeilwurzelmehl vermischt. **HERPES** – *Eucalyptus radiata* kann man einem Lipbalm hinzufügen, um die Symptome von Herpes zu behandeln. **INSEKTENSCHUTZMITTEL** – Das Öl mit einem Basisöl oder einer Creme vermischen und auf die freiliegenden Hautpartien auftragen oder mit einer Sprühflasche gegen Insekten einsetzen. **MUSKELSCHMERZEN** – Das Eukalyptusöl mit Basisöl verdünnen und als Massageöl verwenden, um Schmerzen in Muskeln und Gelenken zu lindern.
Geranie (*Pelargonium graveolens*)	**STIMMUNG** – Hebt die Stimmung. Mit Basisöl verdünnen und als Massageöl verwenden oder in eine Sprühflasche füllen und als Raum- oder Kissenduft verwenden.

Weihrauch (*Boswellia sacra*)	**ASTHMA, VERSTOPFTE NASE** – Einige Tropfen in einer Duftlampe können die Atmung erleichtern, was für Asthmatiker hilfreich sein kann. Außerdem wirkt es gegen eine verstopfte Nase. **HAUTPFLEGE** – Seit langem wird Weihrauch in heilenden Cremes und Lotionen verwendet, um die Narbenbildung zu verringern und feine Fältchen zu reduzieren.
Thymian (*Thymus vulgaris*)	**ANTIMIKROBIELL** – Ein wirksames antibakterielles und fungizides Öl, das man mit einer Basiscreme vermischt und das auf kleine entzündete Schnitte oder bei Pilzinfektionen wie Ringelflechte oder Fußpilz aufgetragen wird. Eher weniger Tropfen als empfohlen verwenden, da das Öl sehr intensiv ist.
Teebaumöl (*Melaleuca alternifolia*)	Verwendung wie Eukalyptus.
Rosmarin (*Rosmarinus officinalis*)	**ANTIMIKROBIELL** – Mit Basisöl oder -creme vermischen als Antiinfektivum bei Schnitten und Wunden. **DURCHBLUTUNGSFÖRDERND** – In Cremes gemischt kann es die Durchblutung in Händen und Beinen fördern. **HAARWACHSTUM UND PFLEGE** – Es regt die Durchblutung der Kopfhaut an und verbessert Wachstum und Qualität der Haare. Man gibt dafür einige Tropfen des Öls in eine Handvoll Shampoo oder vermischt es mit Basisöl zur Herstellung einer Haarmaske (Seite 137). **GEDÄCHTNISANREGEND** – Wenn man an Rosmarinöl riecht oder das Öl mit Basisöl verdünnt und auf die Pulspunkte aufträgt, kann das helfen, die Gedächtnisleistung zu verbessern.
Schafgarbe (*Achillea millefolium*)	**INFEKTIONEN/ENTZÜNDUNGEN DER HAUT** – Antimikrobiell und entzündungshemmend bei Schnitten, Wunden, Ekzemen, Ausschlägen und Insektenstichen. Man mischt es in Cremes, Salben, Balsame und Waschlotionen.
Nelke (*Syzygium aromaticum*	**ZAHNSCHMERZEN** – Ätherisches Nelkenöl enthält ein Anästhetikum, genannt Eugenol, mit dem man zeitweise Schmerzen betäuben kann. Einige Tropfen auf einen Wattebausch geben und nur auf die betroffene Stelle tupfen.

KÖRPERLICHES
BEFINDEN

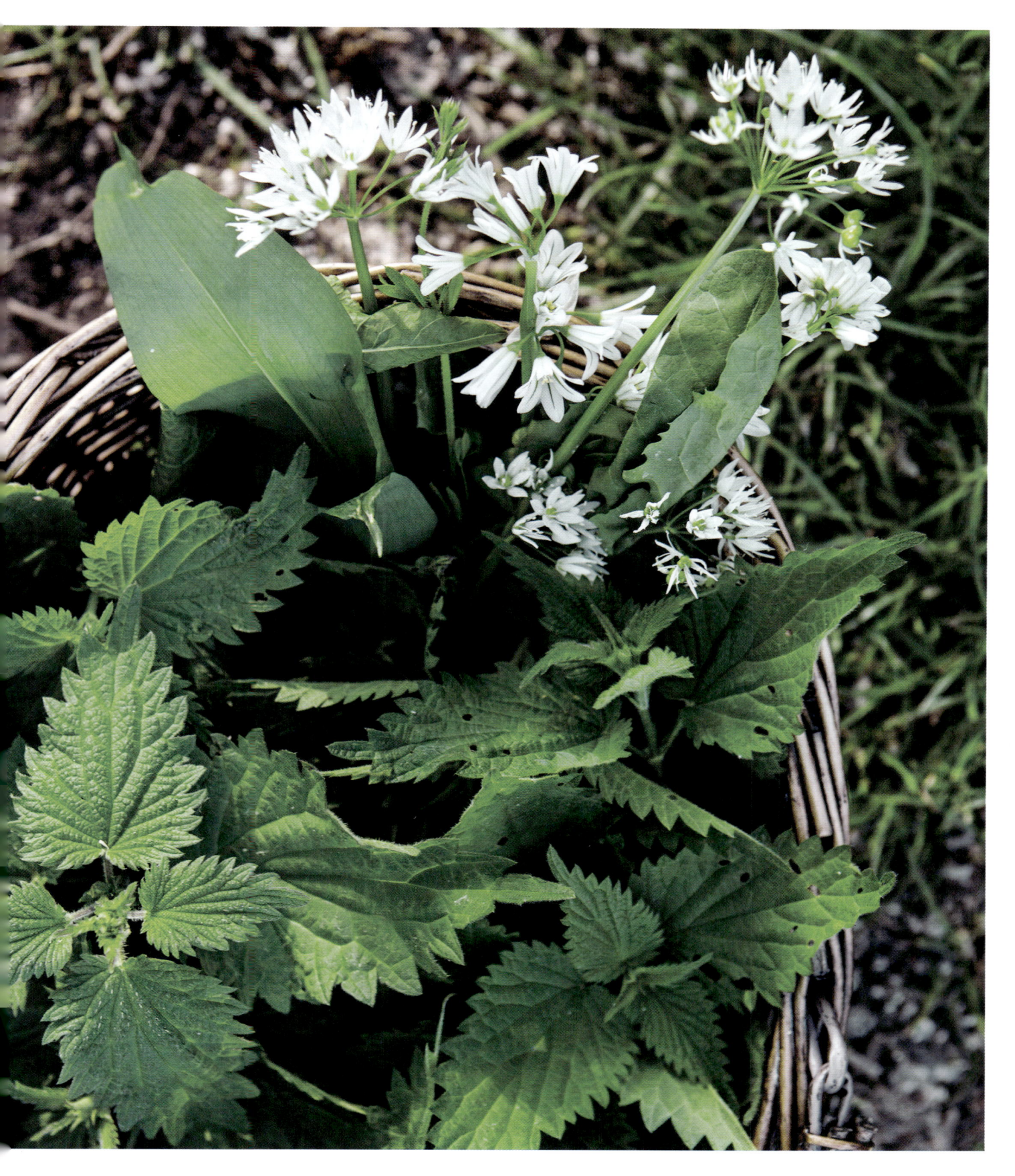

GESUNDER KREISLAUF
ANÄMIE

Eine Anämie wird durch zu wenig Eisen im Blut verursacht und hat zur Folge, dass die Fähigkeit der Blutkörperchen, Sauerstoff zu transportieren, abnimmt. Das wiederum führt zu Symptomen wie Müdigkeit, Mattigkeit, Kopfschmerzen, Blässe, Kurzatmigkeit und Herzrasen. Der verbreitetste Grund für diese Art von Anämie ist die geringe Aufnahme von Eisen aus der Nahrung sowie ein Mangel an roten Blutkörperchen durch Blutverlust. Das betrifft vor allem Frauen, die menstruieren, besonders wenn die Blutung sehr stark ist.

Um dem entgegenzuwirken, sollte man verstärkt Nahrungsmittel zu sich nehmen, die reich an Eisen sind: rotes Fleisch und Leber, dunkelgrünes Blattgemüse und Kräuter, Rote Bete, Bohnen und Nüsse. Vitamin C und B unterstützen den Körper bei der Aufnahme von Eisen und bilden neue Blutkörperchen. Ein Mangel an diesen Vitaminen kann eventuell durch Nahrungsergänzungsmittel aufgefangen werden. Die Aufnahme von Eisen kann außerdem durch den Genuss von sehr viel Tee oder Kaffee verhindert werden. Man sollte den Konsum dieser Getränke reduzieren und eine Stunde vor dem Essen ganz einstellen. Stattdessen sollte man intensive Aufgüsse (Seite 12) aus Heilpflanzen trinken, die reich an Mineralien sind, wie Brennnessel, Haferstroh und Himbeerblätter.

INNERLICH ANGEWANDTE HEILPFLANZEN: *Brennnessel, Himbeerblätter, Löwenzahnwurzel und -blätter, Süßholz, Krauser Ampfer, Große Klette, Thymian, Salbei, Majoran*

REZEPTE: *Brennnessel-Tropfen mit viel Eisen 56; Brennnessel-Suppe (rechts); Konzentriertes Pulver aus Brennnesseln und Pilzen 103; Mineralstoffreicher Aufguss 152; Dunkle Trüffel gegen schlechte Laune 154*

Brennnessel-Suppe

Junge Brennnesseln sind reich an Mineralien, die für Durchblutung, Gewebe und Knochen wertvoll sind. Dazu gehören Eisen, Kalzium, Kalium und Zink. Sie enthalten außerdem viel Eiweiß, daher sind Brennnesseln auch besonders für die vegetarische und vegane Küche geeignet.

2 Knoblauchzehen
2 EL Öl zum Kochen
1 Zwiebel, gehackt
150 g Pilze, gehackt (nach Geschmack, optional)
3 mittelgroße Kartoffeln, gehackt (nach Wunsch geschält)
1 l heiße Gemüsebrühe
1 Küchensieb voll mit frischen Brennnesselspitzen
Salz und Pfeffer
Knoblauch- oder Schnittlauchblüten zum Garnieren (optional)

4 PORTIONEN

Den Knoblauch hacken und beiseitestellen. Auf diese Weise kann sich das Allicin, das einer der wichtigsten medizinisch wirksamen Bestandteile des Knoblauchs ist, voll entfalten. Das Öl in einer Pfanne mit schwerem Boden bei mittlerer Hitze erwärmen, dann die Zwiebelstücke hinzufügen und sanft anbraten, bis sie durchscheinend, aber nicht gebräunt oder karamellisiert sind. Die Pilze, falls verwendet, hinzufügen und braten, bis sie anfangen, weich zu werden. Dann die gehackten Kartoffeln dazugeben und mit der heißen Brühe bedecken. 15 Minuten leicht köcheln lassen, bis die Kartoffeln weich sind.

Die Brennnesselspitzen und den gehackten Knoblauch hinzufügen und für einige Minuten weiterköcheln lassen, bis die Brennnesseln welk geworden sind.

Die Suppe mit einem Stabmixer pürieren, so dass sie eine glatte Konsistenz hat. Mit Salz und frisch gemahlenem schwarzen Pfeffer abschmecken und mit knusprigem Brot servieren.

HALTBARKEIT: Im Kühlschrank aufbewahren und innerhalb von 3 Tagen verbrauchen. Oder portionsweise in luftdichten Behältern bis zu 2 Monate einfrieren.

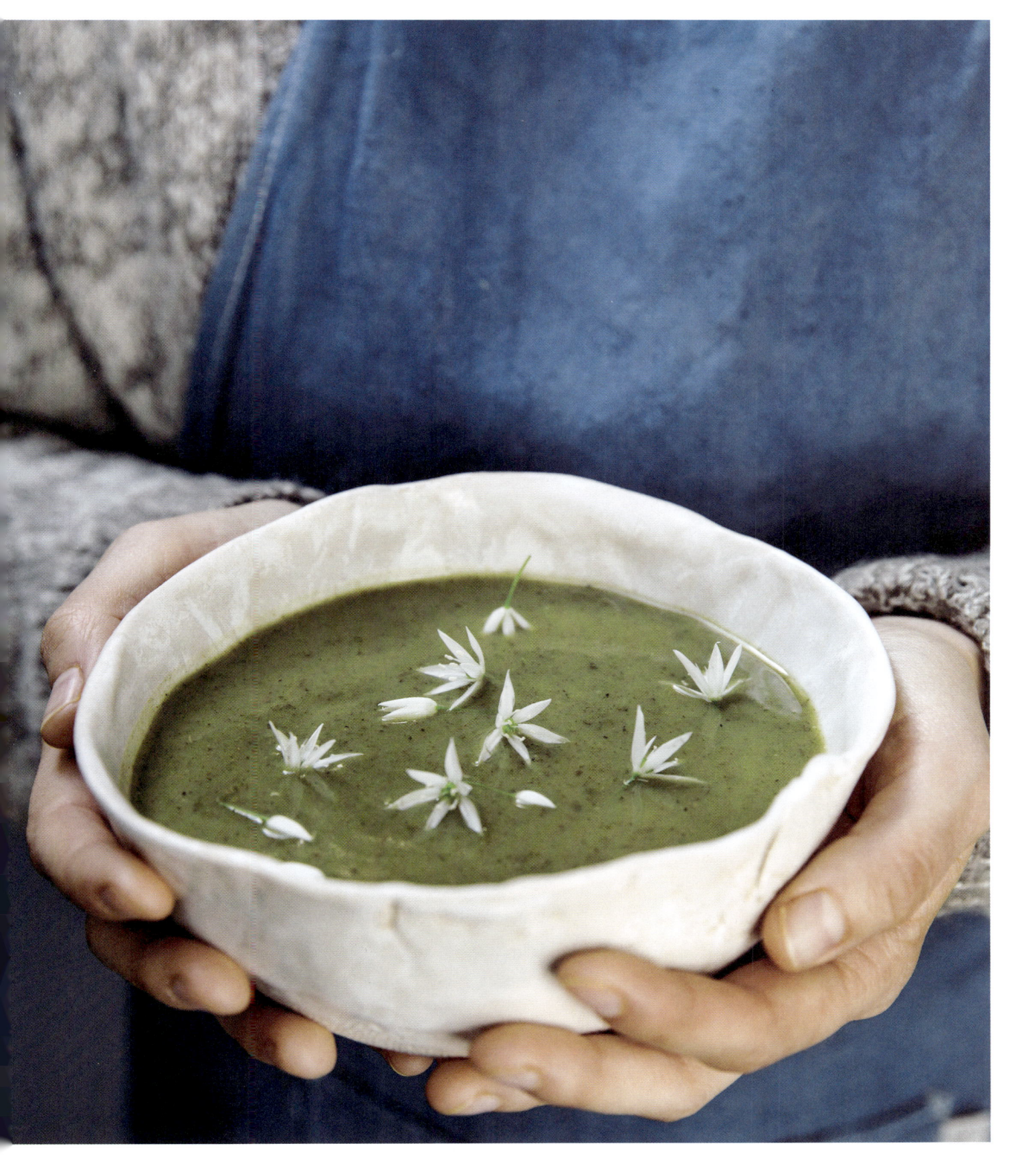

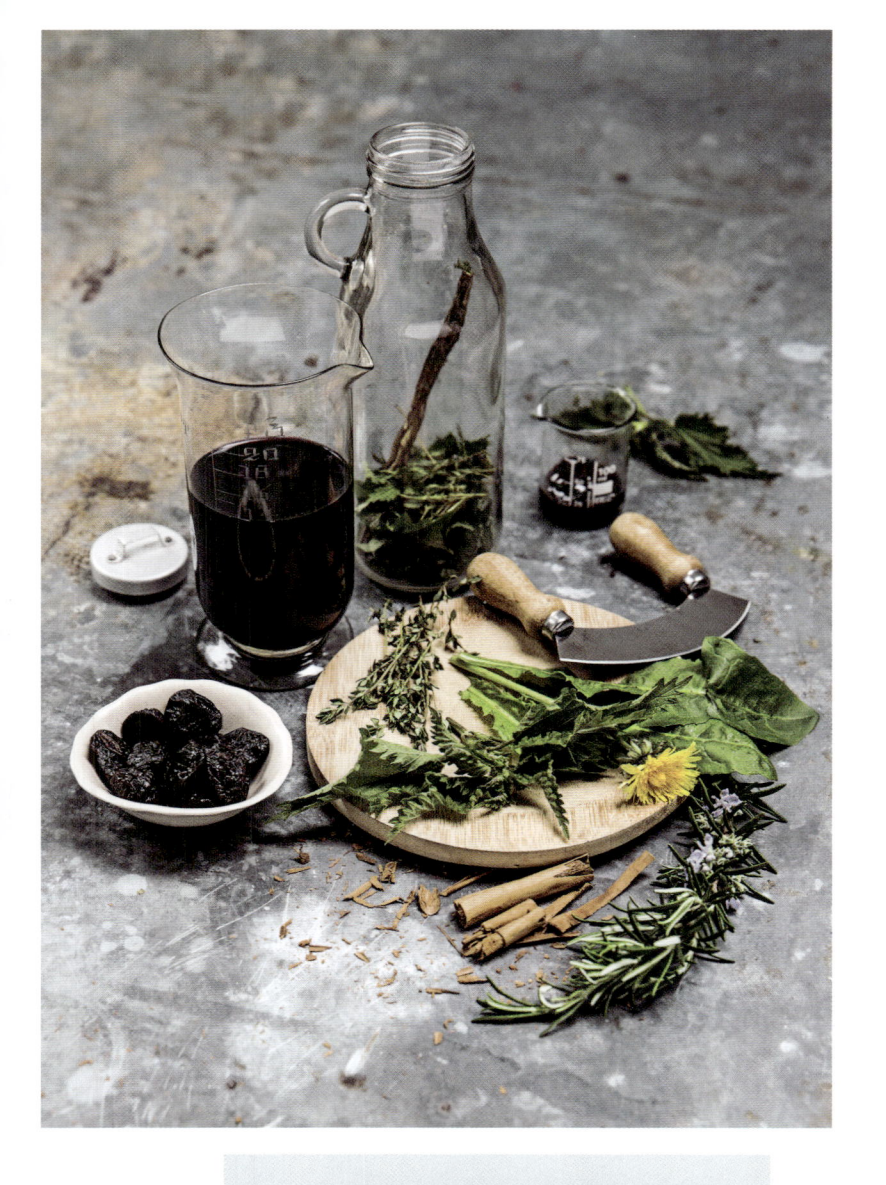

Brennnessel-Tropfen mit viel Eisen

Dieses Rezept verarbeitet eine Reihe von nahrhaften Heilpflanzen mit hohem Eisengehalt. Kombiniert man verschiedene Eisenlieferanten, so kann dies die Aufnahme ins Blut erhöhen. Außerdem nimmt man auf diese Weise sekundäre Pflanzenstoffe, Mineralien und Vitamine auf, die sich günstig auf Kreislauf und Zellen auswirken.

50 g frische Brennnesseln
25 g frische Löwenzahnblätter
1 EL frischer oder getrockneter Thymian
1 EL frischer oder getrockneter Salbei
1 EL frischer oder getrockneter Majoran
25 g Morchelpilze (optional)
2 EL frischer oder getrockneter Krauser Ampfer (optional: Dadurch kann das Ganze sehr bitter werden.)
25 g Süßholz, pulverisiert
4 EL Dörrpflaumen, Aprikosen, Rosinen oder Heidelbeeren (oder eine Mischung davon)
2 EL Melasse
500 ml Rotwein
50 ml Brandy oder Wodka

Alle festen Zutaten hacken (wegen der Nesseln Handschuhe verwenden). Dann alle Zutaten außer Wein und Brandy in ein Schraubglas mit weiter Öffnung geben, anschließend Rotwein und Brandy zugießen. Den Deckel verschließen und kräftig schütteln.

Das Glas mit dem aktuellen Datum beschriften und an einem kühlen, dunklen Ort lagern. Einen Monat lang täglich vorsichtig schütteln. Dann durchseihen und die Pflanzenteile entsorgen. Die Flüssigkeit in einer dunklen Glasflasche aufbewahren.

ANWENDUNG: 1 TL der Tropfen mit etwas Wasser verdünnen und vor dem Essen einnehmen.

HALTBARKEIT: Bis zu 1 Jahr an einem kühlen, dunklen Ort.

TIPPS ZUM SAMMELN VON BRENNNESSELSPITZEN

Im Frühling sammelt man die frischen Spitzen der Brennnesseln (die obersten 4–6 Blättchen), ehe die Pflanzen geblüht haben. Nach der Blüte sind die Blätter ungenießbar. Im Herbst wachsen die Brennnesseln, die zurückgeschnitten wurden, frisch nach. Dann kann man ebenfalls die Blätter vor der Blüte verwenden. Um Stiche zu vermeiden, sollte man Handschuhe und eine Schere verwenden. Nesseln kann man trocknen (Achtung, auch getrocknet stechen sie noch!), so dass man sie das ganze Jahr über verwenden kann.

KALTE HÄNDE, FÜSSE UND FROSTBEULEN

Schlechte Durchblutung der Extremitäten kann kalte Hände und Füße sowie Frostbeulen, Herzrasen und Krämpfe zur Folge haben. Diese Symptome können sich durch mangelnde Bewegung, Rauchen, ungesunde Ernährung und Stress verschlimmern. Dagegen kann man Heilpflanzen, die den Kreislauf unterstützen, als Aufgüsse oder Tinkturen einsetzen. Mit wärmenden Pflanzen und Gewürzen wie Rosmarin, Chili und Ingwer kann man Öle und Salben herstellen. Gegen Frostbeulen kann man einen Balsam mit heilenden Pflanzen wie Ringelblume, Beinwell und Schafgarbe anwenden. Sie unterstützen die Kapillargefäße und fördern die Heilung der Haut und kleinerer Wunden.

INNERLICH ANGEWENDETE HEILPFLANZEN: *Ringelblume, Rosmarin, Ingwer, Zimt, Weißdorn, Lindenblüten, Schafgarbe, Holunderblüte, Cayennepfeffer*

ÄUSSERLICH ANGEWENDETE HEILPFLANZEN: *Beinwell, Ringelblume, Schafgarbe, Gotu Kola, Rosmarin, Senf, Ingwer, Chili*

REZEPTE: *Brennnessel-Suppe 54; Wärmendes Hand- und Fußbad (rechts); Tee zur Kreislaufstärkung 58; Balsam aus Rosskastanie und Schafgarbe 61; Wärmender Cidre 82; Einreibung für die Gelenke mit Chili 96*

Wärmendes Hand- und Fußbad

Ideal für kalte Tage und schmerzende Füße oder als traditionelles Mittel gegen Erkältungen und Grippe: Man nimmt ein entspannendes Fußbad, legt sich anschließend ins Bett und schläft tief und erholsam.

4 EL Senfsamen (oder Pulver)
4 EL frischer oder getrockneter Rosmarin, gehackt
5 l kochendes Wasser
300 g Epsom-Salz oder Meersalz

Die Senfsamen mit Mörser und Stößel zermahlen (oder Pulver verwenden).

Das Pulver mit Rosmarin und Wasser in einem großen Topf vermischen und abgedeckt 10 Minuten leicht köcheln lassen.

Abkühlen lassen, bis eine angenehme Temperatur für ein Fußbad erreicht ist. Das Salz hinzufügen und die Flüssigkeit in eine Schüssel gießen.

ANWENDUNG: Die Schüssel auf ein Handtuch auf den Boden stellen. Hände oder Füße 15–20 Minuten darin baden. Dann herausnehmen und abtrocknen, dabei sanft massieren.

BLUTDRUCK

Weißdorn wirkt bei Kreislaufproblemen stärkend. Von Naturheilkundigen wird er verwendet, um die Leistungsfähigkeit des Herzens zu steigern und um etwas zu hohen oder zu niedrigen Blutdruck auszubalancieren. Ernährung und Lebensstil sind entscheidend für einen gesunden Kreislauf, daher sollte man auf jeden Fall das Rauchen und den Genuss von Koffein, Alkohol und industriell verarbeiteten Lebensmitteln, die reich an ungesättigten Fettsäuren und Zucker sind, einschränken. Stattdessen sollte man mehr Ballaststoffe und gesättigtes Fett aufnehmen, dazu gehören Omega-3-Fettsäuren in Nüssen und fettigem Fisch. Knoblauch, Kurkuma und Rote Bete haben einen positiven Einfluss auf die Blutgefäße und können ebenfalls in den Speiseplan integriert werden, um den Kreislauf zu unterstützen.

INNERLICH ANGEWENDETE HEILPFLANZEN: *Weißdorn, Schafgarbe, Lindenblüten, Rose, Herzgespann, Kurkuma, Knoblauch, Löwenzahn*

REZEPTE: *Brennnessel-Suppe 54; Tee zur Kreislaufstärkung (siehe rechts)*

Tee zur Kreislaufstärkung

Weißdorn, das Kraut der Wahl, um Herz und Kreislauf zu unterstützen, enthält oligomere Proanthocyanidine (OPC) und andere Flavonoide, die entzündungshemmend wirken, den Kreislauf unterstützen und die Blutgefäßwand stärken. Schafgarbe, Lindenblüten und Herzgespann sind gut für den Kreislauf und haben außerdem eine entzündungshemmende Wirkung. Dieser Aufguss ist ideal für alle leichten bis mittleren Kreislaufbeschwerden, Herzrasen und Beklemmungen.

20 g getrocknete Weißdornblüten
20 g getrocknete Weißdornbeeren
20 g getrocknete Schafgarbenblätter und -blüten
20 g getrocknete Lindenblüten
20 g getrocknetes Herzgespann

Alle getrockneten Heilpflanzen vermischen und in einem luftdichten Gefäß aufbewahren.

ANWENDUNG: 1–2 TL in 200 ml kochendes Wasser rühren. Abdecken und 10–15 Minuten ziehen lassen. Bis zu 3-mal täglich trinken.

HALTBARKEIT: In einem luftdichten Behälter an einem kühlen, dunklen Ort bis zu 1 Jahr.

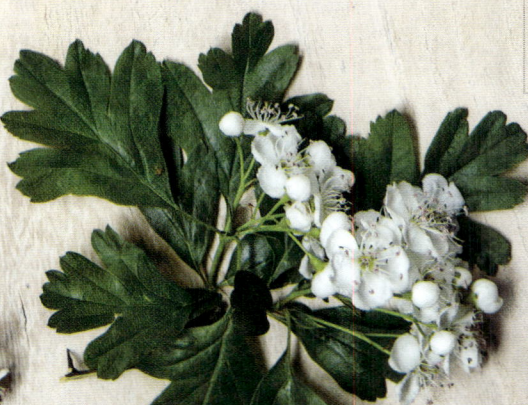

KRÄMPFE
(siehe Seite 96–100).

HOHER CHOLESTERINSPIEGEL

Es gibt zwei Haupttypen von Cholesterin: Lipoproteine mit niedriger und hoher Dichte. Ein hoher Spiegel des ersteren wird in Verbindung gebracht mit einem erhöhten Herzinfarktrisiko. Zweiteres hält die Arterien flexibel und ist gesund für das Herz. Eine Ernährungsumstellung ist wesentlich für die Reduzierung von „negativem" Cholesterin. Dafür sollte man ballaststoffreiche Nahrung wie Obst und Gemüse zu sich nehmen, um die körpereigene Ausscheidung dieser Stoffe zu unterstützen. Außerdem sollte man industriell verarbeitete Lebensmittel meiden, die reich an gesättigten Fetten sind, wie fettes Fleisch, Butter, Käse und Sahne. Stattdessen sollte man Nahrungsmittel mit ungesättigten Fettsäuren essen, besonders mit Omega-3, wie fetten Fisch, Nüsse, Kerne und Avocados. Auch die gesteigerte Aufnahme von Kurkuma und Knoblauch kann den Cholesterinspiegel senken. Ein Antioxidans in Aufgüssen oder Tinkturen kann den Cholesterinwert senken und den Kreislauf stärken. Die Forschung hat gezeigt, dass Nahrungsergänzungsmittel mit Rotem Reis ebenfalls den Cholesterinwert senken können.

INNERLICH ANGEWENDETE HEILPFLANZEN: *Weißdorn, Lindenblüten, Schafgarbe, Holunderblüte, Heidelbeere, Ingwer, Kurkuma, Knoblauch, Zimt*

REZEPTE: *Tee zur Kreislaufstärkung 58*

KRAMPFADERN UND HÄMORRHOIDEN

Die Erweiterung, Schwellung und Senkung von Venen, besonders in den Beinen und der Leistengegend, können Schmerzen und ein Gefühl der Schwere auslösen. Hämorrhoiden sind Krampfadern im Rektum. Die Anfälligkeit dafür kann vererbt werden, außerdem können sich die Symptome verschlimmern durch übermäßiges Stehen oder Sitzen, Verstopfung, Stress und Schwangerschaft. Wenn Sie einen Beruf haben, zu dem langes Stehen oder Sitzen gehört, sollten Sie sicherstellen, dass Sie regelmäßige Pausen machen, in denen Sie einfache Yoga-Stretch-Übungen ausführen. Falls Verstopfung ein Problem ist, sollten Sie die Tipps auf Seite 62 ausprobieren. Versuchen Sie den Tee zur Kreislaufstärkung gegenüber und essen Sie verstärkt Nahrungsmittel, welche die Venen stärken, zum Beispiel dunkelblaues und purpurrotes Obst wie Heidelbeeren und Holunderbeeren, außerdem Buchweizen und Holunderblüten, die reich an Rutin sind.

INNERLICH ANGEWENDETE HEILPFLANZEN: *Holunderblüten, Holunderbeeren, Weißdorn, Schafgarbe, Lindenblüten, Heidelbeeren*

ÄUSSERLICH ANGEWENDETE HEILPFLANZEN: *Rosskastanien und -blätter, Schafgarbe, Eichenrinde, Hamamelis, Holunderblätter*

REZEPTE: *Tee zur Kreislaufstärkung (gegenüber); Kühlender Spray für die Beine 61*

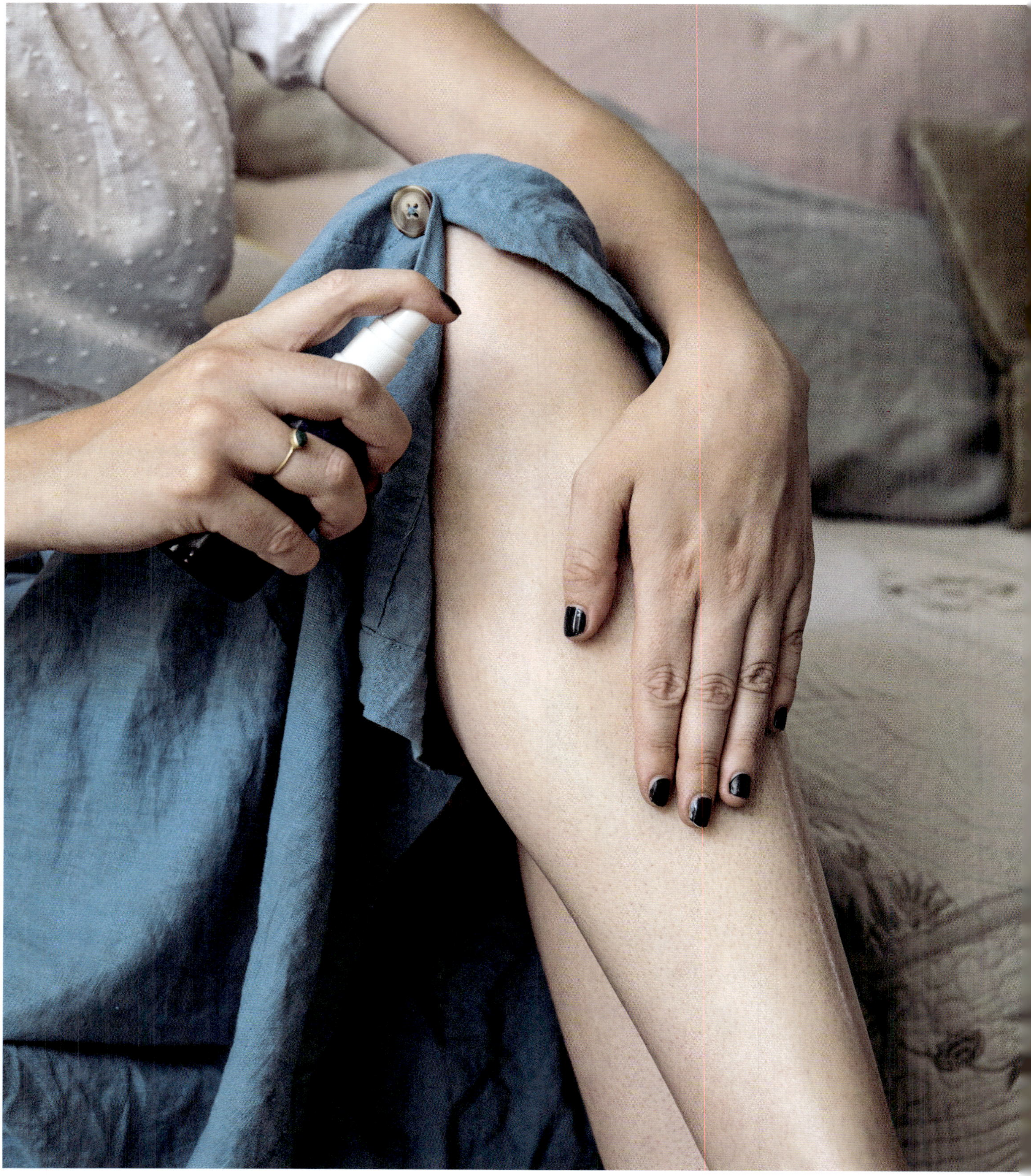

Kühlender Spray für die Beine

Dieser erfrischende Spray ist ideal, um an drückend heißen Sommertagen schwere Beine zu erfrischen. Er lindert die Schmerzen bei Krampfadern und tonisiert und strafft die Haut.

50 ml Hamamelis Wasser
15 ml Aloe-vera-Gel
20 ml (4 TL) frische Tinktur aus Rosskastanien oder -blättern
20 ml (4 TL) Wegerich-Tinktur
10 ml (2 TL) Schafgarbenöl
10 Tropfen ätherisches Zypressenöl
10 Tropfen ätherisches Rosmarinöl

Alle Zutaten in einer Sprühflasche vermischen. Um die kühlende Wirkung zu verstärken, im Kühlschrank lagern.

ANWENDUNG: Die Flasche kräftig schütteln und direkt auf die Beine sprühen. Sanft einmassieren, bis die Flüssigkeit aufgenommen ist.

HALTBARKEIT: Im Kühlschrank bis zu 6 Monate.

Balsam aus Rosskastanie und Schafgarbe

Rosskastanie und Schafgarbe kombiniert man wegen ihrer venenstärkenden Eigenschaften. Diesen Balsam kann man bei Krampfadern, Besenreisern, Hämorrhoiden und Wadenkrämpfen anwenden.

2 TL Bienenwachs
25 ml Rosskastanienöl (Blätter oder Kastanien)
25 ml Schafgarbenöl
10 Tropfen ätherisches Rosmarinöl
10 Tropfen ätherisches Zypressenöl

Im Wasserbad (Seite 24) das Bienenwachs langsam in die Kräuteröle schmelzen. Sobald sich das Ganze komplett verbunden hat, vom Herd nehmen und in ein Schraubglas mit 50 ml Inhalt füllen.

Die ätherischen Öle untermischen und mit einer Stricknadel oder einem Essstäbchen aus Plastik umrühren. Verschließen und fest werden lassen. Mit dem aktuellen Datum beschriften und an einem kühlen, dunklen Ort lagern.

ANWENDUNG: 2-mal täglich sanft in die Beine einmassieren.

HALTBARKEIT: Bis zu 1 Jahr an einem kühlen, dunklen Ort.

GESUNDE VERDAUUNG
MUNDGERUCH

Der häufigste Grund für Mundgeruch oder schlechten Atem ist mangelhafte Mundhygiene. Reinigen Sie Ihre Zähne nach jeder Mahlzeit gründlich, um alle Speisereste zu entfernen, die eventuell in den Zahnzwischenräumen hängengeblieben sind. Wenn Sie unter chronischem Mundgeruch leiden, lassen Sie überprüfen, dass keine Erkrankung des Zahnfleisches vorliegt. Regelmäßige Zahnarztbesuche, vor allem wenn es beim Zähneputzen zu Zahnfleischblutungen kommt, stellen sicher, dass solche Erkrankungen rechtzeitig entdeckt und behandelt werden. Auch bestimmte Lebensmittel wie Knoblauch können schlechten Atem verursachen. Das liegt daran, dass das Diallylsulfid im Knoblauch in die Blutbahn gelangt, dort langsam verarbeitet und anschließend über die Lungen wieder ausgeschieden wird. Kaut man nach dem Essen ein paar Blättchen Petersilie oder Minze, kann dies den Atem vorübergehend erfrischen.

Ein anderer Grund für Mundgeruch kann eine schlechte Verdauung sein. Wenn die Nahrung nur langsam durch den Verdauungstrakt wandert, entstehen bei dem Prozess mehr Gase und Gerüche, die nicht nur nach unten, sondern auch nach oben wandern können. Lassen Sie daher mögliche Verdauungsprobleme wie Verstopfung, schlechte Darmflora, Reizdarm, aber auch Nahrungsmittelunverträglichkeiten von einem Arzt untersuchen. Für eine schnelle Lösung können Sie ein paar Heilpflanzen der unten stehenden Liste kauen.

INNERLICH ANGEWENDETE HEILPFLANZEN: *Kardamomsamen, Fenchelsamen, Kümmelsamen, Schafgarbe, Pfefferminze, Löwenzahn, Krauser Ampfer, Große Klette, Mahonie*

REZEPTE: *Bitterer Verdauungsspray 66; Verdauungspastillen mit Fenchel und Minze 69; Pudding mit Ashwagandha, Leinsamen und Chiasamen 152*

VERSTOPFUNG

Von Darmträgheit spricht man, wenn es weniger als dreimal die Woche zum Stuhlgang kommt und der Stuhl unangenehm trocken oder hart ist. Als Ursachen kommen Flüssigkeitsmangel, Ballaststoffmangel, Anspannung und Beklemmung sowie Bewegungsmangel und Nebenwirkungen von bestimmten Medikamenten in Frage. Gelegentliche Verstopfung kann durch Flüssigkeitszufuhr oder mehr Ballaststoffe (aus Obst, Gemüse oder Haferflocken) behoben werden. Dörrpflaumensaft ist ein einfaches und effektives Mittel, das in den meisten Läden erhältlich ist. Zu den pflanzlichen Mitteln gegen Verstopfung gehören außerdem Bitterstoffe wie in einem Sud aus Löwenzahnwurzeln oder einer Tinktur (siehe Seite 14), welche die Leber dazu anregt, Gallenflüssigkeit zu produzieren, das natürliche Abführmittel des Körpers. Abführmittel-Präparate enthalten zum Beispiel Chiasamen, Leinsamen oder Flohsamenschalen, die den Stuhl feuchter und lockerer machen, so dass er leichter ausgeschieden werden kann. Abführmittel mit stark reizenden Wirkstoffen wie Sennalax oder Früchten des Amerikanischen Faulbaums sollten nur in echten Notfällen und keinesfalls regelmäßig angewendet werden, da der Körper sonst eine Abhängigkeit entwickelt. Wer häufig an Verstopfung leidet, mehrere Tage keinen Stuhlgang hatte und nicht auf Abführmittel anspricht, sollte – speziell die sehr jungen oder alten Altersgruppen – einen Arzt aufsuchen.

INNERLICH ANGEWENDETE HEILPFLANZEN: *Löwenzahnwurzel, Krauser Ampfer, Mahonie, Leinsamen, Chiasamen, Flohsamenschalen, Süßholz*

REZEPTE: *Sirup aus Feigen und Dörrpflaumen (gegenüber); Bitterer Verdauungsspray 66*

Sirup aus Feigen und Dörrpflaumen

Dieser wohlschmeckende Sirup enthält Feigen und Dörrpflaumen, die eine sanft abführende Wirkung haben. Die weichmachenden, lockernden Eigenschaften von Zucker in diesem süßen, wunderbar rubinroten Sirup sollten die Dinge in Bewegung bringen.

150 g (ca. 4 Stück) frische Feigen
150 g (ca. 4 Stück) Dörrpflaumen
ca. 450 ml Wasser
mindestens 300 g Zucker oder 300 ml Dattelsirup
1 TL Zitronensäure oder der Saft von 1 Zitrone

Feigen, Dörrpflaumen und Wasser (mindestens so viel, dass alle Zutaten davon bedeckt sind) in einen Topf geben. 20–30 Minuten leicht köcheln, bis die Früchte zerfallen und breiig werden.

Die Mischung vom Herd nehmen und abgedeckt abkühlen lassen, bis man sie gefahrlos bearbeiten kann. Die Früchte durch ein mit Musselin ausgelegtes Sieb streichen. Die gewonnene Flüssigkeit abmessen. Pro 100 ml fügt man 75 g Zucker oder 75 ml Dattelsirup hinzu. Dann leicht köcheln, bis die Flüssigkeit eindickt. Zitronensäure oder -saft untermischen.

Den Sirup noch heiß in ein sterilisiertes Glas gießen, verschließen und mit dem aktuellen Datum beschriften.

ANWENDUNG: 2–3-mal täglich nimmt man 2–3 EL ein. Sollten die Symptome andauern, einen Arzt aufsuchen.

HALTBARKEIT: Im Kühlschrank bis zu 3 Monate.

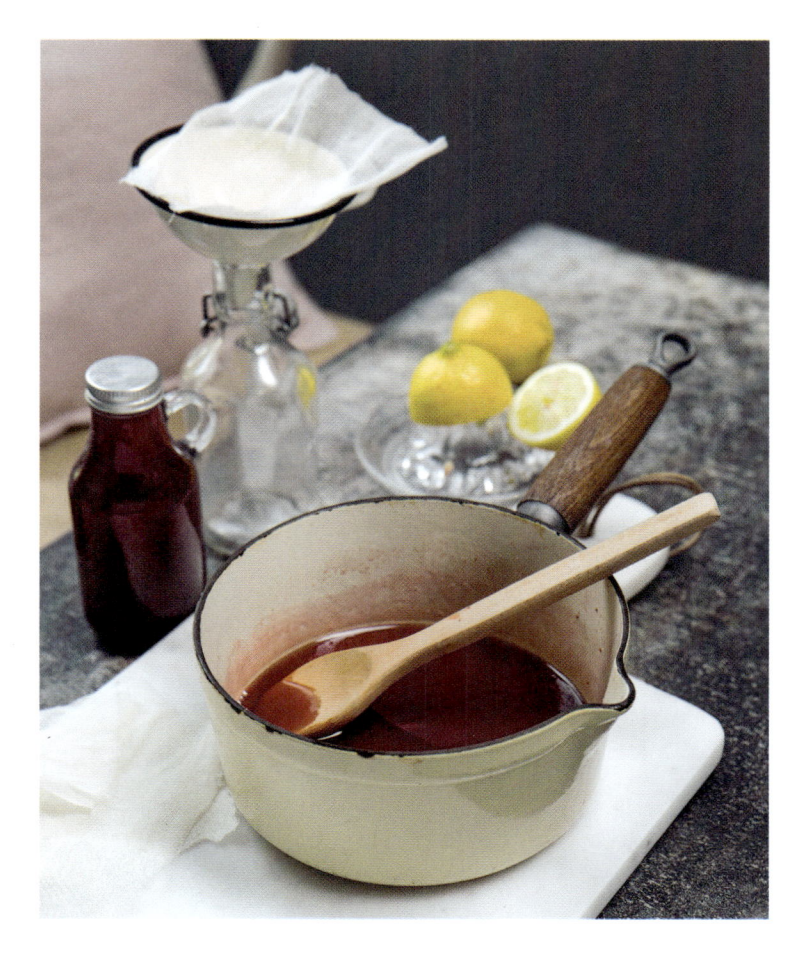

Flohsamen-Gel

Ein beruhigendes Gel, das gegen Verstopfung und Entzündungen des Verdauungsapparates hilft. Falls Sie Medikamente einnehmen, warten Sie 1 Stunde, ehe Sie das Gel zu sich nehmen, da es die Aufnahme der Wirkstoffe des Medikaments verhindern kann.

2 EL getrocknete Löwenzahnwurzeln (optional)
300 ml Wasser
2 TL Flohsamenschalen

In einem Topf die Löwenzahnwurzeln (falls verwendet) in dem Wasser 10–15 Minuten leicht köcheln. Anschließend 10–15 Minuten stehen lassen. Abgießen, dabei die Wurzeln entsorgen und die Flüssigkeit aufbewahren. Falls keine Löwenzahnwurzeln verwendet werden, einfaches Wasser nehmen. Die Flohsamenschalen zusammen mit der Flüssigkeit in eine Tasse füllen und trinken.

ANWENDUNG: 2–3-mal täglich 200 ml trinken. Sollte nach spätestens 48 Stunden keine Wirkung einsetzen, einen Arzt aufsuchen.

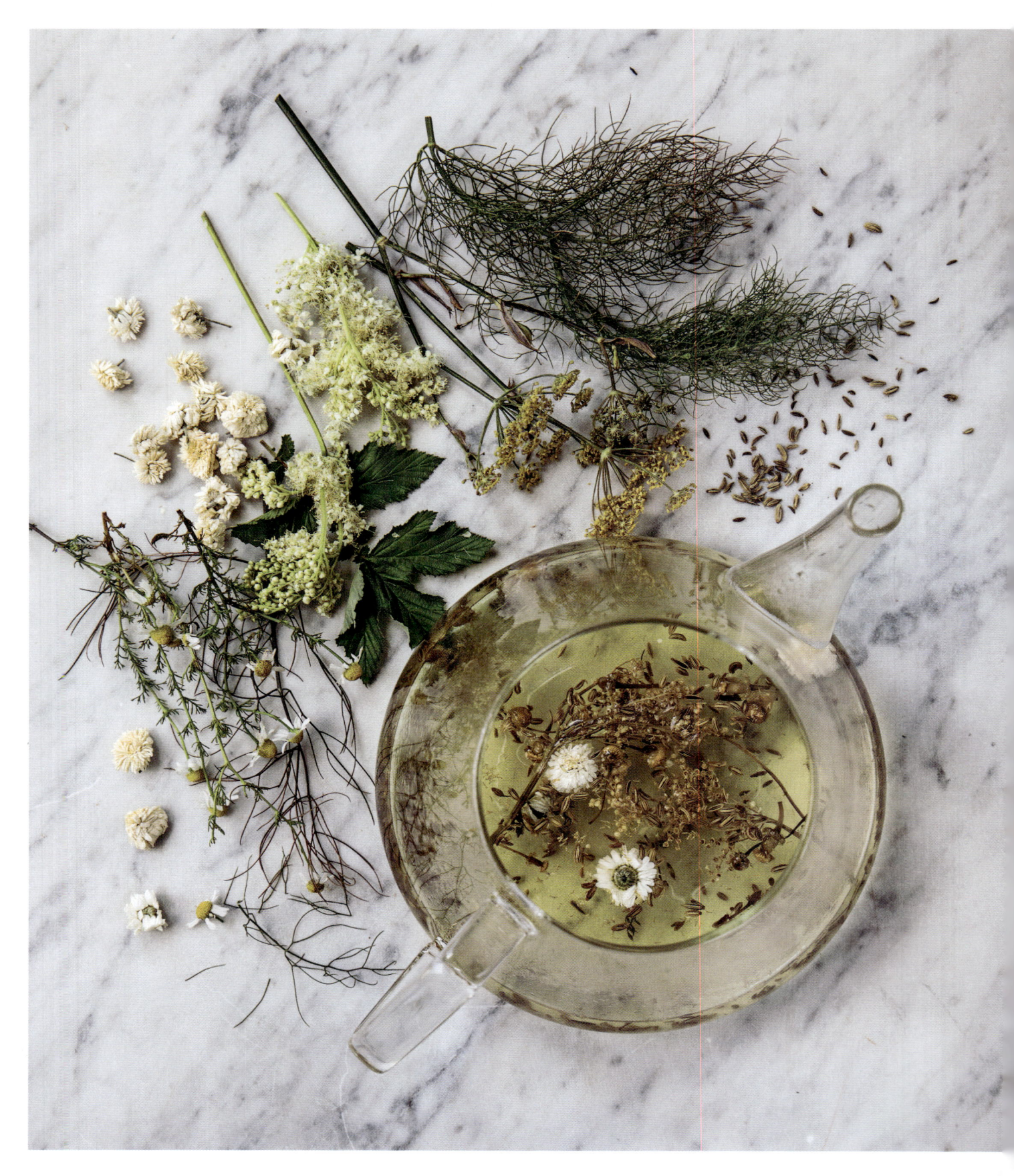

REIZMAGEN UND SODBRENNEN

Gelegentliche Verdauungsbeschwerden können durch Blähungen oder Muskelkrämpfe verursacht werden. Aufgüsse mit den unten stehenden Heilpflanzen können Krämpfe lindern und Gase auflösen. Saurer Reflux oder Sodbrennen entstehen, wenn die scharfe Magensäure überläuft und in den unteren Teil der Speiseröhre eindringt. Das kann auch bei gesunden Personen ab und zu passieren, verursacht durch zu üppige oder fettige Mahlzeiten, zu viel Kaffee oder Alkohol, Rauchen, Schwangerschaft oder einen schwachen Schließmuskel am oberen Ende des Magens (der eigentlich den Mageninhalt zusammenhalten sollte) Bei Sodbrennen sollte man Pfefferminztee vermeiden, da Minze die Muskeln des Verdauungsapparates entspannt. Das wiederum macht ihn ideal für andere Verdauungsbeschwerden und Bauchschmerzen. Aber er kann Reflux begünstigen, da er auch den Schließmuskel des Magens entspannt und das Ganze dadurch durchlässiger wird. Chronischer Reizmagen oder Sodbrennen können von Nahrungsmittelunverträglichkeiten oder anderen Leiden verursacht werden und sollten von einem Arzt oder Naturheilkundigen untersucht werden.

INNERLICH ANGEWENDETE HEILPFLANZEN: *Kamille, Mädesüß, Anissamen, Kardamom, Fenchel, Pfefferminze (nicht bei Reflux)*

REZEPTE: *Verdauungstee (siehe rechts!); Bitterer Verdauungsspray 66; Verdauungspastillen mit Fenchel und Minze 69*

Verdauungstee

Dieses Rezept verwendet eine traditionelle Mischung, die dazu beiträgt, den Reflux nach einer Mahlzeit zu reduzieren und zu lindern. Außerdem wirkt es gegen Reizmagen, Bauchschmerzen und Blähungen.

25 g getrocknete Kamillenblüten
25 g getrocknete Mädesüßblüten
10 g Fenchelsamen
200 ml kochendes Wasser

Alle Zutaten außer dem Wasser in einer Schüssel vermischen.

ANWENDUNG: 1 EL der Mischung in eine Tasse geben und mit dem kochenden Wasser übergießen. Abdecken und 15 Minuten ziehen lassen. Nach dem Essen in kleinen Schlucken trinken und nach Bedarf wiederholen.

HALTBARKEIT: In einem luftdichten Behälter an einem kühlen, dunklen Ort bis zu 1 Jahr.

MAGENBITTER

Naturheilkundige sind der Meinung, dass die Basis einer stabilen Gesundheit in der Verdauung begründet liegt. Daher verschreiben sie häufig bittere Heilpflanzen, wenn Gesundheitsprobleme in Zusammenhang mit Verdauungsproblemen stehen. Der traditionelle „Aperitif", ein bitterer Drink vor dem Essen, gehört zu dieser Tradition, mit einem bitteren Getränk bereits vor dem Essen die Verdauung anzuregen.

Landen Bitterstoffe auf der Zunge, wird eine Botschaft über den Vagusnerv an das Gehirn geschickt. Das wiederum löst eine Kettenreaktion im gesamten Verdauungsapparat aus: Speicheldrüsen, Magen, Bauchspeicheldrüse und Leber werden angeregt, verdauungsfördernde Säfte und Enzyme zu produzieren.

Diese Säfte fördern die Aufnahme der Moleküle und unterstützen die Ausscheidung der Abfallstoffe aus dem Körper. Bittere Heilpflanzen können den Appetit anregen und nach dem Essen ein Gefühl der Zufriedenheit vermitteln. Sie werden bei einer Anzahl von Verdauungsproblemen verschrieben wie Appetitlosigkeit, Sodbrennen und Verstopfung.

Hautirritationen, hormonelle Dysfunktionen und einige Allergien, die im Zusammenhang mit Verdauungsproblemen stehen, können ebenfalls mit Magenbitter behandelt werden. Das liegt daran, dass Probleme wie eine verringerte Aufnahme von Nährstoffen, verlangsamte Prozesse in der Leber und Verstopfung eine optimale Funktionsweise des gesamten Körpers beeinträchtigen können. Durch die Gedärme bewegen sich nicht nur unverdaute Nahrung, sondern auch Hormone, abgestorbene Zellen und Stoffwechselabfallprodukte. Geht die Verdauung sehr langsam vonstatten, bedeutet das, dass all das länger als nötig im Darm verbleibt. Dabei werden gewisse Stoffe wieder aufgenommen und kehren in den Blutkreislauf zurück, was den Druck auf die Ausscheidungsorgane Leber und Haut erhöht. Da es sich um komplexe Vorgänge handelt, sollte man bei andauernden Beschwerden einen Naturheilkundigen aufsuchen.

Bitterer Verdauungsspray

EINFACHE MAGENBITTER
Löwenzahnwurzel und/oder -blätter
Klettenwurzel und/oder -samen

AROMATISCHE MAGENBITTER
Schafgarbenblüten und -blätter
Engelwurzwurzeln
Wacholderbeeren
Beifußblätter

SAURE MAGENBITTER
frische Ingwerwurzeln
Grapefruitschalen
Berberitzen-/Mahonienbeeren

STOPFENDE MAGENBITTER
Berberitzen-/Mahonienbeeren oder -rinden
Eichenrinde

ANDERE ZUTATEN
Wodka

Man nimmt eine oder mehrere Zutaten (frisch oder getrocknet) aus jeder der vier oben stehenden Gruppen und hackt oder zermahlt sie fein. Ein Schraubglas mit 250 ml Inhalt locker zu drei Vierteln mit den Heilpflanzen füllen, dann bis zum Rand mit Wodka aufgießen. Verschließen und mit dem aktuellen Datum beschriften. 1 Monat lang ziehen lassen, dabei gelegentlich schütteln. Dann die Flüssigkeit in ein Tropfglas oder eine Sprühflasche füllen und mit dem aktuellen Datum beschriften.

ANWENDUNG: 15–30 Minuten vor dem Essen 2 Sprühstöße, 10 Tropfen oder ½ TL davon einnehmen.

GEGENANZEIGE: Nicht einzunehmen in der Schwangerschaft und Stillzeit, bei Magengeschwüren und Kindern unter 12 Jahren.

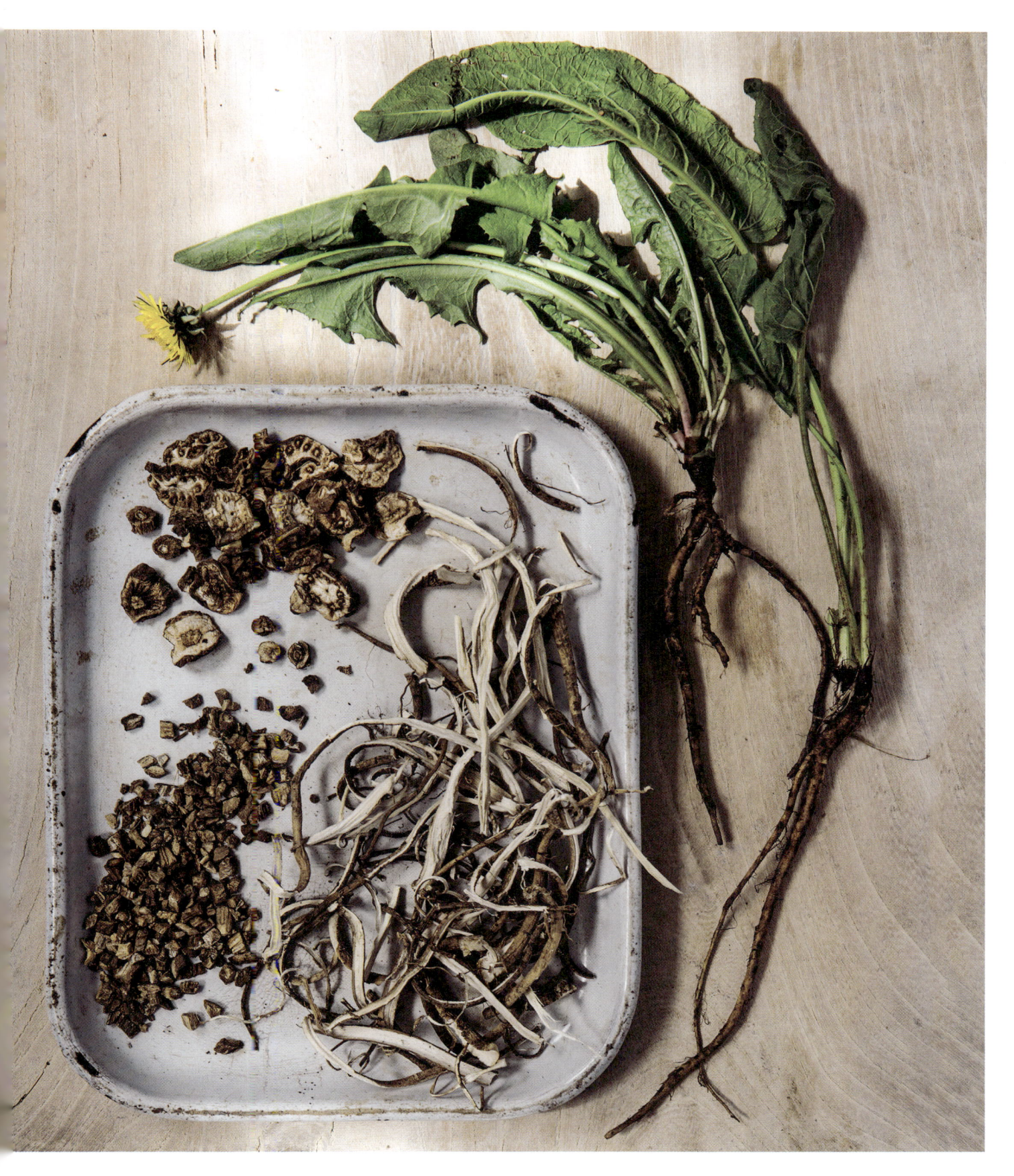

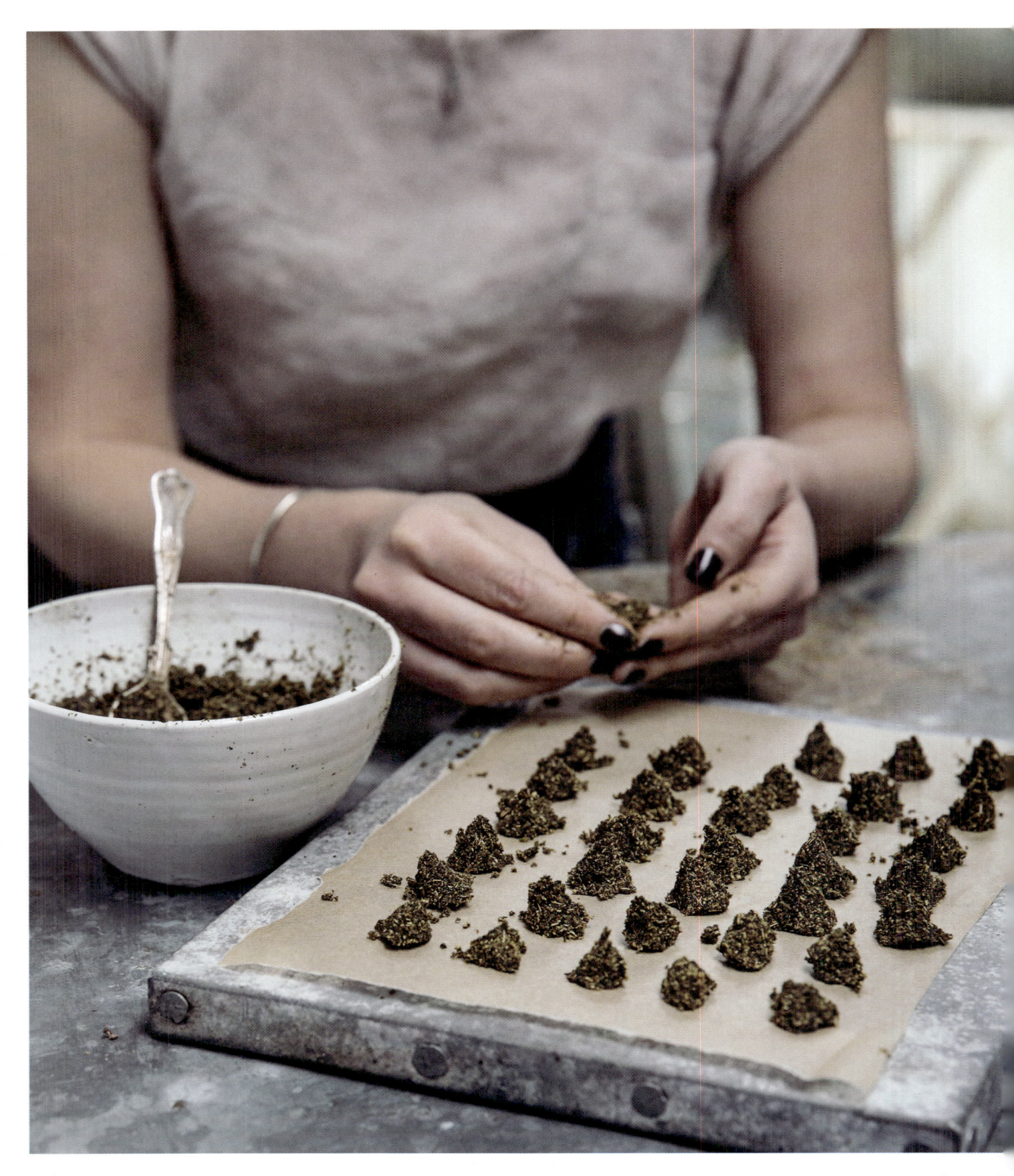

BLÄHUNGEN

Um Blähungen vorzubeugen, sollte man sein Essen gründlich kauen und nicht zu schnell essen, da man dabei Luft verschluckt, die dann Blähungen verursachen kann. Manchmal ist der Druck durch die Blähungen auf die Verdauungsorgane so groß, dass er Krämpfe und Bauchschmerzen verursachen kann. Tees aus windtreibenden Heilpflanzen helfen, Krämpfe zu lindern und die Produktion der Gase zu verringern. Manche Nahrungsmittel wie Hülsenfrüchte, eingeschlossen Bohnen und Erbsen, führen zu gesteigerter Gasbildung. In der japanischen Küche fügt man daher beim Kochen von Hülsenfrüchten ein Stück Meeresalge (Kombu oder Wakame) hinzu, das sie leichter verdaulich macht und so Blähungen reduziert. Aromatische Gewürze und Kräuter in einem Gericht können ebenfalls die Produktion von Gasen mindern. Eine langsame Verdauung oder eine unausgeglichene Darmflora (siehe Seite 66) können ebenfalls die Neigung zu Blähungen verstärken.
In diesem Fall können Tees oder Magenbitter helfen, die Verdauungszeit zu beschleunigen.

INNERLICH ANGEWENDETE HEILPFLANZEN: *Fenchelsamen, Anissamen, Kümmel, Kardamom, schwarzer Pfeffer, Kamille, Ingwer, Pfefferminze*

REZEPTE: *Verdauungstee 65; Bitterer Verdauungsspray 66; Verdauungspastillen mit Fenchel und Minze (siehe rechts)*

Verdauungspastillen mit Fenchel und Minze

Diese Pastillen kann man nach den Mahlzeiten kauen, um Magenverstimmungen und Blähungen vorzubeugen und zu lindern. Falls Sie an Reflux leiden, sollten Sie die Minze durch Kamille ersetzen.

10 g Fenchelsamen
5 g getrocknete Pfefferminzblättchen
5 g getrocknete Mädesüßblüten
2 TL Eibischwurzel oder Rotulmen-Pulver
etwas Honig (oder Glycerin als vegane Option)
etwas gekochtes Wasser

Alle Zutaten mit Mörser und Stößel oder im Mixer zu einem feinen Pulver zermahlen. Das Pulver in eine Schüssel geben und löffelweise etwas Honig und Wasser hinzufügen, bis eine glatte Paste entstanden ist. Je ein Quäntchen (etwa die Größe einer kleinen Murmel) nehmen und zwischen den Fingern daraus ein kleines Hütchen oder Bällchen formen. Auf Backpapier verteilen und an einem warmen Ort trocknen (oder einen Dörrofen verwenden).

ANWENDUNG: Nach dem Essen eine Pastille kauen und mit etwas Wasser schlucken.

HALTBARKEIT: Bis zu 3 Monate in einem luftdichten Behälter im Kühlschrank.

ÜBELKEIT UND ERBRECHEN

DURCHFALL UND MAGEN-DARM-ENTZÜNDUNGEN

Das können Symptome von Stress, Verdauungsproblemen, übermäßigem Essen, einer Unverträglichkeit von bestimmten Nahrungsmitteln oder Medikamenten oder Reisekrankheit sein. Leichte Symptome kann man mit einem frischen Ingwertee oder mit kandierten Ingwerstücken lindern. Beide kann man auch gegen Übelkeit in der Schwangerschaft anwenden. Bei Brechreiz oder Magenverstimmungen kann man außerdem frische Thymianblättchen kauen oder den Bitteren Verdauungsspray (Seite 66) einnehmen, um den Magen zu beruhigen. Bei Brechreiz in der Schwangerschaft siehe Seite 159. Man sollte einen Arzt aufsuchen, wenn das Erbrechen mehr als 2 Tage anhält und die betroffene Person sehr jung oder alt ist.

INNERLICH ANGEWENDETE HEILPFLANZEN: *Ingwer, Mädesüß, Kamille, Engelwurz, Thymian, Fenchel, Anissamen, Pfefferminze, Kardamom*

REZEPTE: *Bitterer Verdauungsspray 66; Verdauungspastillen mit Fenchel und Minze 69; Pulver gegen Kater 73; Ingwer und Zitrone kandiert 159*

Chronische, lang anhaltende Durchfälle können Zeichen für andere Probleme wie eine Dickdarmentzündung oder Divertikulitis sein. Diese Fälle können kompliziert sein, daher wendet man sich deswegen am besten an einen Arzt. Bei bakterieller Lebensmittelvergiftung sind Erbrechen und Durchfall das Mittel des Körpers, ungewollte Gifte loszuwerden. Daher sollte man sie nur unterbinden, wenn sie allzu stark oder lang anhaltend sind. In diesen Fällen kann man es mit dem adstringierenden Brombeertee (Seite 72) versuchen. Die Einnahme von antimikrobiellen, krampflösenden und stopfenden Heilpflanzen kann helfen, die Verdauungsorgane zu beruhigen und das Unwohlsein zu verringern.

Gut zur Erholung und Wiederherstellung des Verdauungsapparates nach einer solchen Krankheit sind langsam gekochte Knochen- (oder Pilz-)Brühen (Seite 76 und 78) mit einer großzügigen Portion antibakteriellen Knoblauchs. Sie enthalten die richtigen Nährstoffe, um die entzündete Darminnenwand wiederherzustellen. Man sollte außerdem sehr viel Wasser trinken, um die Flüssigkeitszufuhr zu gewährleisten und Mineralstoffe zur Rehydratation einnehmen, um das richtige Maß an Elektrolyten im Körper wiederherzustellen. Ein einfaches Rezept mit Mineralstoffen zur Rehydratation besteht aus ½ TL Salz und 4 TL Zucker in 500 ml warmem Wasser. Über den Tag verteilt daran nippen. Wenn man keine Flüssigkeit bei sich behalten kann, blutet oder länger als 3 Tage Durchfall hat, sollten sich besonders Junge, Ältere oder anderweitig Kranke an einen Arzt wenden.

INNERLICH ANGEWENDETE HEILPFLANZEN: *Kamille, Thymian, Knoblauch, Rosmarin, Salbei, Lavendel, Fenchelsamen, Brombeeren (Früchte und Blätter), Eichenrinde, Weidenrinde, Mädesüß*

REZEPTE: *Salze zur Rehydratation (siehe gegenüber); Brombeertee 72; Pulver gegen Kater 73*

Salze zur Rehydratation

Die Rehydratationssalze helfen die Mineralstoffe zu ersetzen, die der Körper durch den Flüssigkeitsverlust durch Erbrechen und Durchfall verloren hat. Der Aufguss mit Thymian und Kamille hat eine krampflösend- und antimikrobielle Wirkung, die das Unwohlsein lindert und bakterielle Infektionen bekämpft.

1 TL frischer oder getrockneter Thymian
1 TL frische oder getrocknete Kamillenblüten
500 ml kochendes Wasser
½ TL Salz
4 TL Zucker oder Honig

Thymian und Kamille fein hacken oder mörsern und in einen Topf geben. Mit dem kochenden Wasser übergießen und ziehen lassen, bis das Ganze lauwarm ist. Die Flüssigkeit abseihen und auffangen. Salz und Zucker oder Honig unterrühren, bis sie sich aufgelöst haben.
Falls keine Heilpflanzen zur Hand sind, kann man das Ganze auch nur mit Wasser, Zucker und Salz zusammenrühren.

ANWENDUNG: Diese Flüssigkeit über den Tag verteilt in kleinen Schlucken trinken.

HALTBARKEIT: Innerhalb von 24 Stunden verbrauchen.

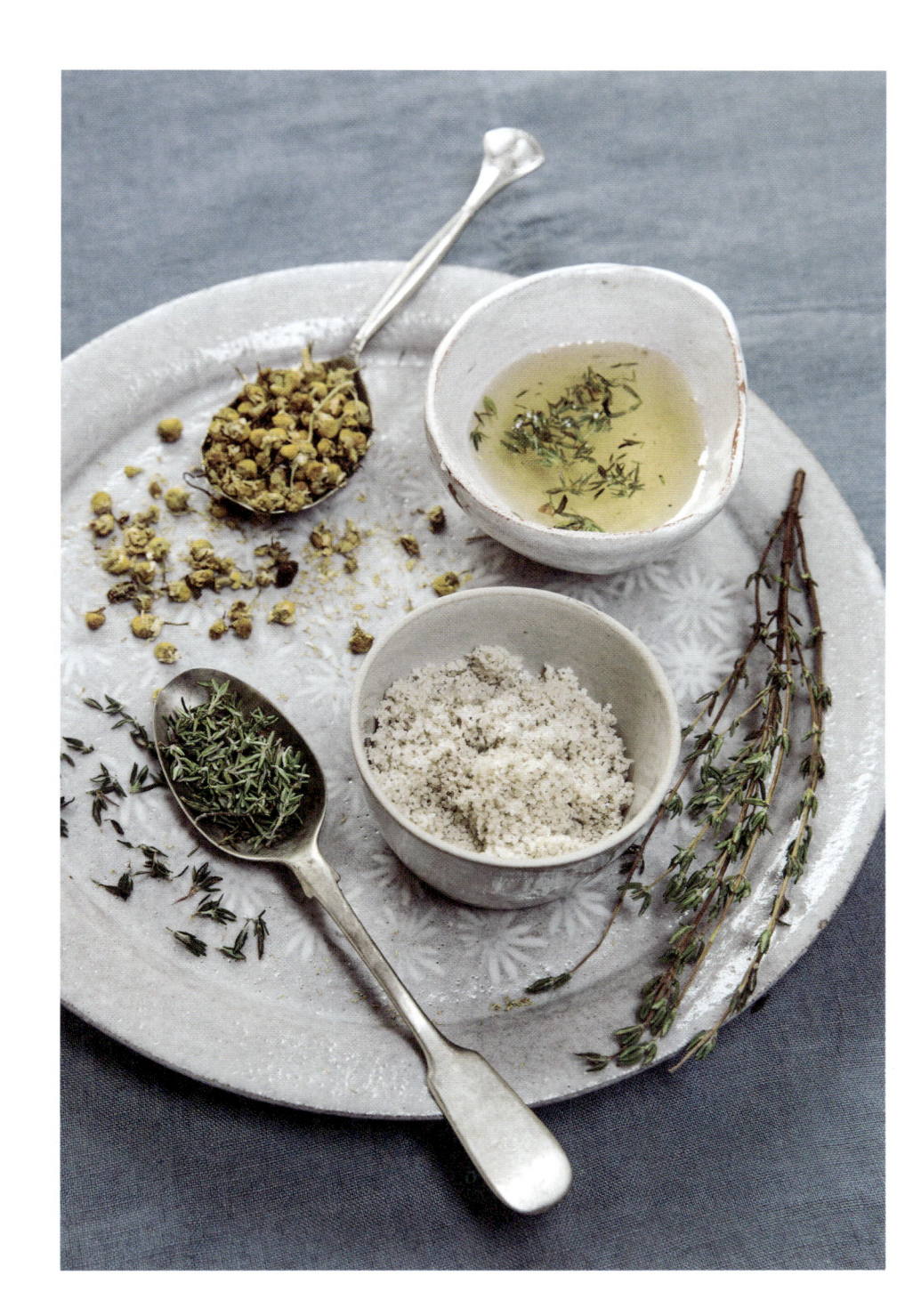

GESUNDE VERDAUUNG 71

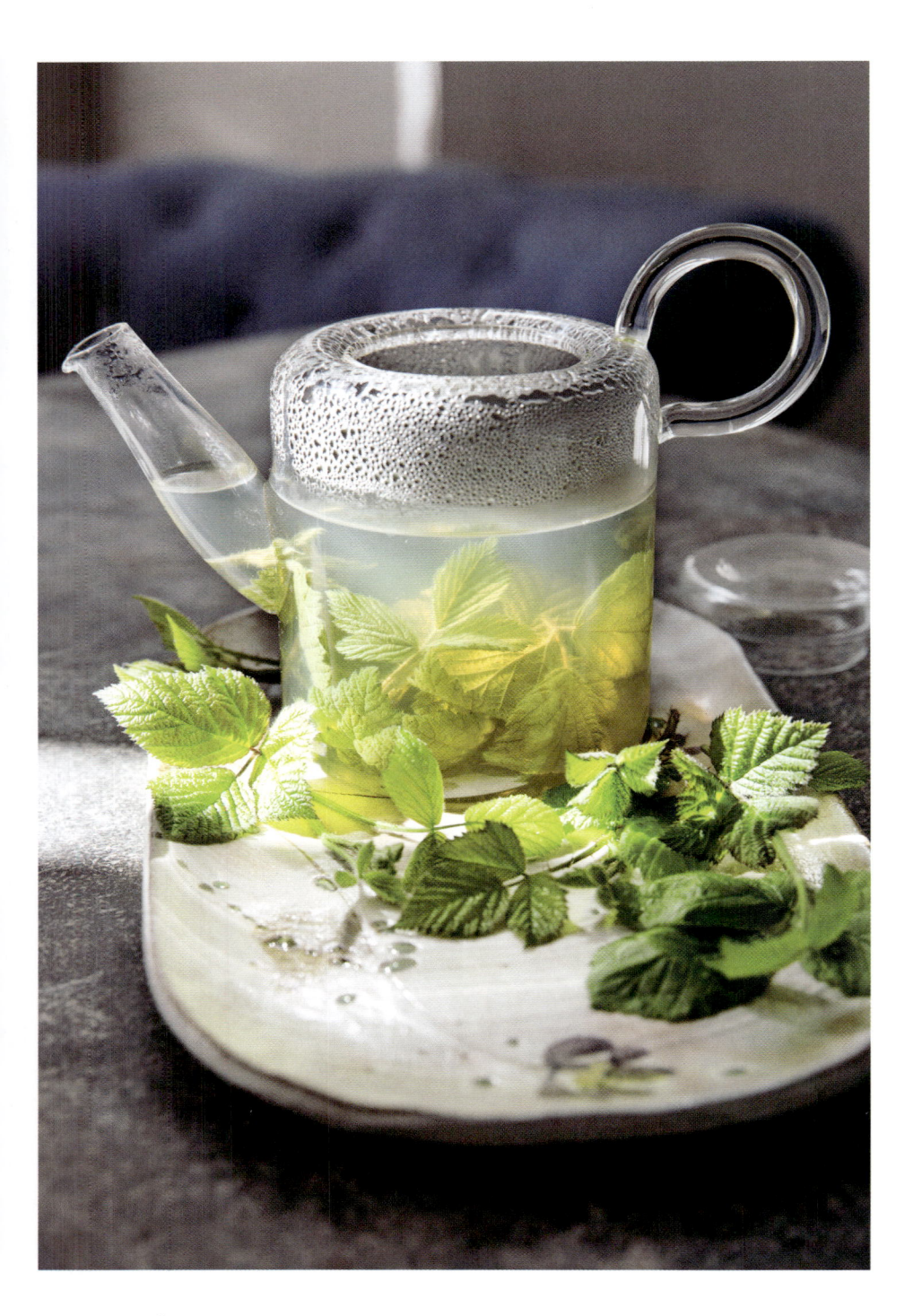

Brombeertee

Ein einfacher Aufguss aus Brombeerblättern hat eine stopfende Wirkung. Er hilft sowohl gegen akuten Durchfall als auch gegen Harnwegsinfektionen. Außerdem kann man damit gurgeln, um Halsschmerzen zu lindern. Als Mundwasser angewendet hilft er gegen Mundgeschwüre. Man sammelt und trocknet dafür im Frühling die frischen Blätter. Brennnesselblätter und Brombeeren enthalten stärkende Mineralien und Vitamine, während Thymian antimikrobiell wirkt.

25 g frische oder getrocknete Brombeeren (optional)
25 g frische oder getrocknete Brombeerblätter
10 g frischer oder getrockneter Thymian
10 g frische oder getrocknete Brennnesseln
200 ml kochendes Wasser

Alle Zutaten außer dem Wasser in einer Schüssel vermischen.

ANWENDUNG: 1 EL der Mischung in eine Tasse geben und mit dem kochenden Wasser bedecken. 10–15 Minuten ziehen lassen. Bis zu 3 Tassen am Tag in langsamen, sachten Schlucken trinken.

HALTBARKEIT: Bis zu 1 Jahr in einem luftdichten Behälter an einem kühlen, dunklen Ort.

KATER

Der gefürchtete Kater, der uns nach einer Nacht mit übermäßigem Alkoholgenuss heimsucht, hält uns dennoch nicht vom Alkoholgenuss ab! Ob Sie unter Übelkeit, einer Magenverstimmung, Kopfschmerzen oder Beklemmungen leiden: Das folgende Rezept kann die Leber unterstützen und schützen, während sie eine Extraschicht einlegt, um den Körper wieder in einen gesunden Zustand zurückzuführen. Das Geheimnis des Naturheilkundigen ist es in diesem Fall, 1 TL zermahlene Mariendistelsamen entweder als Aufguss oder mit etwas Honig einzunehmen, ehe man zu einem Abend der Ausschweifungen aufbricht – sei es ein Übermaß an Essen, Alkohol oder beidem!

REZEPTE: *Pulver gegen Kater 73 (siehe rechts)*

MARIENDISTEL

Mariendistel ist ein erprobtes Mittel gegen Kater. Forschungen haben gezeigt, dass das Silymarin, einer ihrer Bestandteile, Leberzellen vor der schädigenden Wirkung von Giften wie Medikamenten und Alkohol schützen kann. Die Samen schmecken nussig und leicht bitter. Gegen Kater wendet man sie am besten vorbeugend an. So sollte man 1 TL kauen, ehe man sich ins Nachtleben stürzt!

Pulver gegen Kater

Diese Mischung enthält Mariendistel, die leberschützende Eigenschaften hat und von Naturheilkundigen allgemein gegen Kater angewendet wird. Die anderen bitteren Pflanzen wie Weide, zusammen mit Ingwer und Mädesüß, helfen dabei, das Innenleben wieder in Ordnung zu bringen. Mädesüß, Kurkuma und Weide enthalten außerdem entzündungshemmende Wirkstoffe und können eine entzündete Magenschleimhaut beruhigen. Sie helfen auch gegen Schmerzen wie Kopfschmerzen. Eibischwurzel und Rotulmen-Pulver beruhigen einen gereizten Verdauungstrakt.

1 EL getrocknete Mariendistelsamen
1 TL gemahlener Ingwer
1 EL Mädesüßblüten
1 TL gemahlene Kurkuma
1 EL Eibischwurzel oder Rotulmen-Pulver
1 TL Honig oder 50 ml warmes Wasser

In einem Mixer die getrockneten Mariendistelsamen zu Pulver zerkleinern. Den Rest der Heilpflanzen hinzufügen und ebenfalls zerkleinern, bis ein glattes, gleichmäßiges Pulver entstanden ist.

ANWENDUNG: 1 EL von dem Pulver mit 1 TL Honig oder 50 ml warmem Wasser vermischen und 10 Minuten stehen lassen. Vor dem Zubettgehen oder am Morgen danach einnehmen und nach Bedarf über den Tag verteilt wiederholen.

HALTBARKEIT: In einem luftdichten Behälter an einem kühlen, dunklen Ort bis zu 6 Monate.

IMMUNSYSTEM UND ANSTECKUNG
FIEBER

Fieber ist definiert als Anstieg der Körpertemperatur über 38 °C. Das ist die natürliche Reaktion des Körpers auf einen Eindringling wie Bakterien oder Viren. Handelt es sich um ein leichtes Fieber, lässt man normalerweise der Natur ihren Lauf und das Fieber seine Wirkung tun: Die Erhöhung der Temperatur soll den Körper unwirtlich für Eindringlinge machen. Wird das Fieber unangenehm, vor allem wenn es den Schlaf beeinträchtigt, kann man einen Aufguss aus fiebersenkenden Heilpflanzen trinken. Dazu gehören Holunderblüten, Schafgarbe oder Kamille. Sie sind schweißtreibend und erweitern die Blutgefäße unter der Haut, so dass diese Hitze abgeben. Außerdem kann man die zugrundeliegende Entzündung mit Holunderbeeren und Echinacea behandeln, die das Immunsystem unterstützen.

ACHTUNG: Ärztliche Hilfe sollte man suchen bei Babys unter 6 Monaten mit 38 °C oder mehr; bei Kindern und älteren Menschen mit hohem Fieber; oder generell, wenn die Temperatur auf 40 °C steigt.

INNERLICH ANGEWENDETE HEILPFLANZEN: *Lindenblüten, Holunderblüten, Pfefferminze, Schafgarbe, Kamille, Holunderbeeren, Echinacea*

REZEPTE: *Heißer Heilpflanzen-Grog (siehe rechts); Knochenbrühe 76; Stärkende Pilzsuppe 77; Vegane Pilzbrühe 78; Tinktur zur Stärkung des Immunsystems 80*

Heißer Heilpflanzen-Grog

Viele alte Naturheilkundebücher empfehlen einen heißen Grog vor dem Zubettgehen, um das Fieber „auszuschwitzen". Dieses Rezept verwendet Holunderblüten, die antiviral und schweißtreibend wirken, was hilft, die Temperatur zu senken. Zitronensaft und Honig dagegen lindern Halsschmerzen.

1 EL geriebener, frischer Ingwer
1 TL getrocknete Holunderblüten
5 Nelken
1 Zimtstange, zerkrümelt (optional)
300 ml kochendes Wasser
½–1 EL Honig
25–50 ml Brandy, Whiskey, Rum oder gewürzter Rum
Saft von ½ Zitrone
1 TL getrocknete Lindenblüten

Ingwer, Holunderblüten, Nelken und Zimt (falls verwendet) in eine Teekanne geben. Mit dem kochenden Wasser übergießen und 5–10 Minuten ziehen lassen.

Honig, Brandy/Whiskey/Rum und Zitronensaft in eine Tasse geben und den heißen Tee durch ein Sieb dazugießen. Kräftig verrühren und gleich trinken.

HALTBARKEIT: Nur für Erwachsene geeignet. 1 Tasse vor dem Schlafengehen trinken. Dieses Rezept enthält hochprozentiger Alkohol, also danach nicht Autofahren und keine Maschinen bedienen. Für Kinder kann man den Alkohol weglassen und die Dosierung reduzieren (siehe Anweisungen Seite 138).

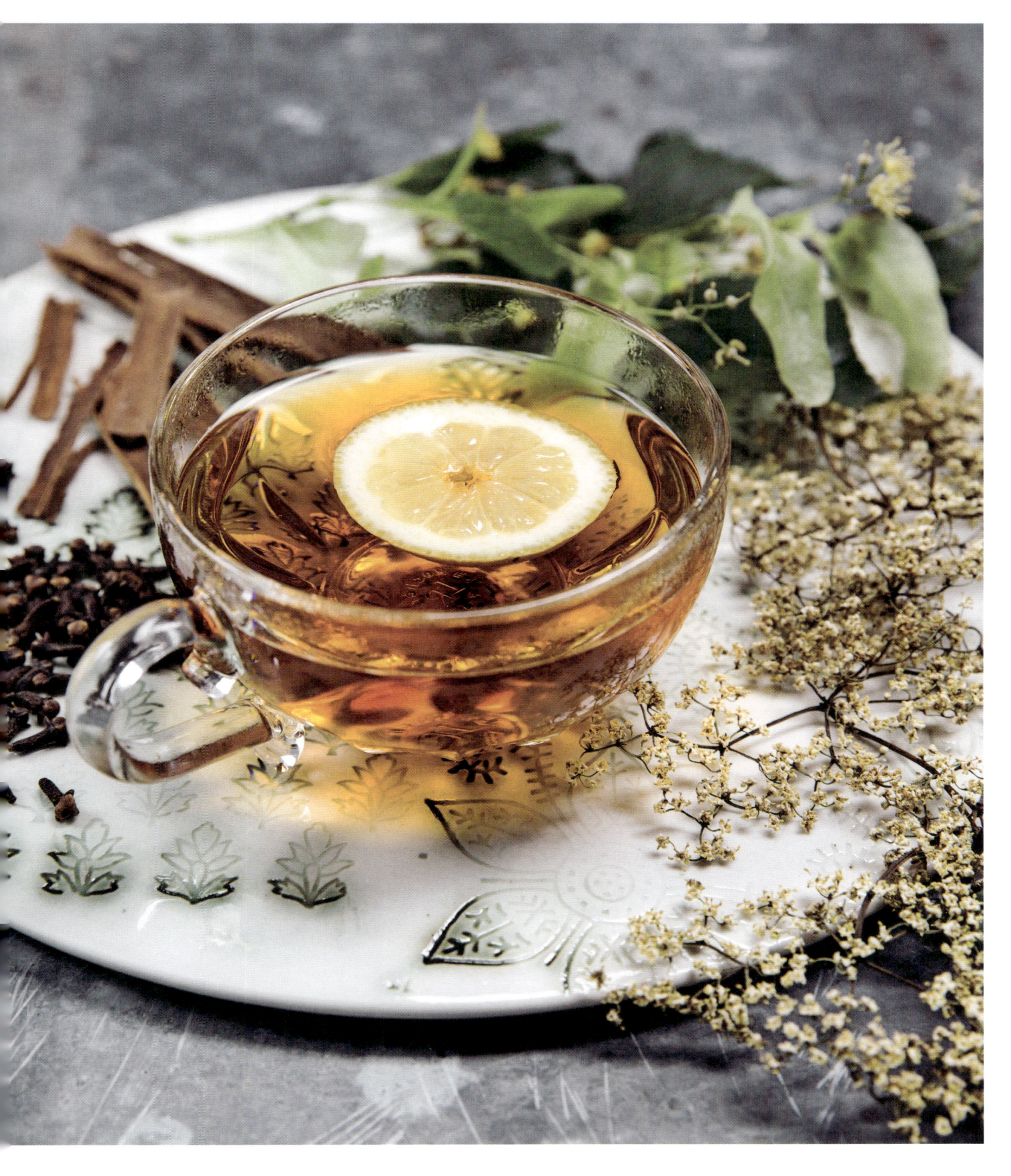

REKONVALESZENZ

Rekonvaleszenz nennt man die Zeit nach einer Verletzung oder Krankheit, die der Körper benötigt, um sich zu erholen. Wie viel Zeit das allerdings jeweils dauert, ist von Fall zu Fall sehr verschieden, besonders bei Virusinfektionen. Während der Rekonvaleszenz können sich Körper, Geist und Muskeln schwach und müde anfühlen, daher ist es wichtig, entsprechend Ruhe zu haben, viel zu schlafen, zu entspannen und den Körper zu nähren, um Kraft und Vitalität zurückzugewinnen. Man sollte auf Nahrungsmittel und Tees setzen, die reich an Vitaminen und Mineralstoffen sind. Außerdem ist viel Eiweiß wichtig, um die Heilung von verletztem Gewebe zu unterstützen.

Bestimmte Pilze haben eine ausgleichende Wirkung auf das Immunsystem und können sehr hilfreich sein, wenn man sich angeschlagen fühlt. Daher sollte man während der Rekonvaleszenz viel Shiitake-Pilze oder auch Champignons in Suppen und Eintöpfen essen. Ginseng wird traditionell verwendet, um nach einer Krankheit die Widerstandskraft zu fördern und den Körper zu kräftigen. Man nimmt ihn am besten als Sud oder Tinktur ein (Seite 12–14).

INNERLICH ANGEWENDETE HEILPFLANZEN: *Maitake-Pilze, Shiitake-Pilze, Chaga-Pilz, Schmetterlings-Tramete, Echinacea, Knoblauch, Zwiebeln, Brennnesseln, Ginseng, Schachtelhalm, Holunderbeeren, Hafer, Haferstroh, Ashwagandha, Kakao*

REZEPTE: *Knochenbrühe (siehe rechts); Vegane Pilzbrühe 78; Stärkende Pilzsuppe (gegenüber); Tinktur zur Stärkung des Immunsystems 80; Brennnessel-Suppe 54; Wärmender Cidre 82*

Knochenbrühe

So manche Großmutter erzählt, dass Hühnerbrühe ein Allheilmittel ist! Langsam gekochte Hühnerbrühe enthält eine breite Auswahl an Vitaminen, Mineralien, Aminosäuren und Eiweiß, die das Wachstum und die Regeneration der Zellen unterstützen, auch in Haut und Knochen. Außerdem wirken sie im Darm heilsam. Diese äußerst nahrhafte Brühe versorgt den Körper mit allen Mineralien, Vitaminen und Aminosäuren, die das Immunsystem stärken und in Zeiten von Krankheit und Rekonvaleszenz benötigt werden.

1 große Zwiebel, gehackt
2 Karotten, in dünne Scheiben geschnitten
3 Selleriestangen, gehackt
1 rohes oder gekochtes Bio-Hähnchen oder 10–15 Bio-Hähnchenflügel
2 Handvoll frische oder 1 Handvoll getrocknete Brennnesselblätter
4 Knoblauchzehen, zerkleinert
einige Zweige frischer Thymian
½–1 TL frisch gemahlener schwarzer Pfeffer
4 Lorbeerblätter
1–2 TL Salz oder gekörnte Brühe
2 l Wasser

Alle Zutaten in einen großen Topf geben, zum Kochen bringen, dann die Hitze zurückschalten und abgedeckt 3–4 Stunden leicht köcheln lassen. Falls nötig, etwas Wasser nachgießen.

Anschließend die Flüssigkeit abseihen und aufbewahren. Außerdem das Hähnchenfleisch aufbewahren. Es kommt entweder zurück in die Suppe oder wird für andere Gerichte verwendet. Die restlichen Zutaten entsorgen. Man trinkt diese Brühe entweder pur oder verwendet sie als Grundlage für Suppen, Eintöpfe oder Risottos.

Ansonsten kann man auch Knochen, Lorbeerblätter, Thymianzweige und Brennnesseln aus der Suppe entfernen und den Rest mit einem Pürierstab zu einer glatten Suppe verarbeiten.

HALTBARKEIT: Im Kühlschrank bis zu 3 Tage, eingefroren bis zu 6 Monate.

Stärkende Pilzsuppe

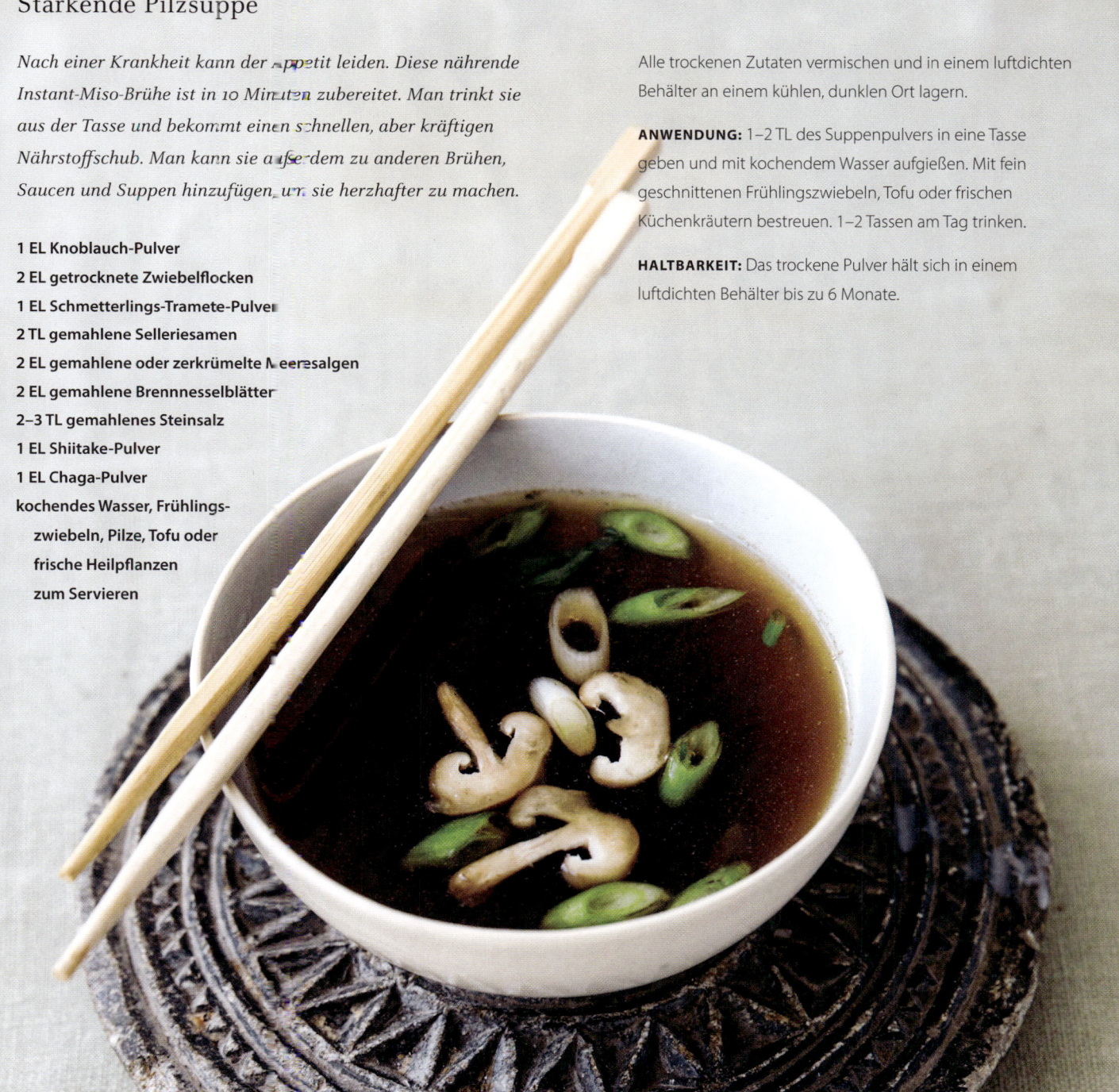

Nach einer Krankheit kann der Appetit leiden. Diese nährende Instant-Miso-Brühe ist in 10 Minuten zubereitet. Man trinkt sie aus der Tasse und bekommt einen schnellen, aber kräftigen Nährstoffschub. Man kann sie außerdem zu anderen Brühen, Saucen und Suppen hinzufügen, um sie herzhafter zu machen.

1 EL Knoblauch-Pulver
2 EL getrocknete Zwiebelflocken
1 EL Schmetterlings-Tramete-Pulver
2 TL gemahlene Selleriesamen
2 EL gemahlene oder zerkrümelte Meeresalgen
2 EL gemahlene Brennnesselblätter
2–3 TL gemahlenes Steinsalz
1 EL Shiitake-Pulver
1 EL Chaga-Pulver
kochendes Wasser, Frühlingszwiebeln, Pilze, Tofu oder
   frische Heilpflanzen
   zum Servieren

Alle trockenen Zutaten vermischen und in einem luftdichten Behälter an einem kühlen, dunklen Ort lagern.

ANWENDUNG: 1–2 TL des Suppenpulvers in eine Tasse geben und mit kochendem Wasser aufgießen. Mit fein geschnittenen Frühlingszwiebeln, Tofu oder frischen Küchenkräutern bestreuen. 1–2 Tassen am Tag trinken.

HALTBARKEIT: Das trockene Pulver hält sich in einem luftdichten Behälter bis zu 6 Monate.

Vegane Pilzbrühe

Diese vegane Brühe verwendet Shiitake-Pilze, die reich an heilenden Mineralien wie Kalium, Magnesium und Zink sind, sowie viele immunstärkende Beta-Glucane enthalten. 4 Portionen.

200 g Shiitake-Pilze oder eine Mischung aus anderen Pilzen (Austernpilze, Enoki-Pilze und Maitake-Pilze), in Scheiben geschnitten
1 Streifen Kombu-Alge
30 g Wakame-Alge
2 Handvoll frische oder 1 Handvoll getrocknete Brennnesselblätter
2 l Wasser
1 große Zwiebel, gehackt
3 große Knoblauchzehen, angedrückt und in Scheiben geschnitten
2 Karotten, in Scheiben geschnitten
3 Selleriestangen, gehackt
1–2 EL Sojasauce
100 g Vermicelli-Nudeln
1 Chili, in feine Scheiben geschnitten
Limettenspalten, zum Servieren
2 Frühlingszwiebeln, in Scheiben geschnitten, zum Servieren
einige Korianderzweige, zum Servieren

Pilze, Algen und Nesseln in einen großen Topf geben und mit dem Wasser übergießen. Zum Kochen bringen, dann zurückschalten und 1–2 Stunden abgedeckt köcheln lassen. Nach Bedarf noch etwas Wasser nachgießen. Die Nesselblätter herausnehmen. Zwiebel, Knoblauch, Karotten, Selleriestangen und Sojasauce hinzufügen und weitere 5–10 Minuten kochen. Dann die Flüssigkeit abseihen und pur trinken oder als Grundlage für Suppen, Eintöpfe oder Risottos verwenden. Für eine würzige Nudelsuppe verbleiben die Zutaten in der Brühe und Nudeln werden hinzugefügt und nach Packungsanleitung gekocht. Dann mit Chili, Limettenspalten, Frühlingszwiebeln und Koriander garnieren.

HALTBARKEIT: Im Kühlschrank bis zu 3 Tage, eingefroren bis zu 6 Monate haltbar.

PILZE

Alle Pilze enthalten Stoffe, die gut für das Immunsystem sind, selbst die einfachen weißen Champignons, wie es sie in jedem Supermarkt zu kaufen gibt. Aber „heilkräftige" Pilze wie Reishi, Shiitake, Chaga oder Schmetterlings-Tramete enthalten außerdem unter anderem verschiedene Polysaccharide wie Beta-Glucan oder Alpha-Glucane, die in Arzneimitteln zur Stärkung des Immunsystems enthalten sind. Sie kurbeln ein geschwächtes Immunsystem an und dämpfen es, wenn es überaktiv ist. Pilze enthalten auch Vitamin D (man kann den Vitamin-D-Wert von Pilzen noch erhöhen, wenn man sie vor dem Verzehr oder medizinischen Gebrauch mit den Lamellen nach oben 1 Stunde in die Sonne legt). Vitamin D ist äußerst wichtig für ein funktionierendes Immunsystem, da es eine ausgleichende Wirkung hat.

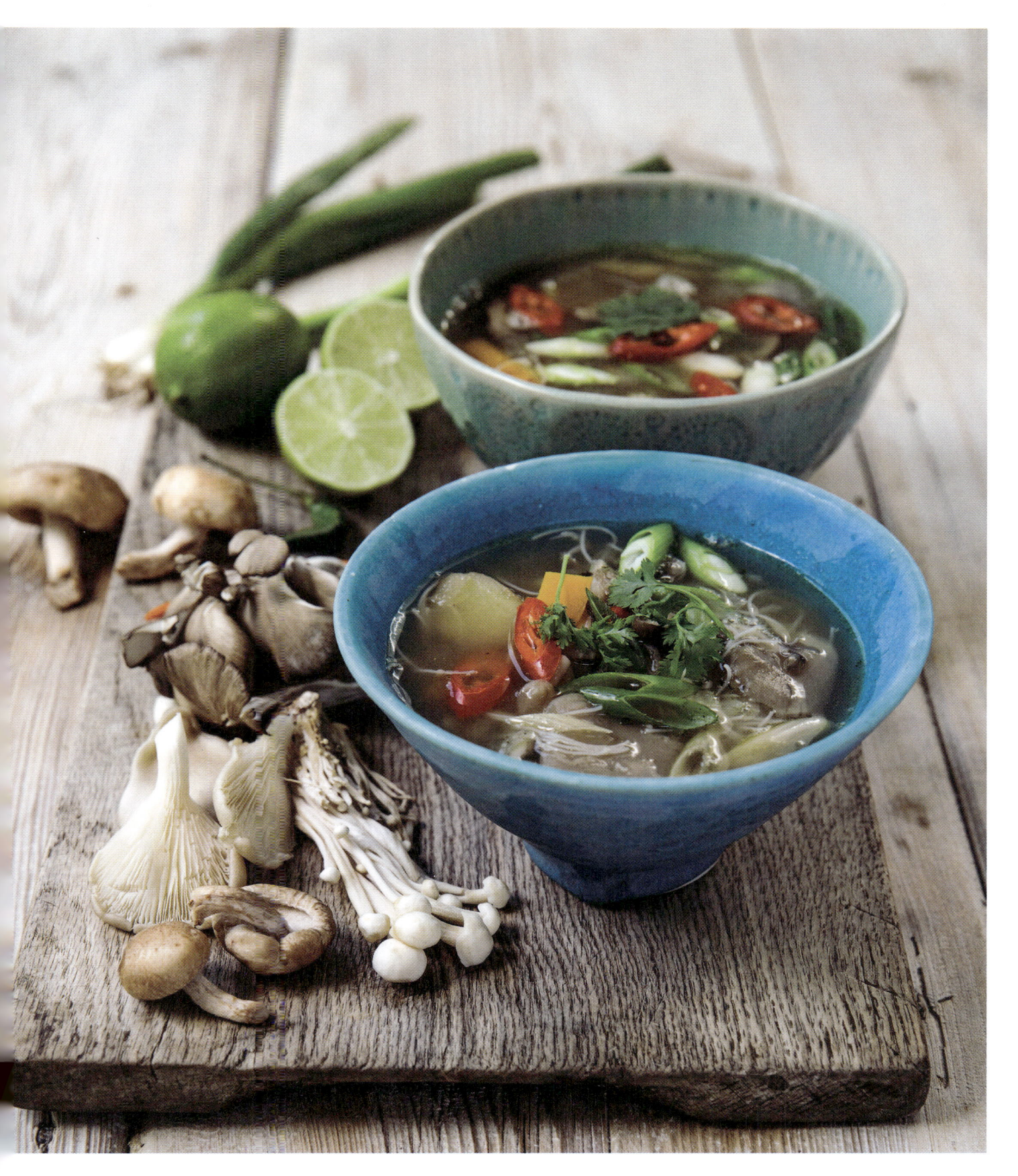

BAKTERIELLE INFEKTIONEN

Grundsätzlich behandelt man bakterielle Infektionen am besten mit Heilpflanzen, die das Immunsystem ankurbeln. Der Körper braucht mehr Vitamine, Mineralien und Nährstoffe, wenn er eine Infektion bekämpft, besonders Vitamin C und B sowie Zink. Bei Infektionen einer bestimmten Körperpartie verweisen wir Sie auf die entsprechenden Abschnitte in diesem Buch, da manche Heilpflanzen eine besondere Wirkung auf bestimmte Organe oder Gewebe haben. Echinacea und Holunderbeeren stärken das Immunsystem und bekämpfen Infektionen, während Heilpflanzen wie Labkraut und Ringelblume einen positiven Effekt auf das Lymphgefäßsystem haben und den Körper bei der Bekämpfung der Infektion unterstützen können.

INNERLICH ANGEWENDETE HEILPFLANZEN: *Knoblauch, Echinacea, Zwiebel, Holunderbeeren, Maitake, Schmetterlings-Tramete, Shiitake, Labkraut, Mahonie, Propolis, Ringelblume, Olivenblätter, Oregano, Thymian, Helenenkraut, Salbei, Lapacho*

REZEPTE: *Knochenbrühe 76; Stärkende Pilzsuppe 77; Vegane Pilzbrühe 78; Tinktur zur Stärkung des Immunsystems (siehe rechts); Holunderbeeren-Pastillen (gegenüber); Holunderbeeren-Likör 82; Wärmender Cidre 82*

Tinktur zur Stärkung des Immunsystems

Diese Tinktur enthält antivirale und das Immunsystem stärkende Holunderbeeren, antimikrobielle und das Immunsystem stärkende Echinacea, das Immunsystem regulierende Reishi-Pilze und das Lymphsystem reinigendes Labkraut. Man kann damit bakterielle sowie Virusinfektionen bekämpfen oder sie während der Erkältungs- und Grippezeit täglich zur Vorbeugung einnehmen. All diese Tinkturen findet man im gut sortierten Kräuterfachhandel.

50 ml Echinacea-Tinktur
50 ml Reishi-Tinktur
50 ml Holunderbeeren-Tinktur
50 ml Labkraut-Tinktur

Die Tinkturen abmessen und zusammen in eine dunkle Glasflasche mit 200 ml Inhalt gießen. Verschließen und mit dem aktuellen Datum beschriften.

ANWENDUNG: Zur täglichen Anwendung in der Erkältungs- und Grippezeit 5 ml (1 TL) der Tinktur in etwas Wasser 1–2-mal täglich einnehmen. Bei einer akuten Infektion kann man 5 ml der Tinktur in etwas Wasser alle 4 Stunden bis zu 3 Tage lang einnehmen.

HALTBARKEIT: 1–2 Jahre an einem kühlen, dunklen Ort.

VIRUSINFEKTIONEN

Akute Virusinfektionen wie Erkältungen und Grippe muss man von zwei Seiten mit Heilpflanzen bekämpfen: Indem man das Immunsystem stärkt und gleichzeitig antivirale Heilpflanzen einnimmt. Folgen Sie außerdem den Anleitungen, wie man sich während einer bakteriellen Infektion ernähren sollte (gegenüber) und nehmen Sie antivirale und das Immunsystem stärkende Heilpflanzen in Form von Tees, Sirups und Tinkturen ein. Chronische Virusinfektionen dagegen sollten immer von einem Arzt behandelt werden.

INNERLICH ANGEWENDETE HEILPFLANZEN: *Holunderbeeren, Holunderblüten, Echinacea, Thymian, Johanniskraut, Propolis, Zitronenmelisse, Eukalyptus*

REZEPTE: *Knochenbrühe 76; Stärkende Pilzsuppe 77; Vegane Pilzbrühe 78; Tinktur zur Stärkung des Immunsystems (siehe rechts); Wärmende Cidre 82; Holunderbeeren-Pastillen (gegenüber); Holunderbeeren-Likör 82; Holunderbeeren-Sirup 111*

Holunderbeeren-Pastillen

Diese Pastillen kann man gegen Husten, Erkältungen, Halsschmerzen und als Mittel zur Stärkung des Immunsystems in der Erkältungs- und Grippezeit einnehmen.

2 EL getrocknete Holunderbeeren
1 EL getrocknete Schafgarbenblüten
1 EL getrockneter Thymian
1 TL Zimt-Pulver
1 EL Eibischwurzel-Pulver oder Rotulmen-Pulver
1–2 EL Honig oder Glyzerin
3 EL warmes Wasser oder ein Aufguss nach Wahl

Alle trockenen Zutaten mit dem Mixer oder Mörser und Stößel zu einem feinen Pulver verarbeiten. Das Pulver in eine Schüssel geben.

Honig oder Glyzerin und warmes Wasser oder Heilpflanzen-Aufguss darübergießen und gründlich vermischen, so dass eine Paste entsteht. Wie auf Seite 19 beschrieben fortfahren.

HOLUNDERBEEREN

Holunderbeeren wirken ähnlich wie Echinacea. Sie stärken das Immunsystem und helfen so, die Virusreplikation von Erkältungs- und Grippeviren zu verhindern. Anders als Echinacea handelt es sich dabei um eine weit verbreitete Wildpflanze, die große Mengen an Blüten und Beeren liefert, die man trocknen und so das ganze Jahr über verwenden kann. Allerdings sollte man die Beeren nicht frisch essen, da sie einen Brechreiz auslösen können. Aber getrocknet, in einem Aufguss oder gekocht, kann man sie bedenkenlos verwenden.

Holunderbeeren-Likör

Dieser köstlich gewürzte Holunder-Likör enthält eine Menge Heilpflanzen, die antimikrobiell wirken und das Immunsystem stärken. Man nimmt ihn bei den ersten Anzeichen einer Erkältung oder Grippe ein oder vorbeugend, wenn man sich in einer Umgebung aufhält, wo gerade Infektionskrankheiten umgehen. Für eine alkoholfreie Version kann man statt eines Likörs auch einen Sirup mit Holunderbeeren und denselben Gewürzen machen (Anleitung siehe Seite 111).

50 g brauner Zucker
300 g Holunderbeeren, leicht zerdrückt
geriebene Schale von 1 Orange
5 cm frischer Ingwer, in dünne Scheiben geschnitten
10 Kardamom-Schoten, zerkleinert
10 Nelken, zerkleinert
2 Zimtstangen, zerkleinert
Portwein
Brandy oder Wodka

Zucker, Beeren, Früchte und Gewürze in ein großes Schraubglas mit weiter Öffnung geben und zu einem Viertel mit Portwein auffüllen. Den Rest des Glases mit Brandy oder Wodka aufgießen. Verschließen und 2–4 Wochen ziehen lassen.

Die Flüssigkeit abseihen und auffangen, die festen Bestandteile ausdrücken und entsorgen. Dann die Flüssigkeit in eine dunkle Glasflasche füllen, verschließen und mit dem aktuellen Datum beschriften.

TIPP: Man kann dies auch mit getrockneten Beeren machen. Dann das Glas damit bis zu einem Drittel füllen.

ANWENDUNG: 5–10 ml (1–2 TL) in etwas Wasser oder heißem Wasser 2–3-mal täglich einnehmen.

HALTBARKEIT: Dank des hochprozentigen Alkohols hält sich der Likör mindestens 2 Jahre.

Wärmender Cidre

Die einfachen, anregenden Zutaten in diesem Rezept ergeben einen wärmenden Trank, der stark wirkt. Er ist ein beliebtes traditionelles Heilmittel für eine Reihe von Gesundheitsproblemen: Seine Vorzüge reichen von verbesserter Durchblutung bis hin zu einer angeregten Verdauung. Außerdem hilft er gegen Husten und Halsschmerzen. Aber er ist relativ stark, also nichts für Feiglinge!

1 kleine Zwiebel, aufgeschnitten oder gewürfelt
ein paar Zweige Rosmarin
ein paar Zweige Thymian
ein paar Zweige Salbei
5 Chilis
1 TL Cayennepfeffer
5 cm frische Kurkuma, in feine Scheiben geschnitten
10 cm frischer Ingwer, in feine Scheiben geschnitten
5–10 cm frischer Meerrettich, in feine Scheiben geschnitten
2 TL schwarzer Pfeffer, zerkleinert
1 Knoblauchknolle, geschält und zerkleinert
1 unbehandelte Zitrone, in Scheiben geschnitten
1 l Apfelessig

Alle Zutaten in ein Schraubglas mit weitem Rand schichten (groß genug, dass alle Zutaten und 1 l Essig hineinpassen). Den Apfelessig zugießen. 2–4 Wochen ziehen lassen, dann abseihen. Die Flüssigkeit in eine Flasche füllen, verschließen und mit dem aktuellen Datum beschriften.

TIPP: Man lässt diesen Trank am besten einige Wochen ziehen. Falls nötig, kann man ihn aber auch schon einige Stunden nach der Herstellung verwenden. Dann entnimmt man einfach 1–2 TL aus dem Glas und lässt den Rest ein paar Wochen ziehen.

ANWENDUNG: 2 TL in etwas heißem oder kaltem Wasser einnehmen. Bei Halsschmerzen 1 TL des Cidres mit 1 TL Honig und 4 TL Wasser vermischen, gurgeln und schlucken.

HALTBARKEIT: Bis zu 1 Jahr an einem kühlen, trockenen Ort.

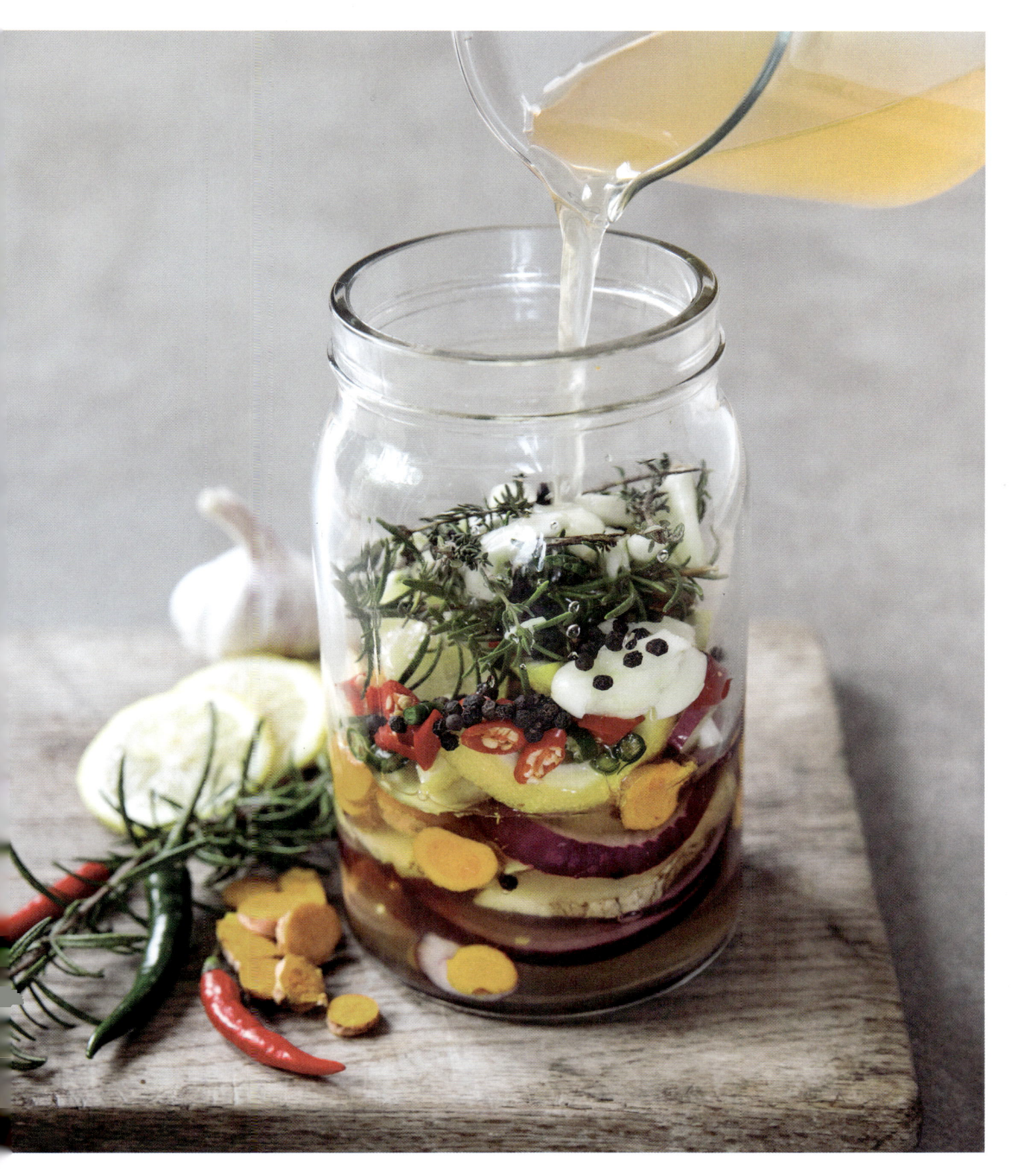

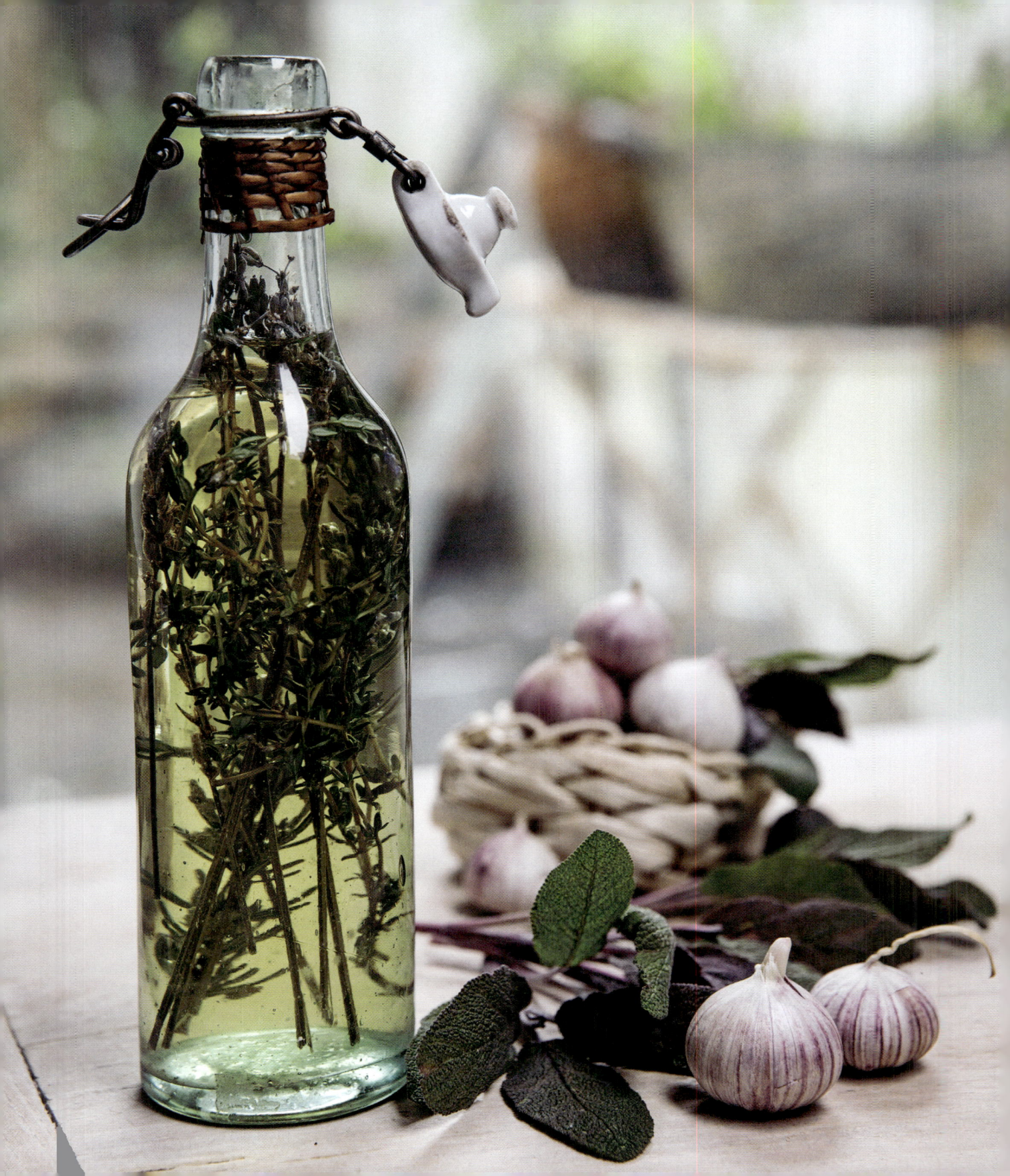

PILZINFEKTIONEN

Wir alle beherbergen in unseren Körpern ein empfindliches Ökosystem aus natürlich vorkommenden Pilzen. Pilzerkrankungen entstehen normalerweise, wenn das Immunsystem nicht voll arbeitet, so dass entweder unsere ursprünglichen Pilze anfangen zu wuchern oder von fremden Pilzkolonien überwältigt werden. Pilze gedeihen in warmer, feuchter Umgebung wie Zehenzwischenräumen oder Hautfalten und führen zu Entzündungen wie Fußpilz oder Candiasis. Daher sollte man an den befallenen Stellen lose Kleidung tragen, um eine Zirkulation der Luft zu ermöglichen. Außerdem sollte man dem Immunsystem mit Holunderbeeren und Echinacea etwas Gutes tun, zusammen mit fungiziden Heilpflanzen.

INNERLICH ANGEWENDETE HEILPFLANZEN: *Oregano, Thymian, Eukalyptus, Ringelblume, Echinacea, Holunderbeere, Teebaum, Salbei, Knoblauch, Lapacho*

ÄUSSERLICH ANGEWENDETE HEILPFLANZEN: *Myrrhe, Oregano, Thymian, Eukalyptus, Ringelblume, Echinacea, Teebaum, Salbei, Knoblauch, Lapacho, Lavendel*

REZEPTE: *Antimikrobielles Gel 37; Tinktur zur Stärkung des Immunsystems 80; Essig der vier Diebe (siehe rechts); Puder gegen Pilze 146*

Essig der vier Diebe

Es gibt eine Legende, die besagt, dass gegen das Pfand dieses Rezeptes einst – zu Zeiten der Pest – ein paar kühne Räuber aus der Haft entlassen wurden, die anscheinend immun gegen die Pest waren. Es ist auch heute noch ein beliebtes und wirksames Mittel, das Naturheilkundige gerne verwenden. Allerdings wird es heutzutage gegen Pilzerkrankungen wie Ringelflechte, Fußpilz oder Nagelpilz eingesetzt und nicht mehr gegen die Pest. Man kann nach Wunsch ganze Kräuterzweige verwenden.

2 EL frischer oder getrockneter Lavendel
2 EL frischer oder getrockneter Rosmarin
2 EL frischer oder getrockneter Salbei
2 EL frischer oder getrockneter Thymian
2 EL frischer oder getrockneter Oregano
15 Nelken
2 Knoblauchzehen, geschält und geviertelt
etwa 500 ml Essig (Weißwein- oder Apfelessig)

Alle Heilpflanzen klein hacken. In ein Schraubglas mit 500 ml Fassungsvermögen füllen und mit dem Essig bedecken. Verschließen und 1 Monat an einem kühlen, dunklen Ort ziehen lassen. Dabei gelegentlich schütteln. In eine saubere Flasche abseihen, verschließen und mit dem aktuellen Datum beschriften.

ANWENDUNG: Den Essig mit Wasser oder einem Aufguss im Verhältnis 50:50 verdünnen. Einen Wattebausch mit der Mischung tränken und die betroffene Hautpartie regelmäßig damit abtupfen. Den Genitalbereich sowie die Augenpartie aussparen. Ansonsten kann man 240 ml des Essigs mit 2 l heißem Wasser vermischen und als Fußbad verwenden. Bei Halsschmerzen kann man 10 ml (2 TL) Essig mit 20 ml Wasser (4 TL) vermischen und damit gurgeln.

HALTBARKEIT: Bis zu 1 Jahr an einem dunklen, kühlen Ort. Falls er schimmlig aussieht, wegschütten.

BINDEHAUTENTZÜNDUNG

Schwellungen und Entzündungen der Bindehaut – der dünnen, transparenten Schicht, die das Weiße des Auges bedeckt – verursachen eine Rötung, die Bindehautentzündung. Es kann sich klebriger Eiter bilden, der in den Wimpern hängen bleibt, was das Öffnen der Augen erschwert, besonders nach dem Schlafen. Bindehautentzündung kann ansteckend sein, daher sollte man auf äußerste Hygiene achten, um zu verhindern, dass sie auch das andere Auge befällt oder auf andere Personen übergreift. Teebeutel mit Kamillentee in kochendem Wasser ziehen lassen, herausnehmen und abkühlen lassen und auf die geschlossenen Augen legen – so kann man eine schnelle entzündungshemmende Kompresse für die Augen herstellen.

INNERLICH ANGEWENDETE HEILPFLANZEN: *Labkraut, Echinacea, Holunderbeeren, Holunderblüten, Augentrost*

REZEPTE: *Knochenbrühe 76; Stärkende Pilzsuppe 77; Vegane Pilzbrühe 78; Tinktur zur Stärkung des Immunsystems 80; Holunderbeeren-Pastillen 81; Holunderbeeren-Likör 82; Kühlende Eiswürfel gegen juckende Augen 118*

GÜRTELROSE

Gürtelrose ist die schmerzhafte Entzündung eines Nervs und der umgebenden Haut, verursacht durch das Varizella-Zoster-Virus, dasselbe Virus, das auch Windpocken verursacht. Die Hauptsymptome der Gürtelrose sind akute Schmerzen, gefolgt von Hautausschlag mit juckenden Bläschen, die sich bis zu zwei Wochen lang bilden können. Während sich die Bläschen bilden, ist es besser, auf ölige und wärmende Anwendungen zu verzichten. Stattdessen sollte man die betroffenen Hautstellen sauber und trocken halten, indem man sie mit einem Spray aus verdünnter Johanniskraut-Tinktur besprüht (Verhältnis 5:1 Wasser zu Tinktur). Das Rezept für das Öl mit Zitronenmelisse und Johanniskraut (gegenüber) ist perfekt während der Zeit der Heilung, um Narbenbildung zu verhindern. Man trägt am besten lose Kleidung, die den Ausschlag nicht reizt.

Gürtelrose ist höchst ansteckend, daher sollte man unbedingt zu Hause bleiben und auf peinliche Hygiene achten: regelmäßig Bettwäsche und Handtücher waschen und immer die Hände waschen, nachdem man Bläschen gereinigt oder berührt hat. Von anfälligen Personen wie älteren Menschen, schwangeren Frauen, Babys und Menschen mit einem schwachen Immunsystem sollte man sich fernhalten.

INNERLICH ANGEWENDETE HEILPFLANZEN: *Johanniskraut, Zitronenmelisse, Echinacea, Thymian, Holunderbeere*

ÄUSSERLICH ANGEWENDETE HEILPFLANZEN: *Johanniskraut, Zitronenmelisse, Ringelblume, Lavendel, Thymian*

REZEPTE: *Knochenbrühe 76; Stärkende Pilzsuppe 77; Vegane Pilzbrühe 78; Tinktur zur Stärkung des Immunsystems 80; Holunderbeeren-Pastillen 81; Holunderbeeren-Likör 82; Öl mit Zitronenmelisse und Johanniskraut (gegenüber)*

Öl mit Zitronenmelisse und Johanniskraut

Der Ausschlag der Gürtelrose kann leichte Narben hinterlassen. Daher sollte man dieses Öl auftragen, sobald sich keine neuen Bläschen mehr bilden. Es befeuchtet die Haut und unterstützt die Heilung. In diesem Rezept wird frisches Johanniskraut verwendet. Falls dieses nicht erhältlich ist, kann man stattdessen ein hochwertiges Heilpflanzen-Kräuteröl beim Kräuterhändler oder Spezialisten kaufen. Ansonsten kann man zur Not das Öl auch mit getrocknetem Johanniskraut anreichern, aber in diesem Fall funktioniert es mit der frischen Pflanze am besten.

1–2 Handvoll frische Zitronenmelisse-Blättchen
1–2 Handvoll frisches Johanniskraut (man verwendet die ungeöffneten Knospen, Blüten und obersten Blättchen)
Olivenöl
kaltgepresstes Hagebuttenöl
ätherisches Thymianöl
ätherisches Lavendelöl

Man breitet die frischen Heilpflanzen auf einem Geschirrtuch aus und lässt sie über Nacht welken – direktes Sonnenlicht oder Hitze sind zu vermeiden. Auf diese Weise verdunstet ein Teil des Wassers, aber die wertvollen, ätherischen Öle bleiben erhalten, die wichtig für die Konservierung des Endprodukts sind.

Sobald die Heilpflanzen welk sind, fein hacken. Falls getrocknetes Johanniskraut verwendet wird, mit Mörser und Stößel etwas zerkleinern.

Alle Heilpflanzen in ein Glas geben und so viel Olivenöl zugießen, dass alle Pflanzenteile davon bedeckt sind.

Falls Sie genügend Zeit haben, können Sie die Sonnenlicht-Methode anwenden (Seite 23) oder für ein schnelleres Ergebnis das Öl vorsichtig im Wasserbad erhitzen (Seite 24).

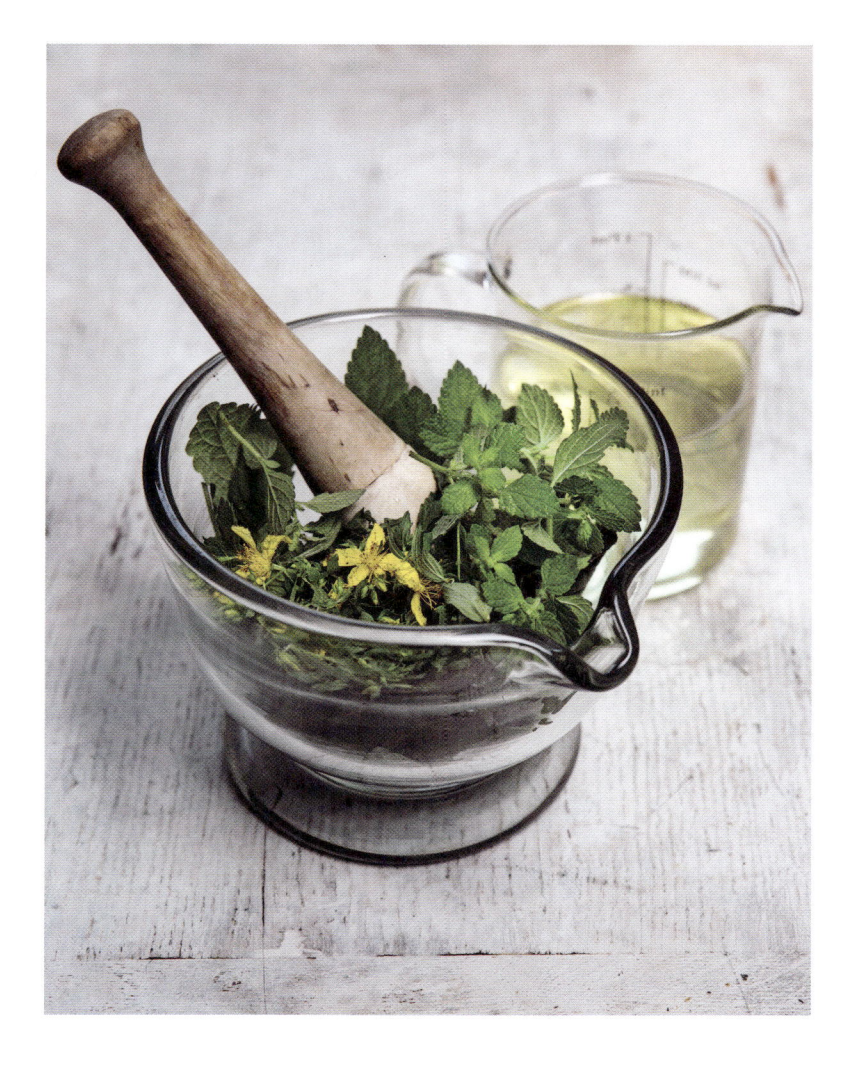

Das Öl durch ein mit Musselin ausgelegtes Sieb abseihen und die Pflanzenteile entsorgen. Den Musselin nicht ausdrücken, sondern langsam austropfen lassen. (Durch das Drücken würde man Wasser aus den Pflanzenteilen in das Öl pressen, was die Haltbarkeitsdauer des Ganzen verringert.)

Das gewonnene Öl in einen Messbecher gießen. Je 10 ml Öl (2 TL) fügt man 1 ml (etwa 20 Tropfen) kaltgepresstes Hagebuttenöl, 1 Tropfen ätherisches Thymianöl und 1 Tropfen ätherisches Lavendelöl hinzu. In eine Flasche füllen, verschließen und mit dem aktuellen Datum beschriften.

ANWENDUNG: 1–2-mal täglich während des Heilungsprozesses auf die betroffene Hautpartie auftragen.

HALTBARKEIT: Im Kühlschrank bis zu 6 Monate haltbar. Entsorgen, wenn es ranzig riecht.

STIMMUNGEN UND GEFÜHLE
BEKLEMMUNG

Beklemmung ist ein Gefühl von Unwohlsein, Sorge oder Angst. Die meisten Menschen haben dieses Gefühl in irgendeiner Form schon einmal erlebt. Wie Stress ist es ein normaler Teil unserer Physiologie, die dem Überleben dient. Aber die Beklemmung kann auch chronisch werden (wenn sie über einen langen Zeitraum andauert) oder extreme Ausmaße annehmen (kurze, intensive Angstgefühle, bekannt als Panikattacken). Sie kann sogar körperliche Symptome wie Herzrasen, schnelle Atmung, Schweißausbrüche oder Muskelverspannungen auslösen. Meditation und Achtsamkeitsübungen können helfen. Also nehmen Sie sich Zeit und sorgen Sie gut für sich selbst, indem Sie sich eine Tasse Tee aus den unten stehenden Heilpflanzen kochen.

INNERLICH ANGEWENDETE HEILPFLANZEN: *Kamille, Süßholz, Lindenblüten, Herzgespann, Weißdorn, Ginseng, Rosenblütenblätter, Ehrenpreis, Johanniskraut, Verbene, Haferstroh, Ashwagandha*

REZEPTE: *Spray gegen Beklemmungen (siehe rechts); Rescue-Tropfen (gegenüber)*

Spray gegen Beklemmungen

Es ist nicht immer möglich, sich zurückzulehnen und einen entspannenden Kräutertee zu trinken. Diesen aromatischen Spray kann man in der Handtasche oder Schreibtischschublade verwahren und hat ihn jederzeit zur Hand. Der Geruchsnerv (verantwortlich für den Geruchssinn) ist direkt mit dem limbischen System und dem Mandelkern verbunden – dem Teil des Gehirns, der unsere Stressreaktionen, Stimmungen, Gefühle und Erinnerungen kontrolliert. Der Geruch von bestimmten ätherischen Ölen kann den Puls verlangsamen und andere Symptome der Beklemmung lindern.

80 ml destilliertes Rosenwasser oder destilliertes Wasser
10 Tropfen ätherisches Lavendelöl
10 Tropfen ätherisches Geranienöl
10 Tropfen ätherisches Mandarinenöl
5 ml Glyzerin (optional)
20 ml (4 TL) Wodka

Alle Zutaten in eine Sprayflasche füllen und vermischen. Vor jeder Anwendung gründlich schütteln. Verschließen und mit dem aktuellen Datum beschriften.

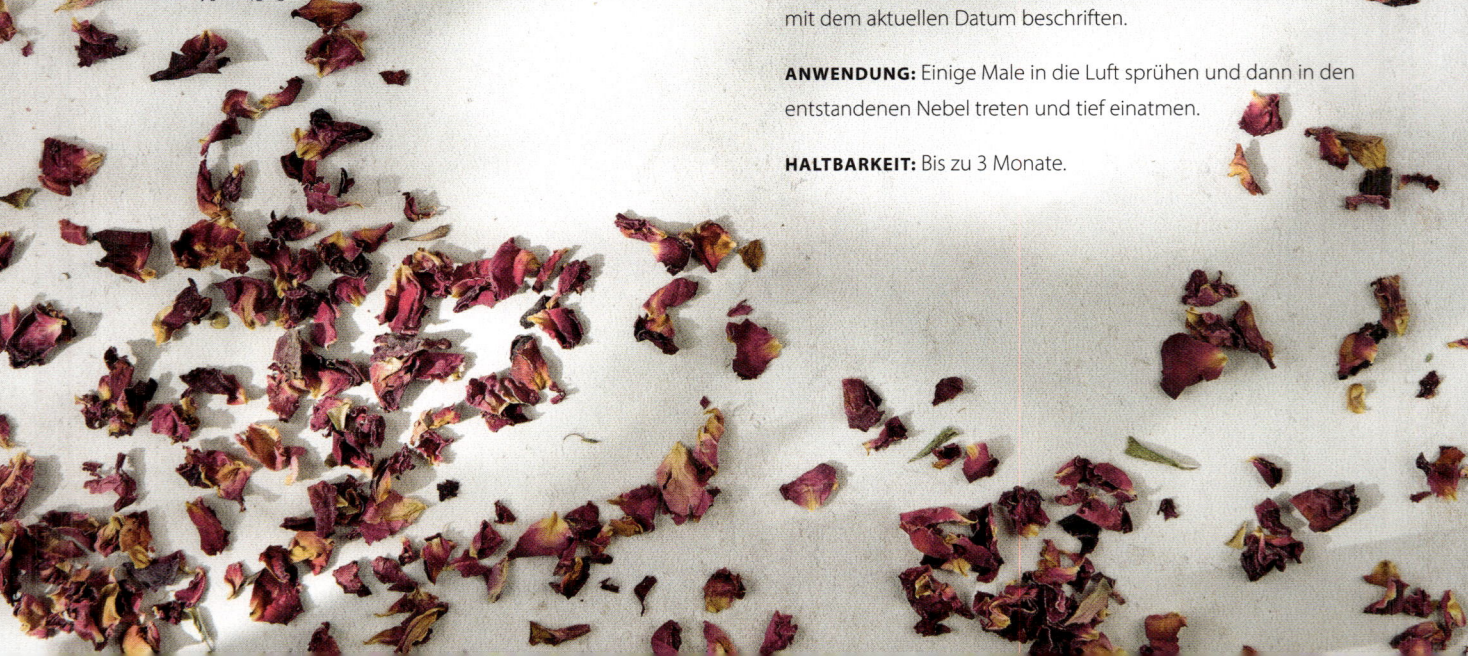

ANWENDUNG: Einige Male in die Luft sprühen und dann in den entstandenen Nebel treten und tief einatmen.

HALTBARKEIT: Bis zu 3 Monate.

STRESS

Stress ist eine natürliche, physiologische Reaktion auf unsere Umgebung. Unter Aspekten der Evolution waren die Hormone, die in stressigen Momenten freigesetzt wurden, dazu da, uns mit einer Extradosis Adrenalin zu versorgen, um Angreifer besser abwehren zu können oder die Jagd nach Nahrung zu erleichtern. Allerdings kann Stress, wenn er über eine längere Zeit besteht – vor allem bei unserer modernen, eher sitzenden Lebensweise – in unserem Körper großen Schaden anrichten. Daher ist es äußerst wichtig, dass man sich genügend Zeit für Selbstfürsorge nimmt. Man sollte sich gesund ernähren, um das Nervensystem zu stärken, sich im Freien bewegen, Yoga oder Meditation in den Tagesablauf integrieren und sich Zeit für sich selbst nehmen. Verwenden Sie die feste, entspannende Massagecreme (Seite 93) und kochen Sie sich einen Tee aus Ehrenpreis, Haferstroh und Kamille oder einer Mischung aus den unten stehenden Heilpflanzen.

INNERLICH ANGEWENDETE HEILPFLANZEN: *Kamille, Süßholz, Herzgespann, Haferstroh, Ginseng, Rosenblütenblätter, Chinesisches Spaltkörbchen, Ehrenpreis, Johanniskraut, Verbene, Ashwagandha*

REZEPTE: *Spray gegen Beklemmungen (gegenüber); Rescue-Tropfen (siehe rechts); Frühstücks-Schnitten 90; Feste, entspannende Massagecreme 93*

Rescue-Tropfen

Diese Tropfen kann man in stressigen Zeiten täglich einnehmen, um den Körper zu unterstützen. Und in stressigen Momenten können sie die „Rettung" sein. Die folgenden Tinkturen kann man entweder selber machen oder von einem gut sortierten Lieferanten beziehen.

50 ml Süßholz-Tinktur
50 ml Ginseng-Tinktur
50 ml Weißdorn-Tinktur
50 ml Ehrenpreis-Tinktur

Die Tinkturen in einer dunklen Glasflasche mit 200 ml Inhalt zusammenmischen. Mit einer Pipette etwas davon in ein kleines Fläschchen füllen, das man in der Tasche immer bei sich tragen kann, falls man einen Moment der Ruhe braucht.

ANWENDUNG: Jeden Morgen und Abend 5 ml (1 TL) einnehmen. Im Notfall bis zu 5-mal täglich 1 ml (etwa 20 Tropfen) einnehmen.

HALTBARKEIT: Bis zu 2 Jahre an einem kühlen, dunklen Ort.

ADAPTOGENE HEILPFLANZEN

Diese Heilpflanzen unterstützen die Resilienz. Sie heben die Stimmung und unterstützen die Nebenniere, steigern das Energielevel und die Fähigkeit unseres Körpers, mit Stress fertigzuwerden. Außerdem fühlt man sich im Kopf weniger „benebelt".

INNERLICH ANGEWENDETE HEILPFLANZEN: *Chinesisches Spaltkörbchen, Ginseng, Ashwagandha, Süßholz, Tragant, Kernkeulen, Indisches Basilikum, Reishi-Pilz*

ENERGIEMANGEL

Körperliche Bewegung ist die beste Maßnahme bei Energiemangel, besonders, wenn man sich an der frischen Luft bewegt. Entscheidend ist es außerdem, sich möglichst abwechslungsreich und vollwertig zu ernähren, um die nötige Menge an Eiweiß, Kalorien, Vitaminen und Mineralien aufzunehmen. Stärkende Aufgüsse (Seite 12) können zusätzliche Nährstoffe liefern. Wenn das Energielevel sinkt, setzen Naturheilkundige adaptogene Heilpflanzen ein (siehe Kasten Seite 89).

INNERLICH ANGEWENDETE HEILPFLANZEN: *Passionsblume, Chinesisches Spaltkörbchen, Ginseng, Ashwagandha, Süßholz*

REZEPTE: *Wärmender Cidre 82; Rescue-Tropfen 89; Frühstücks-Schnitten (siehe rechts); Tinktur für eine verbesserte Konzentration 91 (gegenüber)*

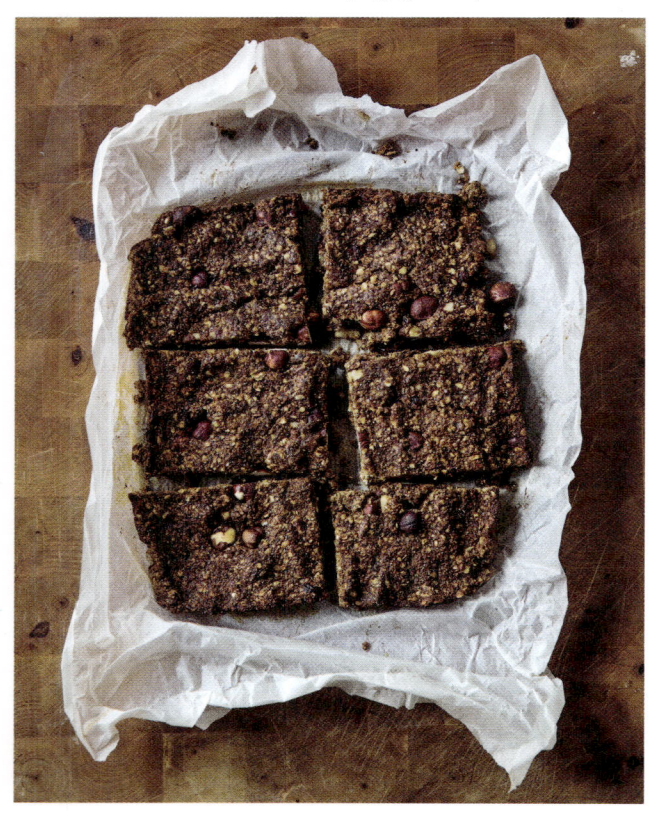

Frühstücks-Schnitten

Wenn wir gestresst oder chronisch müde sind, kann es schwierig sein, die Energie aufzubringen, uns gesund zu ernähren. Starten Sie daher den Tag mit diesen reichhaltigen Schnitten. Man kann eine größere Menge davon machen und einfrieren. Dann taut man 1–2 Stück für einen schnellen Vormittagssnack auf oder isst sie mit Obst als ausgewogenes Frühstück. Diese Schnitten sind nährstoffreich und enthalten viel Vitamin B, Spurenelemente und „gute" Fette, zusammen mit adaptogenen Pulvern, die eine gesunde Funktionsweise des Nervensystems unterstützen.

70 g Paranüsse
50 g Haselnüsse oder Mandeln
1 EL Schisandrabeeren
175 g Datteln, entkernt
70 g Haferflocken
40 g Trockenobst, gehackt
1 EL Ashwagandha-Pulver
30 g Mohnsamen
20 g Kokosöl
150 ml ungesüßter Apfelsaft oder Wasser

Den Ofen vorheizen auf 180 °C.
Nüsse, Schisandrabeeren und Datteln im Mixer zerkleinern (einige Nüsse im Ganzen aufbewahren). Die Paste in eine Schüssel geben und mit den restlichen Zutaten einschließlich der ganzen Nüsse vermengen. Die Mischung gleichmäßig auf ein mit Backpapier ausgelegtes Blech streichen (etwa 1,5 cm dick) und 20–25 Minuten backen. Aus dem Ofen nehmen, abkühlen lassen und in 2,5–5 cm große Stücke schneiden. Alternativ kann man auch ein Dörrgerät verwenden (Stufe Rohkost).

ANWENDUNG: 1–2 Stücke pro Tag verzehren.

HALTBARKEIT: Im Kühlschrank bis zu 2 Wochen oder in einem luftdichten Behälter in der Gefriertruhe bis zu 6 Monate.

BENEBELTER KOPF/GEDÄCHTNIS- UND KONZENTRATIONSPROBLEME

Ein benebelter Kopf kann sich äußern als Vergesslichkeit, Gefühl der Distanz oder als Unfähigkeit, sich zu konzentrieren. Dieser Zustand kann in Zeiten von Stress, hormonellem Ungleichgewicht oder Erschöpfung auftreten. Es gibt Heilpflanzen, die traditionell dazu eingesetzt werden, die Fähigkeit zu fokussieren sowie die Konzentration zu fördern, den Stress zu mindern und die Durchblutung im Gehirn zu verbessern.

Tritt dieser Zustand des Benebeltseins plötzlich oder schwer auf, sollte man unbedingt einen Arzt aufsuchen, da es ein Anzeichen für eine ernste Erkrankung sein könnte.

INNERLICH ANGEWENDETE HEILPFLANZEN: *Rosmarin, Zitronenmelisse, Schisandrabeeren, Salbei, Tigergras, Ashwagandha, Ginseng, Basilikum, Indisches Basilikum, Ginko*

REZEPTE: *Wärmender Cidre 82; Rescue-Tropfen 89; Frühstücks-Schnitten (gegenüber); Tinktur für eine verbesserte Konzentration (unten)*

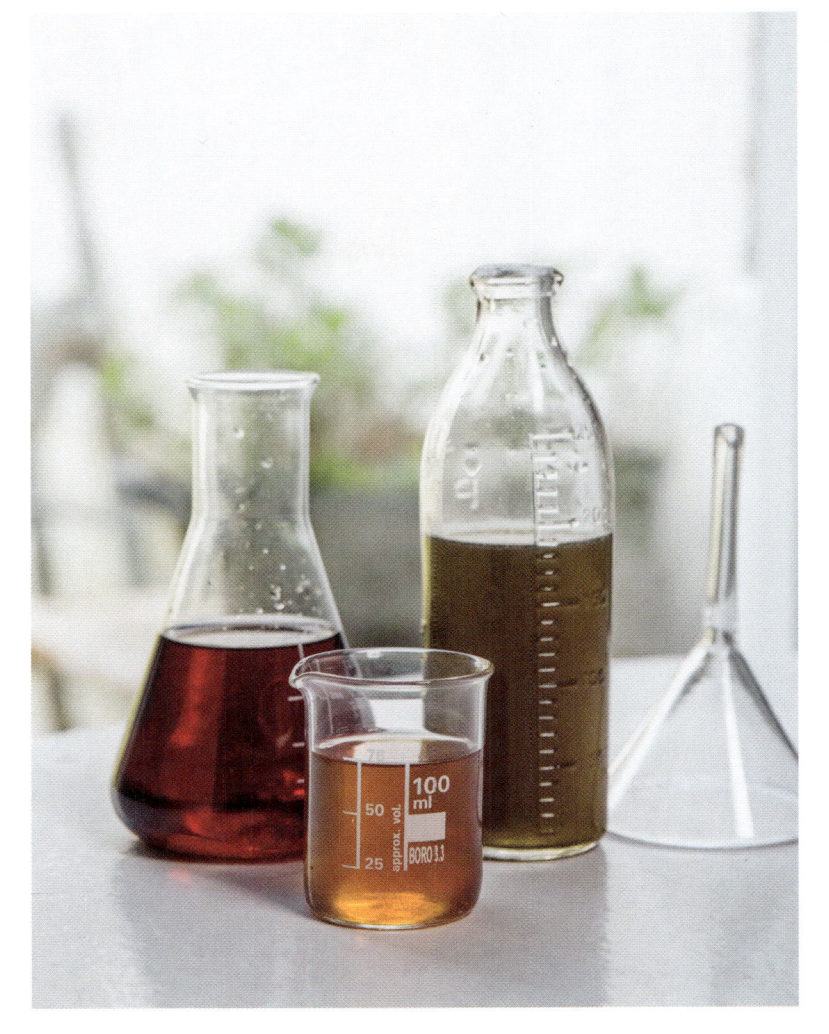

Tinktur für eine verbesserte Konzentration

Es ist frustrierend, wenn man sich schlecht konzentrieren kann, obwohl man ständig gefordert ist. Diese Tinktur enthält Heilpflanzen, die seit Jahrhunderten dafür verwendet werden, den Stress zu mindern, die Konzentrationsfähigkeit zu steigern und das Erinnerungsvermögen und die Durchblutung im Gehirn zu verbessern. Sie kann äußerst hilfreich sein, wenn man sich geistig nicht ganz auf der Höhe fühlt. Man kann sie vor Sitzungen, Präsentationen oder während des Studiums einnehmen oder auch dann, wenn man sich einfach etwas benebelt fühlt. Alle benötigten Tinkturen kann man entweder selbst zubereiten oder im gut sortierten Fachhandel kaufen.

20 ml (4 TL) Schisandra-Tinktur
20 ml (4 TL) Tigergras-Tinktur
20 ml (4 TL) Zitronenmelisse-Tinktur
20 ml (4 TL) Rosmarin-Tinktur
20 ml (4 TL) Ginseng-Tinktur

Alle Tinkturen in einer dunklen Glasflasche mit 100 ml Inhalt zusammenmischen, verschließen und mit dem aktuellen Datum beschriften.

ANWENDUNG: Vor jedem Gebrauch schütteln. 5 ml (1 TL) dieser Tinktur bis zu 3-mal täglich in etwas Wasser oder Saft einnehmen.

HALTBARKEIT: Bis zu 2 Jahre an einem kühlen, dunklen Ort.

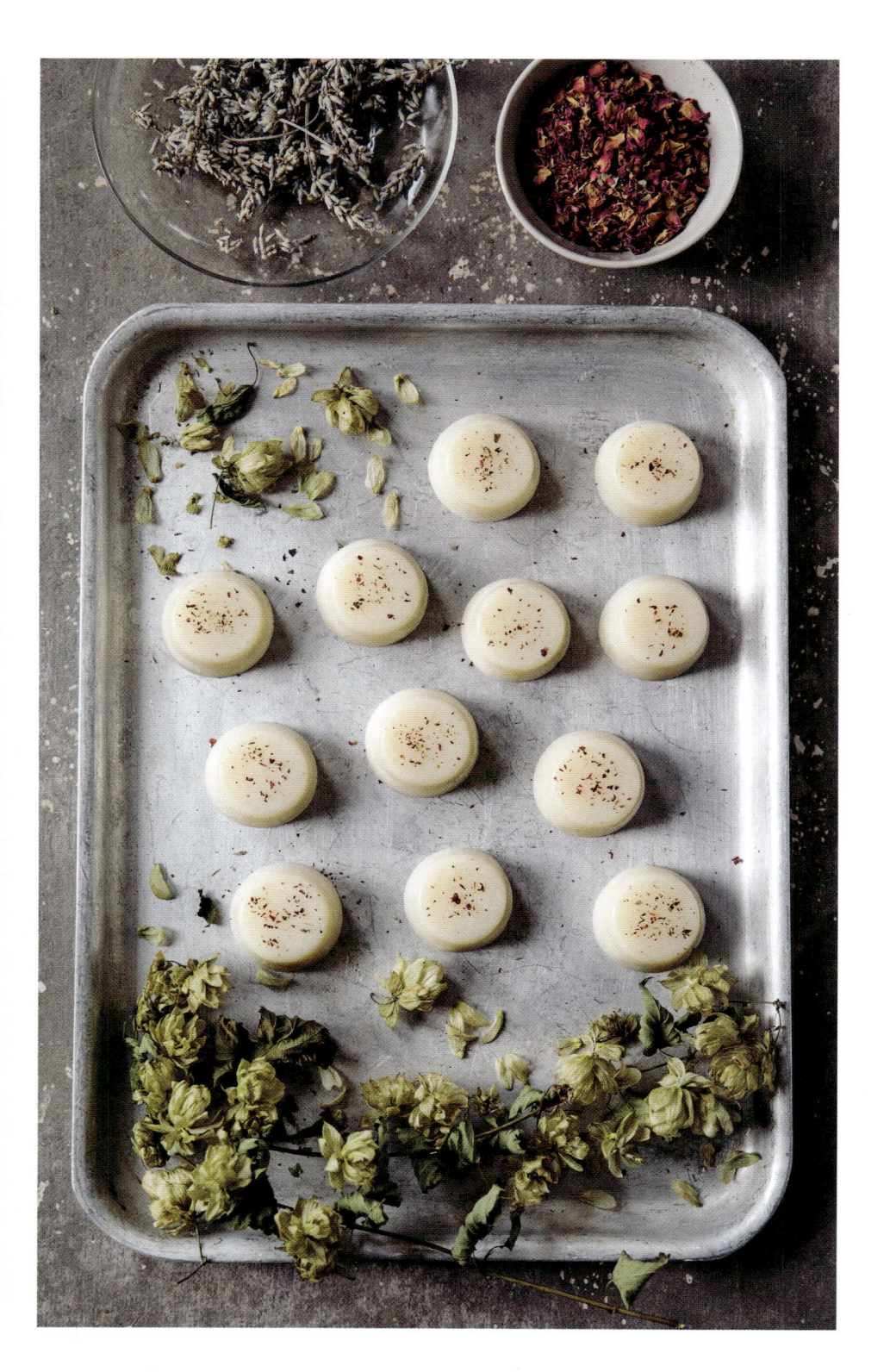

SCHLAFLOSIGKEIT

Die meisten Menschen leiden ab und zu unter zu wenig Schlaf, aber für manche ist es ein immerwährender Kampf. „Schlafhygiene" ist ein verbreitetes Mittel, um jemanden psychologisch auf den Schlaf vorzubereiten. Dazu gehört, das Bett ausschließlich zum Schlafen zu nutzen (kein Fernseher, Laptop oder Smartphone im Schlafzimmer) – und es lohnt sich, sich damit zu beschäftigen. Traditionelle Rezepte helfen nicht nur beim Einschlafen, sondern verbessern auch die Qualität des Schlafs, so dass man am Morgen erholt aufwacht. Das gebräuchlichste europäische Rezept: Man stellt einen Sud aus Lindenblüten her (Seite 13), um ihn zu trinken oder als Badezusatz zu verwenden.

INNERLICH ANGEWENDETE HEILPFLANZEN:
Baldrian, Lindenblüten, Kamille, Haferstroh, Johanniskraut, Lavendel, Passionsblume, Zitronenmelisse, Ashwagandha, Eichen-Lattich

ÄTHERISCHE ÖLE: *Weihrauch, Lavendel, Ylang-Ylang, Zitrone, Rose, Jasmin, Mandarine, Vanille, Kamille*

KÖRPERLICHES BEFINDEN

Feste, entspannende Massagecreme

Diese süß duftende, feste Massagecreme entwickelt eine wunderbar cremige Konsistenz. Sie ist perfekt, um damit vor dem Schlafengehen verspannte Muskeln zu massieren und sich so etwas Gutes zu tun. Eine Fußmassage vor dem Schlafen ist ein altes, wirkungsvolles Mittel für all diejenigen, die Probleme mit dem Einschlafen haben. Man lenkt damit das Blut in die Füße, weg vom Kopf.

1 EL getrocknete oder frische Rosenblütenblätter
1 EL getrocknete oder frische Hopfendolden
1 TL Kardamom-Schoten, etwas zerkleinert
50 g Kakaobutter
50 g Sheabutter
10 Tropfen ätherisches Mandarinenöl
10 Tropfen ätherisches Ylang-Ylang-Öl

Blüten, Dolden, Kardamom, Kakao- und Sheabutter in ein Wasserbad geben (Seite 24) und bei niedriger Hitze 2–3 Stunden ziehen lassen. Das Ganze dabei im Auge behalten.

Die Mischung vom Herd nehmen. 5 Minuten abkühlen lassen, dann die Flüssigkeit abseihen und auffangen (die Pflanzenreste entsorgen) und die ätherischen Öle unterrühren. Anschließend in weiche Silikonförmchen gießen und fest werden lassen. Sobald das Ganze kalt und fest ist, in einem luftdichten Behälter aufbewahren.

ANWENDUNG: Mit der Creme 1–2-mal täglich den Körper massieren, dabei auf Stellen konzentrieren, die angespannt oder gestresst sind.

HALTBARKEIT: Bis zu 1 Jahr in einem luftdichten Behälter an einem kühlen, dunklen Ort.

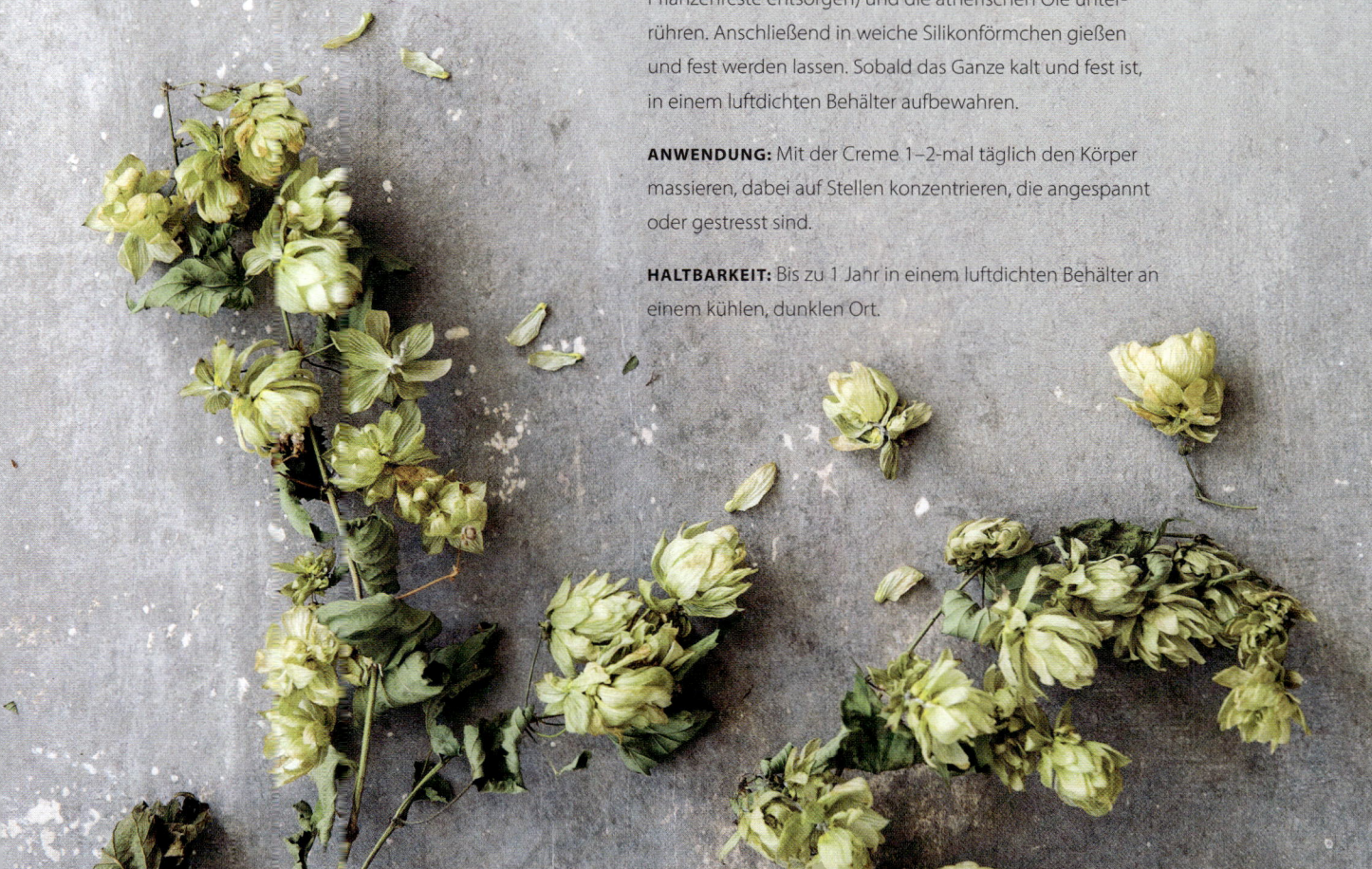

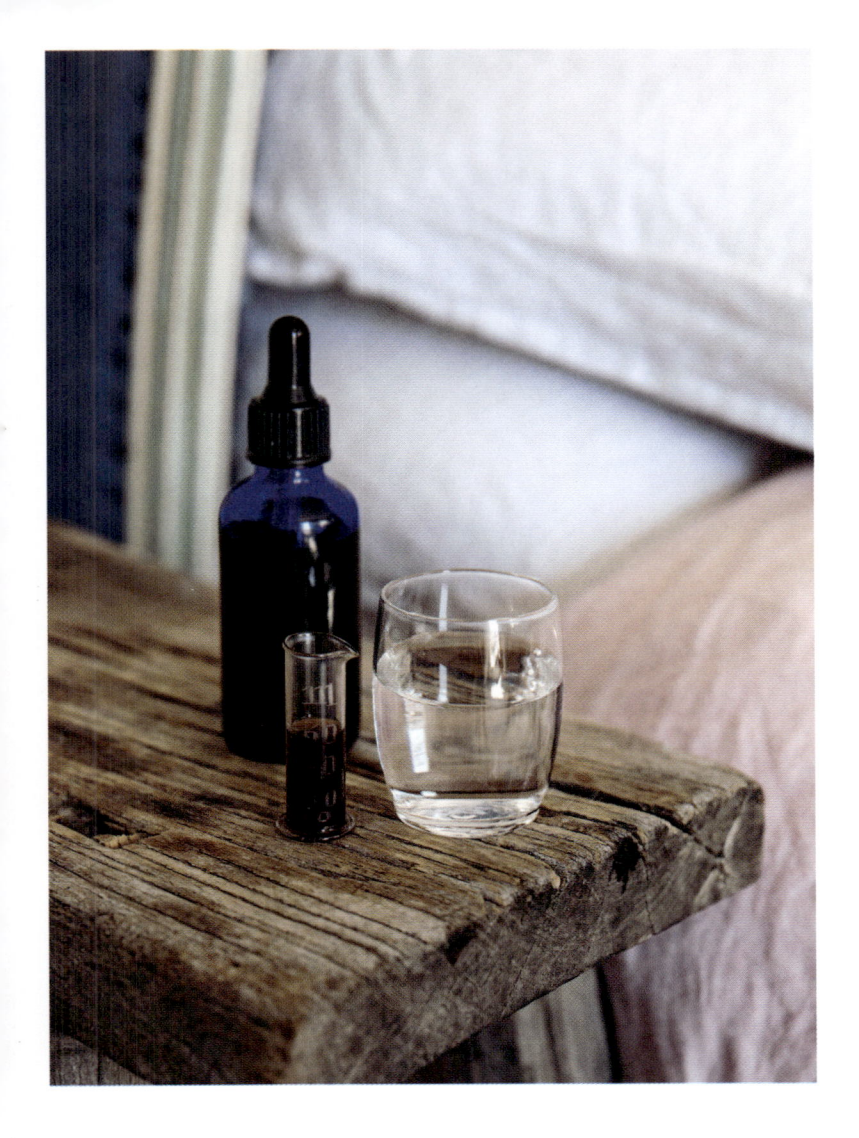

Gute-Nacht-Tinktur

Diese Tinktur enthält lindernde, beruhigende Heilpflanzen, die Körper und Geist helfen, in einen wohltuenden Schlaf zu sinken. Man kann sie vor dem Zubettgehen nehmen. Menschen, die regelmäßig in der Nacht aufwachen, können sie aber auch auf ihr Nachtkästchen stellen und in der Nacht einnehmen, um leichter wieder einzuschlafen. Alle benötigten Tinkturen kann man entweder selbst zubereiten oder im gut sortierten Fachhandel kaufen.

25 ml Eichen-Lattich-Tinktur
25 ml Ehrenpreis-Tinktur
25 ml Lindenblüten-Tinktur
25 ml Passionsblumen-Tinktur

Alle Tinkturen in ein Tropfglas füllen, verschließen und mit dem aktuellen Datum beschriften.

ANWENDUNG: Vor dem Zubettgehen 5 ml (1 TL) der Tinktur in etwas Wasser einnehmen. Weitere 5 ml (1 TL) können eingenommen werden, falls man in der Nacht aufwacht.

HALTBARKEIT: Bis zu 2 Jahre an einem kühlen, dunklen Ort.

Duftender Schlaf-Spray

Man kann das Ganze entweder als Raumduft oder als Kissenspray verwenden.

40 Tropfen einer Mischung aus folgenden ätherischen Ölen:
Lavendel, Weihrauch, Kamille
20 ml (4 TL) Alkohol (zum Beispiel Wodka)
80 ml gefiltertes Wasser

Die ätherischen Öle mit dem Alkohol in einer Sprühflasche mit 100 ml Inhalt gründlich vermischen, dann mit dem gefilterten Wasser aufgießen.

ANWENDUNG: Im Zimmer versprühen und in den Nebel treten und einatmen oder aus einiger Entfernung auf die Bettwäsche sprühen.

HALTBARKEIT: An einem kühlen, dunklen Ort bis zu 6 Monate.

Kakao mit Kardamom, Rosen und Lindenblüten

Entspannende, schlaffördernde Heilpflanzen in Verbindung mit Mandelmilch und Kakao, die beide die Aminosäure Tryptophan enthalten, regen die Ausschüttung von Schlafhormonen an. Dieser Abendtrunk sollte Sie sanft einschlafen lassen.

2 Kardamom-Kapseln, etwas zerkleinert
je 1 TL Rosenblütenblätter, Lindenblüten
    und Ashwagandha-Pulver
1 EL Kakaopulver
300 ml Mandelmilch
Zucker, Honig oder Fruchtsirup, zum
    Abschmecken

Alle Zutaten in einen kleinen Topf geben. Abdecken und 10–15 Minuten leicht köcheln lassen. Vom Herd nehmen und durchseihen. Weitere 10–15 Minuten stehen lassen, bis das Ganze so weit abgekühlt ist, dass man es in kleinen Schlucken trinken kann. Sofort servieren, idealerweise 1 Stunde vor dem Zubettgehen.

ANWENDUNG: 1 Tasse 1 Stunde vor dem Zubettgehen trinken.

HALTBARKEIT: Sofort trinken.

TIPP: Die getrockneten Zutaten kann man in einer größeren Menge zusammen im Mixer zerkleinern (die Samen aus den Kardamom-Kapseln nehmen) und an einem kühlen, dunklen Ort aufbewahren. Pro Tasse verwendet man 2 TL davon.

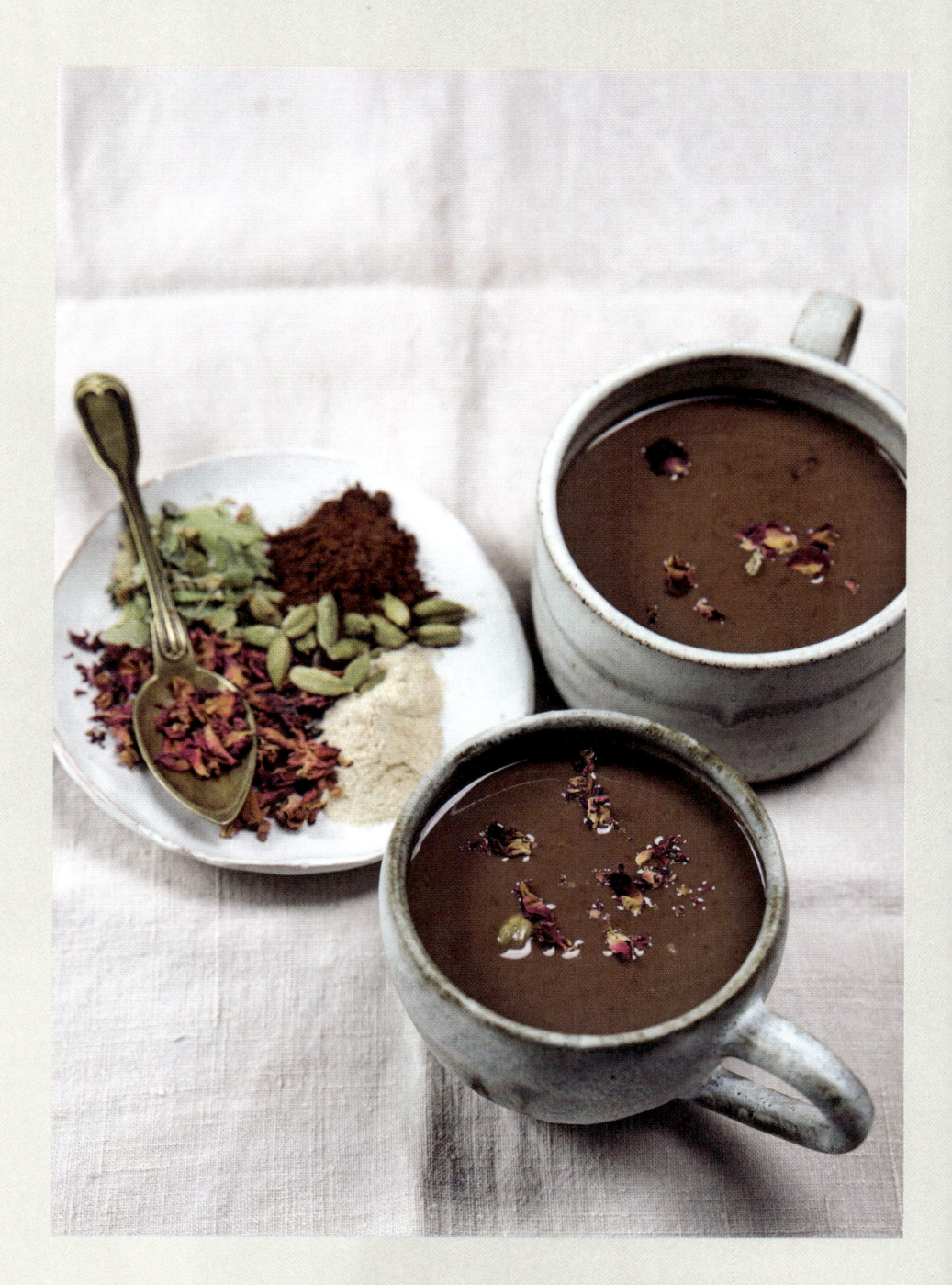

STIMMUNGEN UND GEFÜHLE

MUSKELN, KNOCHEN UND GELENKE
ARTHRITIS

Es gibt zwei Hauptformen der Arthritis: die Osteoarthritis und die rheumatoide Arthritis. Die Osteoarthritis wird verursacht durch die natürliche Abnützung von Knorpeln und Knochen, während es sich bei der rheumatoiden Arthritis um eine Autoimmunerkrankung handelt, bei der das körpereigene Immunsystem das Bindegewebe rund um die Gelenke angreift. Die beiden Formen haben verschiedene Ursachen, daher lohnt es sich, für einen ganzheitlichen Ansatz einen Naturheilkundigen aufzusuchen. Beide Formen der Arthritis weisen ähnliche Symptome wie Schmerz und Entzündungen auf, welche die Naturheilkunde lindern will.

Heilpflanzen wie Kurkuma oder Hagebutte, die reich an Antioxidantien und entzündungshemmenden Stoffen sind, kann man täglich entweder mit der Nahrung, als Tinktur oder Kapsel einnehmen. Eine ausgewogene Ernährung ist entscheidend für ein gesundes Bindegewebe und die Linderung der Arthritis-Symptome: möglichst wenig Frittiertes und möglichst viele Omega-3-Fettsäuren. Die Ernährung sollte regenbogenbunt sein und möglichst reich an Vitaminen, Mineralien, Antioxidantien und „guten" Fetten. Diese helfen, Entzündungen vorzubeugen und eine Schwächung des Bindegewebes zu verhindern. Trinken Sie Aufgüsse (über Nacht; Seite 12) aus Heilpflanzen wie Brennnessel oder Labkraut, die reich an Mineralien wie Kalzium, Magnesium und Kieselerde sind.

INNERLICH ANGEWENDETE HEILPFLANZEN: Kurkuma, Cayennepfeffer, schwarzer Pfeffer, Teufelskralle, Rotklee, Brennnessel, Schachtelhalm, Mädesüß, Weidenrinde, Labkraut, Hagebutten, Große Klette, Löwenzahn, Selleriesamen, Katzenkralle

ÄUSSERLICH ANGEWENDETE HEILPFLANZEN: Beinwell, Chili, Weidenrinde, Ingwer, Senf, schwarzer Pfeffer

REZEPTE: Brennnessel-Suppe 54; Knochenbrühe 76; Einreibung für die Gelenke mit Chili (siehe rechts); Konzentriertes Pulver aus Brennnesseln und Pilzen 103; Beinwell-Salbe 104

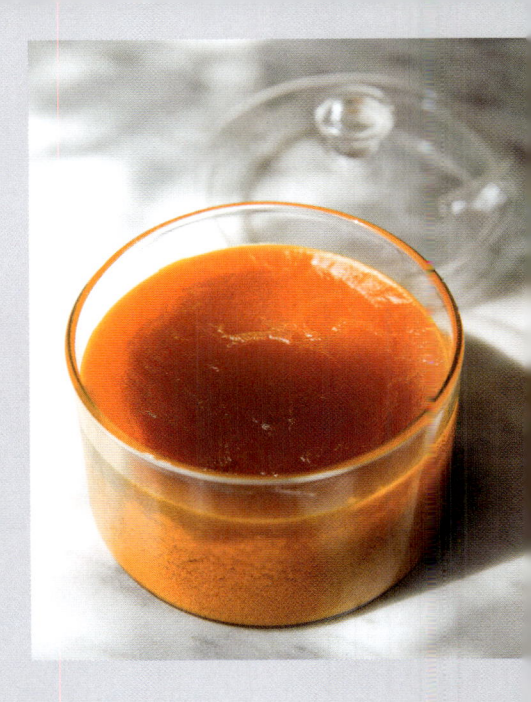

Einreibung für die Gelenke mit Chili

Cayennepfeffer regt die Durchblutung des Bindegewebes an. Das wiederum kann Entzündungen und Schmerzen bekämpfen. Forschungen haben gezeigt, dass Capsaicin, ein Hauptbestandteil von Chili, Schmerzrezeptoren im Nervensystem blockieren kann.

Reiben Sie mit dieser Salbe schmerzende Gelenke und Muskeln ein, aber seien Sie vorsichtig, da Chili äußerst scharf ist! Die eingecremte Hautpartie erwärmt sich, daher sollte man sich nach dem Gebrauch gründlich die Hände waschen und den Kontakt mit Augen oder Intimbereich vermeiden – es brennt höllisch!

300 g Kokosöl
1 daumengroßes Stück frischer Ingwer, in dünnen Scheiben
10 g schwarzer Pfeffer, zerkleinert
2–3 daumengroße Chilis, zerkleinert

Das Kokosöl zusammen mit Ingwer, Pfeffer und Chilis im Wasserbad (Seite 24) bei niedriger Hitze 2–4 Stunden ziehen lassen.

Die Mischung noch warm durch ein mit Musselin ausgelegtes Sieb streichen. Die Pflanzenteile entsorgen. Die Salbe in ein Schraubglas füllen.

ANWENDUNG: Schmerzende Muskeln und Gelenke mit etwas Salbe gründlich massieren. Nach Gebrauch gründlich die Hände waschen.

HALTBARKEIT: Bis zu 1 Jahr.

RÜCKENSCHMERZEN

Rückenschmerzen können das allgemeine Befinden dramatisch beeinflussen und die täglichen Verrichtungen nahezu unmöglich machen. Ursachen können Schäden an Muskeln, Bändern, Nerven oder Bandscheiben sein. Sind die Schmerzen sehr stark oder chronisch, sollte man auf jeden Fall ärztlichen Rat suchen. Das Hauptziel der Behandlung mit Heilpflanzen ist es, Schmerz und Entzündungen zu lindern. Die Heilpflanzen können dabei äußerlich oder innerlich angewendet werden. Ist ein Ischiassyndrom der Grund für die Schmerzen, kann man es mit einem Kräuteröl oder einer Salbe mit Johanniskraut probieren, da diese speziell gegen Nervenschmerzen hilft. Liegt der Grund für die Schmerzen vor allem in den Muskeln, kann man es mit einer Salbe aus Kräuterölen mit Holunder oder Beinwell versuchen.

INNERLICH ANGEWENDETE HEILPFLANZEN: *Kurkuma, Cayennepfeffer, Johanniskraut, Ehrenpreis*

ÄUSSERLICH ANGEWENDETE HEILPFLANZEN: *Holunderblätter, Beinwell, Lavendel, Cayennepfeffer, Johanniskraut, Ingwer, Lorbeerblätter, Piniennadeln*

REZEPTE: *Einreibung für die Gelenke mit Chili (gegenüber); Schmerzlinderndes Einreibemittel (siehe links); Muskellösende Tinktur 99; Beinwell-Salbe 104*

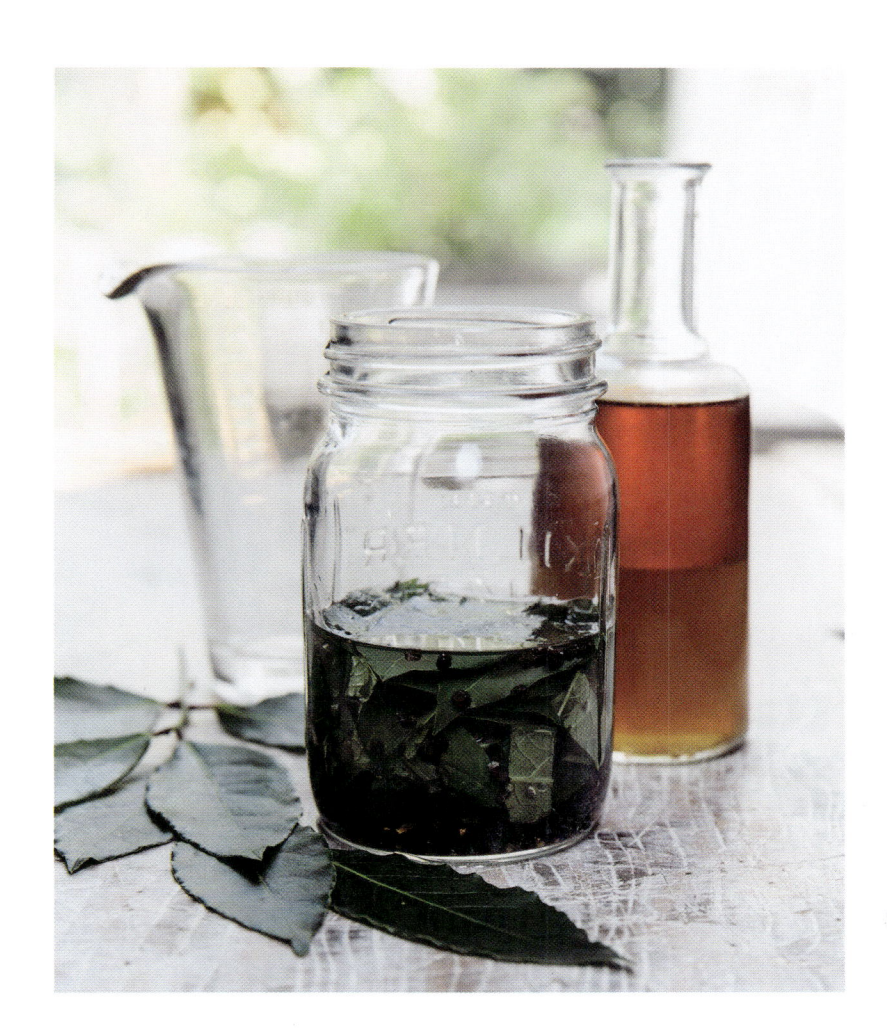

Schmerzlinderndes Einreibemittel

Dieses Einreibemittel basiert auf Alkohol und Kräuterölen. Massiert man die Haut über entzündeten Gelenken damit, wird diese Partie stärker durchblutet und die Entzündung kann zurückgehen.

50 ml Beinwell-Tinktur
30 ml Lorbeerblatt-Tinktur
20 ml (4 TL) Schwarze-Pfeffer-Tinktur
100 ml Johanniskrautöl
40 Tropfen ätherisches Hainbirken- oder Moosbeerenöl

Alle Zutaten vermischen und gründlich schütteln. Dann in eine Flasche füllen, verschließen und mit dem aktuellen Datum beschriften. Außerdem auf dem Etikett vermerken: nur zur äußerlichen Anwendung!

ANWENDUNG: Die Mischung trennt sich in Öl und Alkohol, daher vor jeder Anwendung gründlich schütteln. Mit einer kleinen Menge davon 1–3-mal täglich schmerzende Stellen einreiben.

HALTBARKEIT: Bis zu 1 Jahr an einem kühlen, dunklen Ort.

ISCHIASSYNDROM

Typisch für das Ischiassyndrom ist ein Nervenschmerz, der vom unteren Rücken an der Beinrückseite entlang verläuft. Er tritt meistens ganz plötzlich nach Aktivitäten wie dem Heben schwerer Gegenstände, einem Sturz oder anstrengendem Training auf. Die besten Mittel gegen das Ischiassyndrom sind Ruhe, sanftes Dehnen und warme Kompressen. Die Ischiasschmerzen sollten nach 4–6 Wochen mit viel Ruhe von selbst wieder verschwinden. Spätestens wenn die Schmerzen sehr stark oder chronisch werden, sollte man einen Arzt aufsuchen, um einen Bandscheibenvorfall oder andere Ursachen auszuschließen.

INNERLICH ANGEWENDETE HEILPFLANZEN: *Johanniskraut, Ehrenpreis, Mädesüß, Kurkuma*

ÄUSSERLICH ANGEWENDETE HEILPFLANZEN: *Johanniskraut, Ingwer, schwarzer Pfeffer, Chili, Senf*

REZEPTE: *Schmerzlinderndes Einreibemittel 97; Kompressen mit Johanniskraut (siehe unten); Muskellösende Tinktur (gegenüber); Beinwell-Salbe 104*

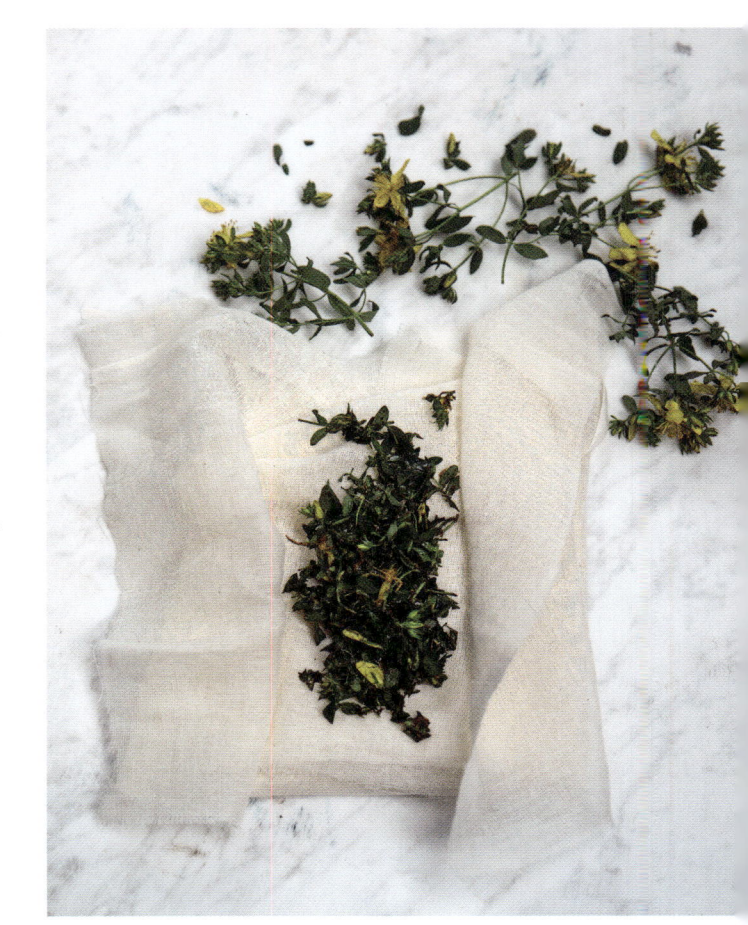

Kompressen mit Johanniskraut

Johanniskraut wird traditionell zur Linderung von Nervenschmerzen angewendet. Es hilft gegen Entzündungen und unterstützt bei äußerlicher Anwendung die Heilung des Gewebes. Ein Tee oder eine Tinktur aus Johanniskraut kann auch innerlich angewendet werden, aber es kann zu Wechselwirkungen mit anderen Medikamenten kommen. Außerdem sollte es in der Schwangerschaft nicht eingenommen werden.

Johanniskrautöl oder frisches Johanniskraut
Gaze/Musselin
Mullbinden
Frischhaltefolie
Handtuch
Wärmflasche

KOMPRESSEN-METHODE Ein Stück Gaze oder eine Mullbinde mit Johanniskrautöl tränken. Auf die betroffene Stelle legen und mit einer weiteren Binde fixieren. Damit das Ganze nicht zu ölig wird, kann man eine Lage Frischhaltefolie darüberbreiten. Darauf ein Handtuch und obenauf die Wärmflasche legen und mindestens 30 Minuten entspannen.

WICKEL-METHODE Man nimmt eine große Handvoll frische Johanniskrautblüten und zerdrückt sie mit Mörser und Stößel. Dann breitet man sie zwischen zwei Lagen Musselin aus. Auf die betroffene Stelle legen, mit Frischhaltefolie bedecken und obenauf die Wärmflasche legen. Damit mindestens 30 Minuten entspannen.

ANWENDUNG: 1–2-mal täglich.

HALTBARKEIT: Sofort anwenden.

MUSKEL- UND GELENKSCHMERZEN

Der häufigste Grund für leichte Muskel- und Gelenkschmerzen sind Verletzungen oder Überbeanspruchung. Übergewicht kann ebenfalls zusätzlichen Druck auf die Gelenke ausüben, wodurch die Knorpel abgenutzt werden, was zu Arthritis und starken Schmerzen führen kann. Ruhe, Kompressen und warme Bäder mit Heilpflanzen können helfen, die Schmerzen in Muskeln und Gelenken zu lindern. Außerdem kann man Kurkuma oder Mädesüß einnehmen, welche die Heilung des Gewebes unterstützen und entzündungshemmend wirken.

INNERLICH ANGEWENDETE HEILPFLANZEN: *Gewöhnlicher Schneeball, Johanniskraut, Rosmarin, Cayennepfeffer, schwarzer Pfeffer, Mädesüß, Weidenrinde, Ingwer, Kurkuma*

ÄUSSERLICH ANGEWENDETE HEILPFLANZEN: *Cayennepfeffer, Johanniskraut, Beinwell, schwarzer Pfeffer, Ingwer, Lavendel, Rosmarin, Pinienadeln*

REZEPTE: *Einreibung für die Gelenke mit Chili 96; Kompressen mit Johanniskraut 98; Muskellösende Tinktur 99 (siehe rechts); Entspannendes Badesalz 100; Beinwell-Salbe 104*

Muskellösende Tinktur

Der Gewöhnliche Schneeball kann Krämpfe lösen und müde, verkrampfte Muskeln entspannen, was die Schmerzen lindert. Er hilft außerdem gegen Menstruations- und Muskelkrämpfe.

200 g Gewöhnlicher Schneeball, fein gehackt oder zu Pulver zermahlen
50 g frischer Ingwer, in Scheiben geschnitten
Wodka

Man stellt eine einfache Tinktur her, indem man den Gewöhnlichen Schneeball zusammen mit dem Ingwer in ein Schraubglas gibt und das Ganze mit Wodka bedeckt. 2–4 Wochen ziehen lassen, dann abseihen, in eine Flasche füllen und mit dem aktuellen Datum beschriften.

ANWENDUNG: 5 ml (1 TL) in etwas Wasser bis zu 3-mal täglich einnehmen.

HALTBARKEIT: Bis zu 2 Jahre an einem kühlen, dunklen Ort.

CURCUMIN

Curcumin, einer der entzündungshemmenden Wirkstoffe von Kurkuma, wird vom Körper am besten in Verbindung mit Fetten oder Piperin (ein Bestandteil des schwarzen Pfeffers) aufgenommen. Daher sollte man beim Verzehr von Kurkuma gleichzeitig eine großzügige Menge schwarzen Pfeffers sowie kalt gepresstes Samen- oder Nussöl einnehmen. Beim Kauf von Kurkuma-Präparaten sollte man darauf achten, dass darin auch Piperin enthalten ist.

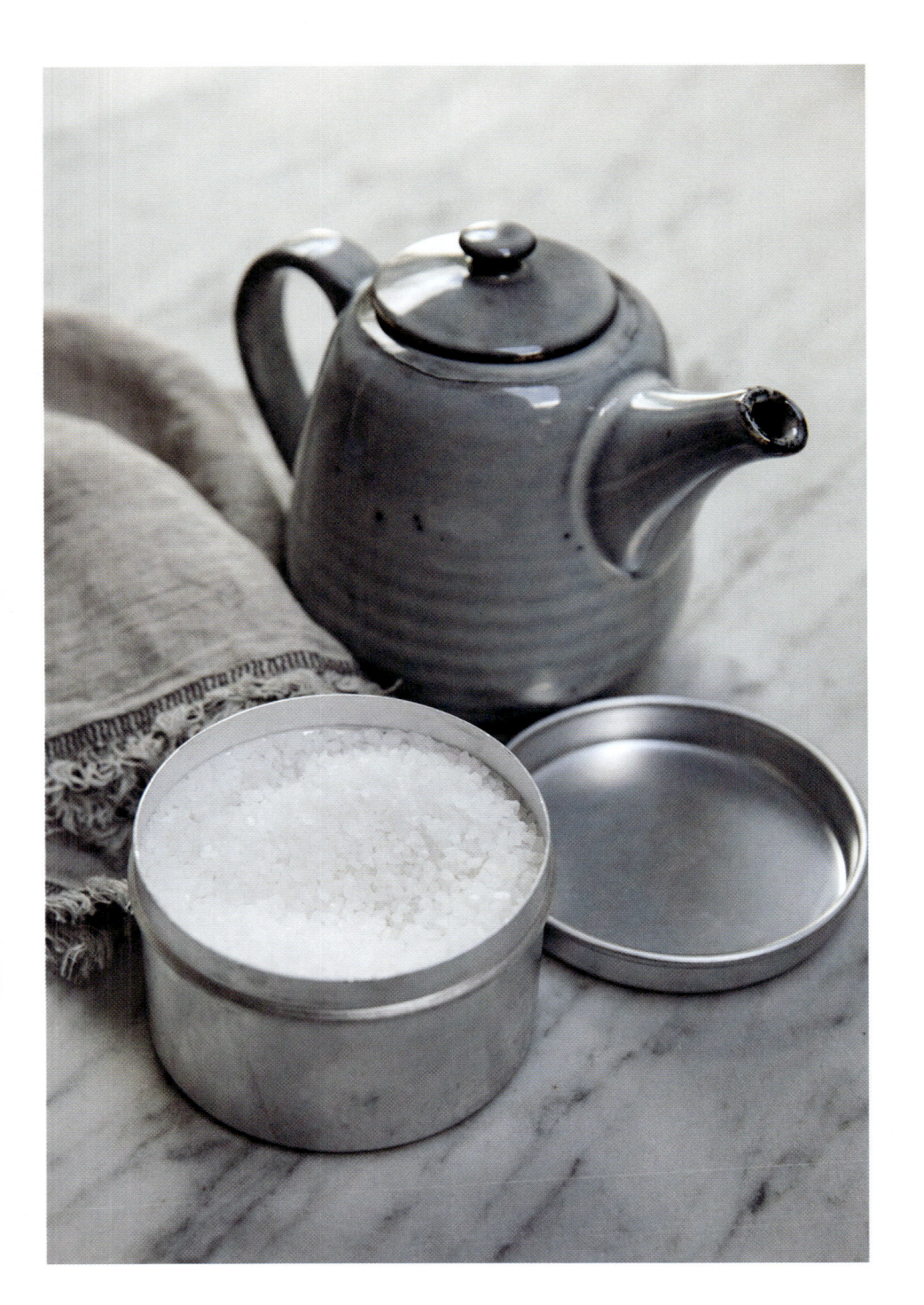

Entspannendes Badesalz

Um Müdigkeit und Schmerzen in den Muskeln zu lindern, eignet sich dieses entspannende Bad mit Salz und Heilpflanzen. Rosmarin regt die Durchblutung an, Mädesüß wirkt entzündungshemmend.

2 gehäufte EL mit getrockneten oder frischen Lavendelblüten
2 gehäufte EL mit getrockneten oder frischen Rosmarinnadeln
2 gehäufte EL mit getrockneten oder frischen Piniennadeln
2 gehäufte EL mit Mädesüßblüten
1,5 l kochendes Wasser
300–600 g Magnesium oder Epsom-Salz

Aus den Heilpflanzen einen starken Aufguss machen, indem man sie in eine große Teekanne oder einen Topf gibt, mit dem Wasser übergießt und ziehen lässt, bis das Ganze lauwarm ist.

Durchseihen, die Pflanzenteile entsorgen und die Flüssigkeit aufbewahren.

Das Salz und den Aufguss in die Badewanne geben, während das Wasser einläuft.

ANWENDUNG: Mindestens 1-mal wöchentlich 30–45 Minuten im Bad entspannen.

VERSTAUCHUNGEN UND ÜBERDEHNUNGEN

Verstauchungen und Überdehnungen sind häufige Verletzungen, die Muskeln und Bänder betreffen. Verstauchungen passieren, wenn die Bänder um die Gelenke überdehnt oder verdreht werden oder reißen. Die Folgen sind Schmerzen, Schwellungen und Blutergüsse. Bei kleineren Verstauchungen sollte man das betroffene Gelenk in Bewegung halten und sanft dehnen (falls es nicht zu schmerzhaft ist), um ein Steifwerden zu verhindern. Der Heilungsprozess von Verstauchungen ist oft langwierig. Stretching, viel Ruhe und Behandlungen sind notwendig.

Ruhe, Eis, Kompression und Hochlegen sind die besten Mittel gegen Verstauchungen und Überdehnungen. Auch Wickel mit Heilkräutern können das Ganze positiv beeinflussen. Man kann die betroffenen Stellen außerdem mit Johanniskraut- und Beinwellöl, vermischt mit ein paar Tropfen ätherischem Lavendel- oder Hainbirkenöl massieren.

INNERLICH ANGEWENDETE HEILPFLANZEN: *Johanniskraut, Haferstroh, Brennnessel, Ringelblume, Kurkuma, Gewöhnlicher Schneeball*

ÄUSSERLICH ANGEWENDETE HEILPFLANZEN: *Arnika, Beinwell, Johanniskraut, schwarzer Pfeffer, Ingwer, Cayennepfeffer, Gänseblümchen, Holunderblätter, Salbei*

REZEPTE: *Einreibung für die Gelenke mit Chili 96; Schmerzlinderndes Einreibemittel 97; Kompressen mit Johanniskraut 98; Wickel mit Essig und Salbei (siehe rechts); Beinwell-Salbe 104*

Wickel mit Essig und Salbei

Dieses traditionelle Rezept verwendet Essig, der Blutergüsse an die Oberfläche holt, und Salbei, der die Durchblutung anregt. Man kann es auch bei Muskelschmerzen anwenden. Gekühlt kann es gegen Kopfschmerzen helfen. Dazu tränkt man einen Waschlappen mit der gekühlten Flüssigkeit und legt ihn auf die Stirn.

eine Handvoll frische Salbeiblätter
Apfelessig

Die Salbeiblätter mit Mörser und Stößel leicht zerdrücken. In einen kleinen Topf geben und mit dem Essig bedecken. Bei niedriger Hitze 5 Minuten leicht köcheln. Etwas abkühlen lassen, dann die abgetropften Salbeiblätter zwischen zwei Lagen Musselin oder Mullbinden betten, so dass ein Wickel entsteht.

ANWENDUNG: Heiß, aber nicht brühend heiß auf die betroffene Stelle legen. Mit einem Handtuch abdecken und 1 Stunde damit entspannen.

HALTBARKEIT: Sofort anwenden.

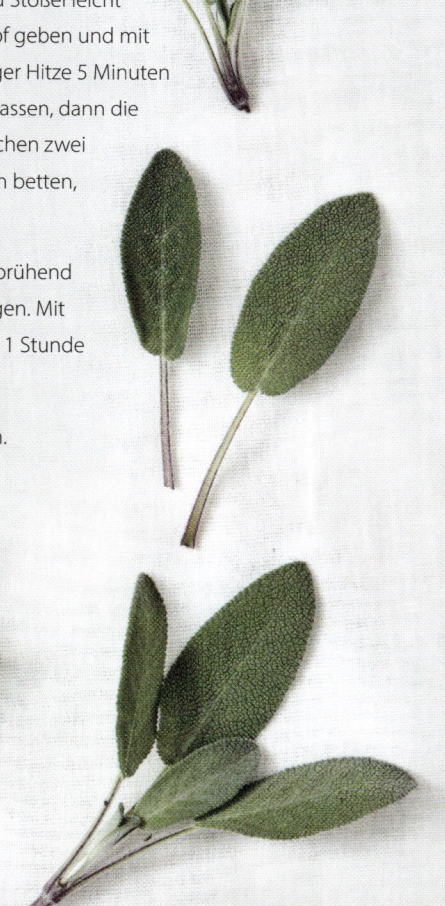

MUSKELKRÄMPFE

Muskelkrämpfe passieren normalerweise nach großen Kraftanstrengungen oder während der Nacht an Beinen und Füßen. Zu den Gründen gehören Sauerstoffmangel in den Muskeln, eine Ansammlung von Milchsäure oder ein Mangel an Elektrolyten wie Natrium, Kalzium, Magnesium und Kalium. Hängt man nach dem Training ein Stretching an, kann man die Neigung zu Krämpfen deutlich reduzieren. Außerdem ist es wichtig, viel zu trinken, vor allem Getränke, die reich an Elektrolyten sind. Man kann außerdem verkrampfte Muskeln mit Ölen massieren, die wärmende Heilpflanzen enthalten.

INNERLICH ANGEWENDETE HEILPFLANZEN: *Gewöhnlicher Schneeball, Ehrenpreis, Schafgarbe*

ÄUSSERLICH ANGEWENDETE HEILPFLANZEN: *Lavendel, Holunderblätter, Chili, Ingwer, Senf, Johanniskraut, schwarzer Pfeffer*

REZEPTE: *Tee zur Kreislaufstärkung 58; Balsam aus Rosskastanie und Schafgarbe 61; Salze zur Rehydratation 71; Einreibung für die Gelenke mit Chili 96; Schmerzlinderndes Einreibemittel 97; Muskellösende Tinktur 99; Entspannendes Badesalz 100*

GICHT

Bei Gicht handelt es sich um eine entzündliche Arthritis. Harnsäureeinlagerungen um die Gelenke verursachen schlimme Schmerzen, oft um die großen Zehen. Die Anfälle dauern meistens nur 1 Woche. Fettleibigkeit, Gewichtszunahme und exzessiver Alkoholgenuss können die Symptome von Gicht verstärken. Vermeiden Sie Lebensmittel, die reich an Purinen sind, da sie den Urinsäuregehalt im Körper steigern können: Dazu gehören rotes Fleisch, Leber und Nieren. Mit dem Rauchen aufzuhören und für regelmäßige Bewegung zu sorgen, können ebenfalls helfen, die Gichtanfälle zu reduzieren. Obwohl die Stelle selbst möglicherweise zu schmerzempfindlich ist, kann man das Gewebe außenherum mit einer Mischung aus 2–5 Tropfen ätherischen Lavendel- oder Pfefferminzöls auf 1 TL Sonnenblumen- oder Olivenöl massieren. Ansonsten kann man diese Ölmischung auch einem Fußbad zusetzen.

INNERLICH ANGEWENDETE HEILPFLANZEN: *Selleriesamen, Löwenzahnblätter, Mädesüß, Weidenrinde, Labkraut*

OSTEOPOROSE

Der Begriff „Osteoporose" lässt sich wörtlich mit „porösen Knochen" übersetzen. Er bezeichnet einen Schwund an Knochengewebe, das als „Knochendichte" gemessen wird. Die Folge sind schwächere Knochen, die leichter brechen. Frauen sind häufiger davon betroffen als Männer, besonders nach der Menopause, wenn der Hormonspiegel, der im Zusammenhang mit dem Erhalt der Knochen steht, abnimmt. Es ist daher wichtig, vermehrt Lebensmittel zu sich zu nehmen, die reich an Mineralien sind, die wiederum wichtig für die Knochen sind: Kalzium, Zink, Magnesium, Bor sowie die Vitamine C, D und K. Dazu gehören beispielsweise Löwenzahnblätter, Chicorée, Spinat und Brunnenkresse.

Versuchen Sie es über Nacht mit Aufgüssen (Seite 12) von mineralstoffreichen Heilpflanzen wie Brennnessel, Schachtelhalm und Rotklee. Man kann vor dem Essen bittere Heilpflanzen zu sich nehmen, um die Aufnahme der wichtigen Mineralien zu verbessern.

INNERLICH ANGEWENDETE HEILPFLANZEN: *Rotklee, Brennnessel, Schachtelhalm, Luzerne, Haferstroh, Löwenzahnblätter, Ringelblume, Labkraut, Vogelmiere*

REZEPTE: *Bitterer Verdauungsspray 66; Knochenbrühe 76; Konzentriertes Pulver aus Brennnesseln und Pilzen (siehe links)*

Konzentriertes Pulver aus Brennnesseln und Pilzen

Dieses Rezept verwendet getrocknete Brennnesseln, die reich an Mineralien sind, die von den Knochen zur Reparatur und Kräftigung benötigt werden. Pilze kann man mit der Lamellenseite nach oben ein paar Stunden in die Sonne legen, um ihren Vitamin-D-Gehalt zu erhöhen. Dieses Vitamin ist für die Gesundheit der Knochen äußerst wichtig, da es die Aufnahme von Kalzium und Magnesium erhöht. Dieses Rezept ergibt ein leckeres Würzmittel, das außerdem ein Mineralien-Knaller ist.

ein Küchensieb voller Brennnesseln, frisch getrocknet
400 g Champignons
10 g Knoblauch-Pulver
10 g Meer- oder Steinsalz

Die Pilze fein aufschneiden und auf einem Blech im Ofen bei niedriger Temperatur oder in einem Dörrgerät trocknen. Sobald sie getrocknet sind, alle Zutaten im Mixer zerkleinern, bis ein feines Pulver entsteht.

ANWENDUNG: Täglich 1–2 TL über das Essen streuen.

HALTBARKEIT: Bis zu 6 Monate in einem luftdichten Behälter an einem kühlen, dunklen Ort.

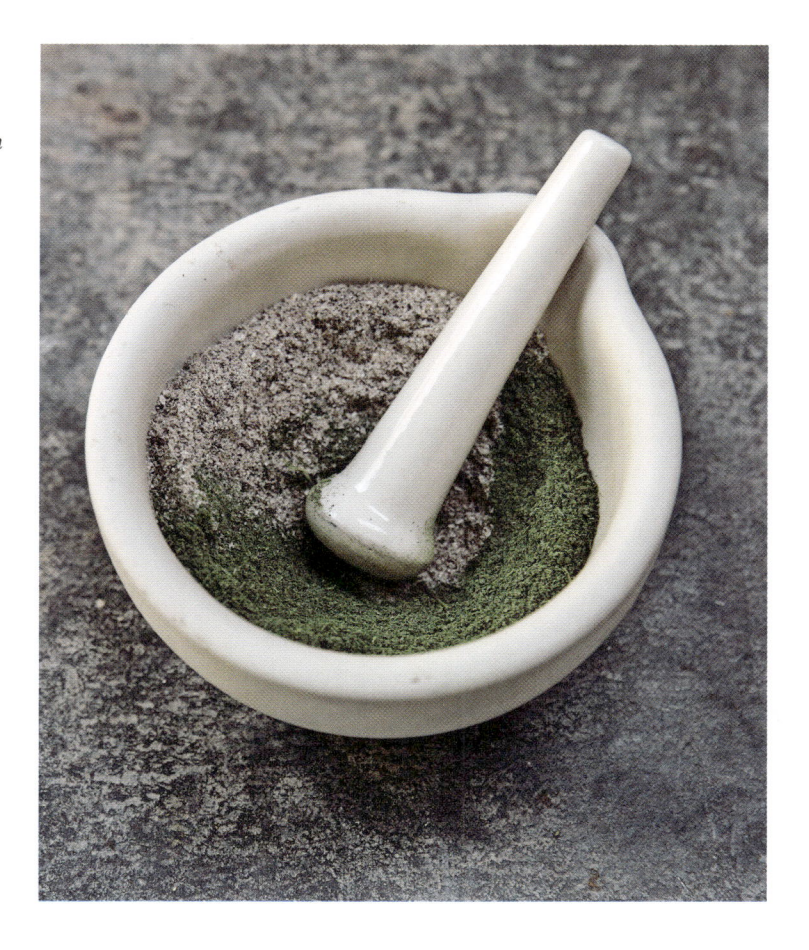

MUSKELN, KNOCHEN UND GELENKE

KNOCHENBRÜCHE

Knochenbrüche müssen geröntgt und von einem Arzt behandelt werden. Aber der Heilungsprozess kann durch den Einsatz von pflanzlichen Wundheilmitteln unterstützt werden. Man trinkt dazu Aufgüsse aus mineralstoffreichen Pflanzen wie Brennnessel, Rotklee oder Schachtelhalm, die lange gezogen haben (Seite 12).

INNERLICH ANGEWENDETE HEILPFLANZEN: *Brennnessel, Schachtelhalm, Rotklee, Löwenzahn, Haferstroh, Johanniskraut, Ringelblume*

ÄUSSERLICH ANGEWENDETE HEILPFLANZEN: *Beinwell, Johanniskraut, Holunderblätter, Schachtelhalm*

Beinwell-Salbe

Beinwell enthält Allantoin, das die Heilung von Gewebe unterstützt. Traditionell wird er verwendet, um das Zusammenwachsen von gebrochenen Knochen zu fördern.

2 Handvoll getrocknete, zerkrümelte Beinwellblätter
140 ml Olivenöl
20 g Bienenwachs
20 Tropfen ätherisches Rosmarinöl
20 Tropfen ätherisches Lavendelöl

Die getrockneten Beinwellblätter in ein Wasserbad geben (Seite 24), mit Olivenöl bedecken und sanft etwa 4 Stunden köcheln, um ein Kräuteröl daraus zu gewinnen.

Die Pflanzenteile abseihen und entsorgen. Dann das Bienenwachs zu dem Öl ins Wasserbad geben und rühren, bis es geschmolzen ist. Die ätherischen Öle hinzufügen, dann das Ganze in ein Schraubglas von passender Größe gießen, verschließen und mit dem aktuellen Datum beschriften.

ANWENDUNG: Die Salbe 2–3-mal täglich auf die betroffene Stelle auftragen.

HALTBARKEIT: Bis zu 1 Jahr an einem kühlen, dunklen Ort.

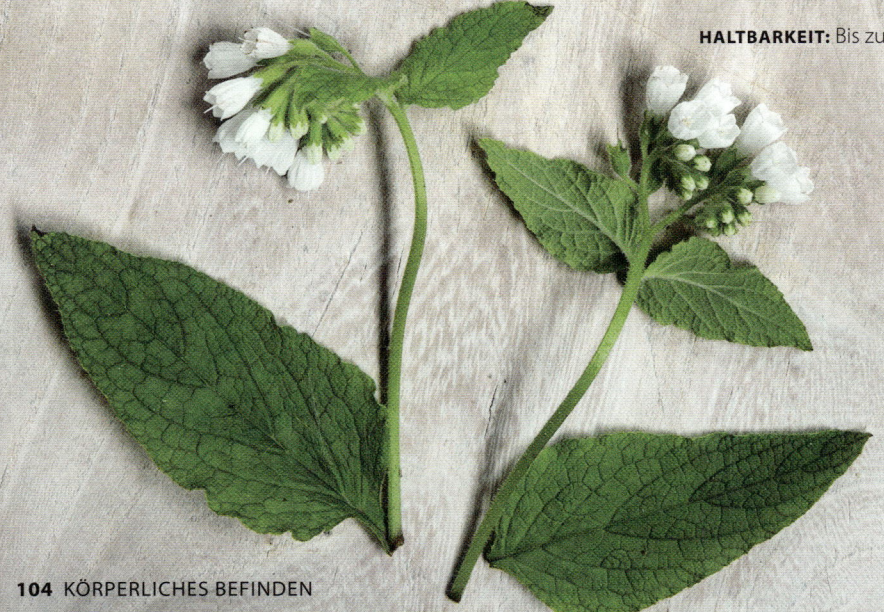

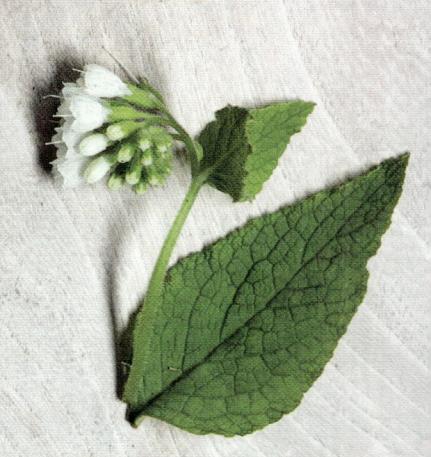

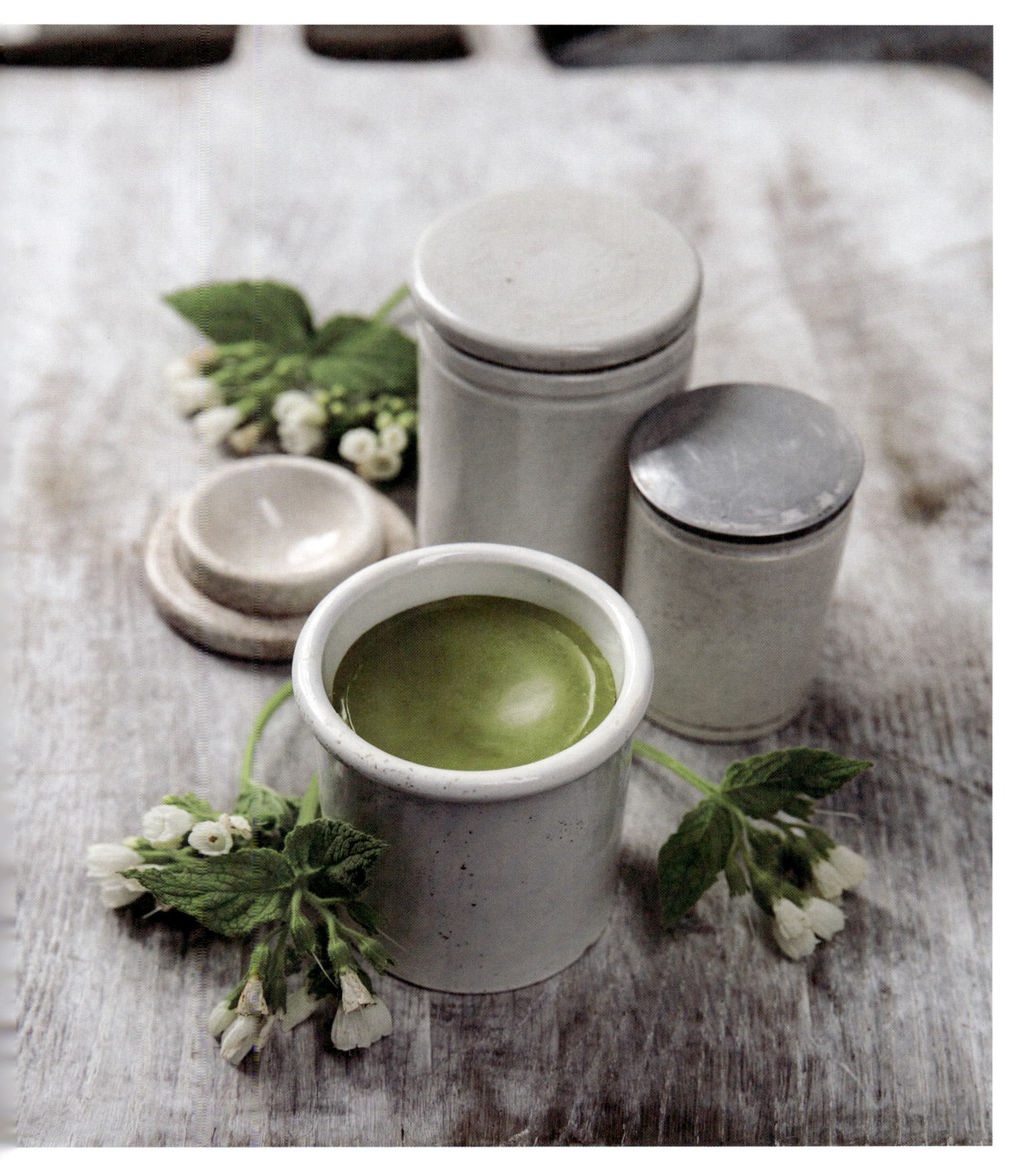

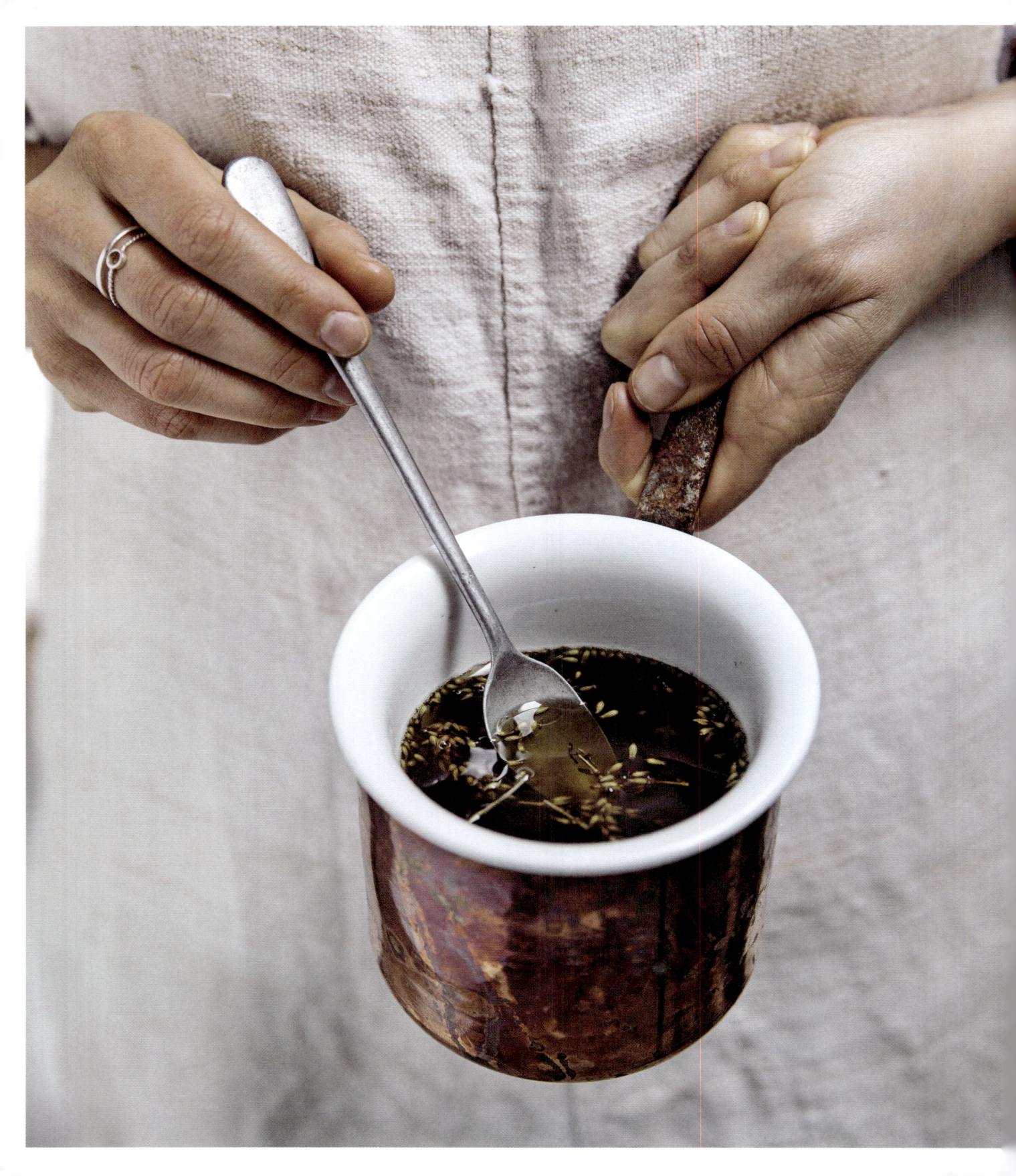

ATEMWEGE
ASTHMA

Asthma bezeichnet Probleme beim Atmen, die durch Muskelkrämpfe in der Brust und den Atemwegen verursacht werden. Ein solcher Anfall kann von leicht bis ernsthaft reichen. In letztem Fall wird sofort ein Notfallmedikament benötigt. Gründe für Asthma können Allergien, Infektionen, bestimmte Lebensmittel oder Vererbung sein. Die Behandlung mit Heilpflanzen muss auf jeden Fall von ärztlicher Seite begleitet und überwacht werden. Traditionell werden Aufgüsse aus Heilpflanzen wie Thymian oder Helenenkraut eingesetzt, welche die Arbeit der Lunge unterstützen.

INNERLICH ANGEWENDETE HEILPFLANZEN: *Thymian, Königskerze, Süßholz, Wegerich, Rinde der Wilden Kirsche, Helenenkraut, Salbei, Knoblauch, Geißblatt, Anissamen*

REZEPTE: *Tinktur zur Stärkung des Immunsystems 80; Holunderbeeren-Pastillen 81; Lindernde Salbe für die Atemwege (siehe rechts); Hustensaft mit drei Heilpflanzen und Zwiebeln 112; Hustenbonbons mit Heilpflanzen 115*

Lindernde Salbe für die Atemwege

Diese Salbe verwendet Beinwell, um die Schmerzen in den Muskeln zu lindern, die durch ständiges Husten überanstrengt sind. Außerdem enthält sie abschwellende, ätherische Öle, welche die Atemorgane beruhigen und so das Luftholen erleichtern.

150 g Kokosöl
1 EL getrocknete Lavendelblüten
1 Handvoll getrocknete Beinwellblätter
3 EL getrockneter Thymian, gehackt und zerdrückt
4 große getrocknete Eukalyptusblätter, gehackt und zerdrückt
40–60 Tropfen einer Mischung aus den folgenden ätherischen Ölen (nach Wahl): Thymian, Eukalyptus, Teebaum, Weihrauch, Pfefferminze, Lavendel

Das Kokosöl zusammen mit Lavendel, Beinwell, Thymian und Eukalyptus sanft im Wasserbad erhitzen (Seite 24) und das Öl gründlich ziehen lassen, bis es aromatisch und grün ist (2–4 Stunden). Achtgeben, dass das Wasser im Topf nicht vollständig verdunstet.

Die Mischung vom Herd nehmen und ein paar Minuten abkühlen, aber nicht festwerden lassen. Durch ein mit Musselin ausgelegtes Sieb in einen Krug abseihen, dabei die Pflanzenteile entsorgen (Achtung, das Ganze ist noch heiß!). Die Flüssigkeit in Schraubgläser füllen und einige Minuten weiter abkühlen lassen.

Dann die ätherischen Öle mit einem Cocktailspieß unterrühren und die Gläser verschließen. Auf diese Weise verbleiben die ätherischen Öle in dem Glas, anstatt durch die Hitze zu verdunsten. Mit dem aktuellen Datum beschriften.

ANWENDUNG: Eine großzügige Menge der Salbe auf Brust und Rücken einmassieren und entspannen.

HALTBARKEIT: Bis zu 1 Jahr an einem kühlen, dunklen Ort. Entsorgen, falls die Salbe ranzig riecht oder der Duft verschwunden ist.

ERKÄLTUNGEN, GRIPPE UND VERSTOPFTE NASE

Leichte Virusinfektionen, die Erkältungen und Grippe verursachen, machen im Winter regelmäßig die Runde. Während die Erkrankung von selber wieder besser wird, können traditionelle Hausmittel die Symptome lindern und das Immunsystem unterstützen. Holunderblüten und -beeren sind ein altbewährtes Mittel gegen Erkältungen und Grippe, was auch die Forschung belegt hat: Diese Pflanze enthält Wirkstoffe, die verhindern, dass Viren in die Zellen eindringen und sich dort vermehren können. Der Hauptansatz bei der Behandlung von Erkältungen und Grippe mit Heilpflanzen zielt auf die Unterstützung des Immunsystems (siehe Absatz zum Immunsystem Seite 76). Der Aufguss gegen Erkältungen und Grippe (rechts) besteht aus einer traditionellen Mischung, die im Kampf gegen Erkältungen eingesetzt wird. Außerdem sollte man viel Knoblauch und Vitamin C zu sich nehmen. Ein einfacher Tee mit Zitrone und Ingwer kann helfen, die Atemwege zu beruhigen und den Körper zu wärmen, wenn man an Erkältungssymptomen leidet.

INNERLICH ANGEWENDETE HEILPFLANZEN: *Echinacea, Holunderbeeren, Lindenblüten, Knoblauch*

REZEPTE: *Dampf-Inhalation mit Heilpflanzen 19; Tinktur zur Stärkung des Immunsystems 80; Holunderbeeren-Pastillen 81; Holunderbeeren-Likör 82; Wärmender Cidre 82; Lindernde Salbe für die Atemwege 107; Aufguss gegen Erkältungen und Grippe (siehe rechts); Salbe gegen rissige Haut (gegenüber); Holunderbeeren-Sirup 111; Hustensaft mit drei Heilpflanzen und Zwiebeln 112; Hustenbonbons mit Heilpflanzen 115; Gurgelwasser gegen Halsschmerzen 119; Kühlende Halspastillen mit Ingwer und Honig 120*

Aufguss gegen Erkältungen und Grippe

Diese Mischung wird traditionell gegen Erkältungen und Grippe verwendet. Man trinkt sie heiß und legt sich anschließend sofort ins Bett für einen erholsamen und heilsamen Schlaf.

20 g getrocknete Holunderblüten
20 g getrocknete Holunderbeeren
20 g getrocknete Schafgarbe
20 g getrocknete Pfefferminzblättchen
frischer Ingwer, in Scheiben geschnitten

Alle getrockneten Heilpflanzen vermischen und in einem luftdichten Behälter aufbewahren.

ANWENDUNG: 2 TL der Mischung in 200 ml kochendes Wasser geben und nach Wunsch einige Scheiben frischen Ingwer hinzufügen. Abgedeckt 10–15 Minuten ziehen lassen, dann trinken. Bis zu 3-mal täglich wiederholen.

HALTBARKEIT: Bis zu 1 Jahr an einem kühlen, dunklen Ort.

Salbe gegen rissige Haut

Das ist eine weiche Salbe gegen die trockene, rissige Haut, wie man sie bekommt, wenn man in der Kälte spazieren war oder sich zu oft die Nase geputzt hat. Die Ringelblumenblätter fördern die Regeneration der Haut, während Sheabutter und Jojobaöl die betroffene Stelle befeuchten und einen Schutzschild auf der Haut bilden.

2 TL getrocknete Ringelblumenblütenblätter
2 TL getrocknete Eibischwurzel
20 g Sheabutter
30 ml Jojobaöl
2 TL Bienenwachs
½ TL Honig (optional)
4 Tropfen ätherisches Lavendelöl (optional)

Die Heilpflanzen im Wasserbad (Seite 24) zusammen mit Sheabutter und Öl bei niedriger Hitze 2–3 Stunden ziehen lassen.

Die Mischung vom Herd nehmen, dann die Pflanzenteile herausseihen. Ins Wasserbad zurückstellen und das Bienenwachs darin schmelzen. Vom Herd nehmen und einige Minuten abkühlen lassen, dabei nach Wunsch Honig und ätherisches Lavendelöl unterrühren. Die Mischung in kleine Döschen füllen, verschließen und mit dem aktuellen Datum beschriften.

ANWENDUNG: Nach Bedarf etwas von der Salbe auf Nase, Lippen oder andere trockene Hautpartien auftragen.

HALTBARKEIT: Bis zu 2 Jahre an einem kühlen, dunklen Ort.

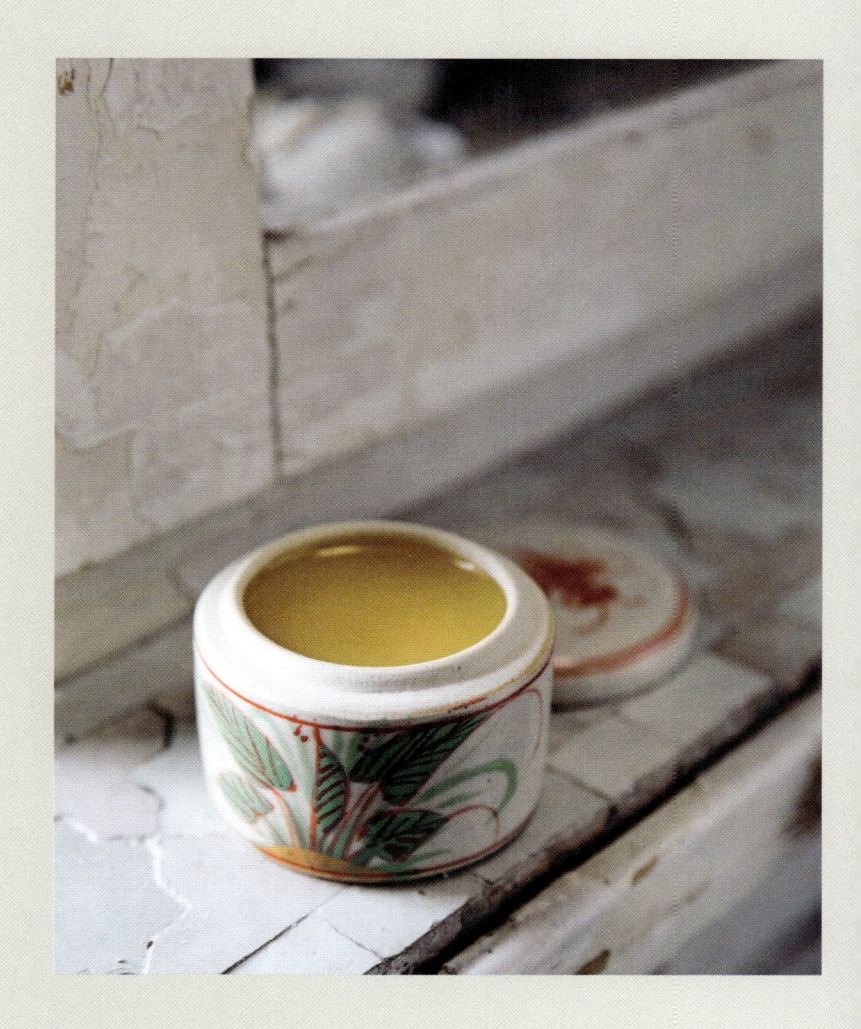

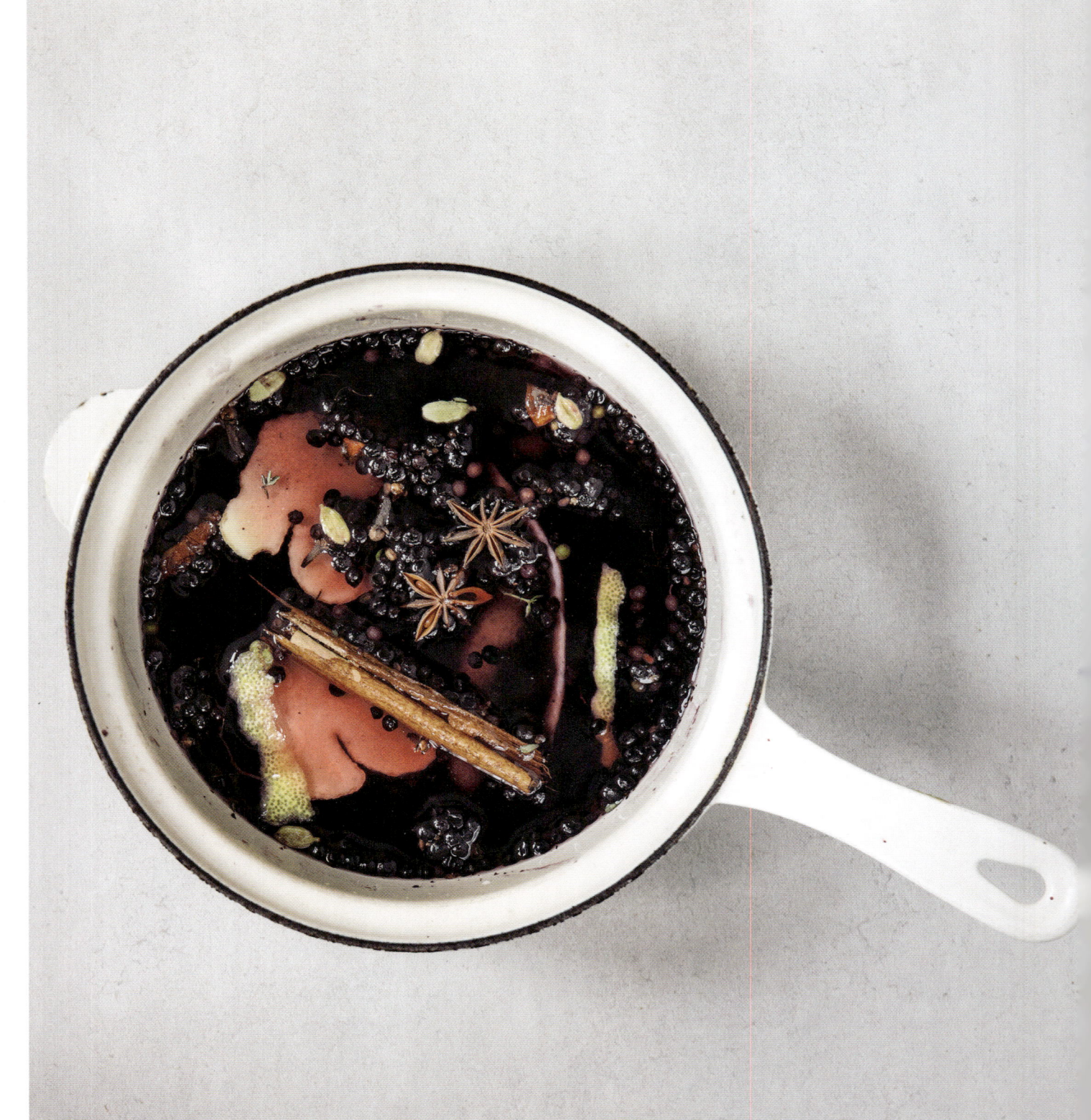

VERSTOPFTE NASE/KATARRH

Holunderbeeren-Sirup

Gewürzter Holunderbeeren Sirup ist ein leckeres Mittel gegen Erkältungen, Grippe und Halsschmerzen.

400 g frische oder 250 g getrocknete Holunderbeeren
1 daumengroßes Stück frischer Ingwer, in dünne Scheiben geschnitten
1 Zimtstange
2 Sternanis
6 Nelken
6 Kardamom
6 Pfefferkörner
1 unbehandelte Zitrone, Schale
500 ml Wasser
etwa 500 g Zucker
1 TL Zitronensäure je 500 ml

Holunderbeeren, Ingwer, Gewürze, Zitronenschalen und Wasser (werden getrocknete Beeren verwendet, nimmt man 100 ml mehr Wasser) in einen Topf geben. Zum Kochen bringen und unbedeckt etwa 20–30 Minuten köcheln lassen, bis der dunkelrote Saft aus den Beeren ausgetreten und das Wasser um ein Drittel verdampft ist. Die Beeren durch ein mit Musselin ausgelegtes Sieb drücken, abseihen, und die Flüssigkeit in einen Messbecher gießen.

Die Flüssigkeit abmessen, dann in den Topf zurückgießen. Je 100 ml Flüssigkeit 50–100 g Zucker hinzufügen. Je mehr Zucker man nimmt, umso dicker, süßer und länger haltbar wird der Sirup sein. Sanft zum Köcheln bringen, dabei regelmäßig umrühren, bis der Sirup eingedickt ist und glänzt. Die Flüssigkeit nochmals abmessen und entsprechend Zitronensäure hinzufügen. Rühren, bis sie sich aufgelöst hat. In sterilisierte Flaschen füllen und mit dem aktuellen Datum beschriften.

ANWENDUNG: Nach Bedarf 1–2 TL einnehmen. Ansonsten 2–4 TL in heißes Wasser einrühren und trinken.

HALTBARKEIT: Ungeöffnet bis zu 1 Jahr an einem kühlen, dunklen Ort. Falls es schimmelt, entsorgen. Sobald die Flasche geöffnet ist, im Kühlschrank aufbewahren und innerhalb von 1 Monat verbrauchen.

Verstopfte Nase und Verschleimung kann durch Allergien, bakterielle oder virale Infekte, Entzündungen und Schleimproduktion der oberen Atemwege (Hals, Nase, Nebenhöhlen) hervorgerufen werden. Es ist wichtig, das Immunsystem mit Echinacea und Holunderbeeren zu unterstützen, um dem Körper beim Kampf gegen die Infektion zu helfen. Rührt die verstopfte Nase von Erkältung oder Grippe her, siehe Seite 108 zur Beseitigung der zugrundeliegenden Ursachen. Dampfinhalation (Seite 19) mit den unten aufgeführten frischen Heilpflanzen und ätherischen Ölen ist eine wunderbare Methode, um die abschwellenden, antimikrobiellen, ätherischen Öle direkt in die Atemwege zu bringen, die sich dadurch beruhigen können. Die Symptome werden so gelindert.

INNERLICH ANGEWENDETE HEILPFLANZEN: *Echinacea, Holunderbeeren, Holunderblüten, Thymian, Süßholz, Knoblauch, Gundelrebe, Wegerich, Eukalyptus, Salbei*

ÄUSSERLICH ANGEWENDETE HEILPFLANZEN (IN DER DAMPFINHALATION): *Thymian, Eukalyptus, Rosmarin, Salbei*

ÄTHERISCHE ÖLE (ÄUSSERLICH ANGEWENDET): *Thymian, Eukalyptus, Teebaum, Lavendel (siehe Anleitung Seite 49)*

REZEPTE: *Dampf-Inhalation mit Heilpflanzen 19; Tinktur zur Stärkung des Immunsystems 80; Holunderbeeren-Pastillen 81; Wärmender Cidre 82; Lindernde Salbe für die Atemwege 107; Aufguss gegen Erkältungen und Grippe 108; Hustensaft mit drei Heilpflanzen und Zwiebeln 112*

HUSTEN

Husten ist ein natürlicher Reflex, um Schleim aus der Lunge zu entfernen (feuchter Husten), oder die Folge einer Entzündung und Reizung (trockener Husten). Grund kann ein Infekt wie eine Erkältung oder eine Allergie wie Heuschnupfen sein. Wichtig ist es, das Immunsystem zu stärken (Seite 74), um den zugrundeliegenden Infekt zu bekämpfen. Außerdem sollte man die gereizten Schleimhäute mit befeuchtenden, kühlenden Heilpflanzen wie Eibisch behandeln. Husten, der den Schleim auswirft, kann durch schleimlösende Heilpflanzen wie Thymian, Süßholz und Helenenkraut unterstützt werden. Trockener Husten dagegen, der vom erholsamen Schlaf abhält, kann mit Sirup aus Kirschbaumrinde beruhigt werden; die Atemwege entspannen sich.

ACHTUNG: Keuchhusten (Perioden intensiven Hustens, der keuchend klingt) und Krupp (Husten, der bellend klingt) bei Kindern können ernst sein und müssen von einem Arzt behandelt werden. Bronchitis ist ein chronischer Husten, der ebenfalls ärztlich behandelt werden muss.

INNERLICH ANGEWENDETE HEILPFLANZEN: *Thymian, Helenenkraut, Königskerze, Süßholz, Anissamen, Eibisch, Knoblauch, Holunderbeeren, Echinacea*

REZEPTE: *Tinktur zur Stärkung des Immunsystems 80; Holunderbeeren-Pastillen 81; Wärmender Cidre 82; Lindernde Salbe für die Atemwege 107; Aufguss gegen Erkältungen und Grippe 108; Hustensaft mit drei Heilpflanzen und Zwiebeln (siehe rechts); Hustenbonbons mit Heilpflanzen 115*

Hustensaft mit drei Heilpflanzen und Zwiebeln

Dieses einfache Rezept kann man zur Not auch nur aus Zwiebeln und Zucker zubereiten. Die Zwiebeln wirken gegen Infektionskrankheiten und sind zudem schleimlösend. Der Sirup lindert Schmerzen und kleidet die Atemwege aus. Die aromatischen Heilpflanzen wirken antibakteriell, schleimlösend und abschwellend, außerdem schmecken sie lecker.

1 Zwiebel, fein gehackt
2 Knoblauchzehen, fein gehackt (optional; intensiv im Geschmack)
1 EL fein gehackter, frischer Thymian
1 EL fein gehackter, frischer Salbei
1 EL fein gehackter, frischer Oregano
Honig oder Zucker

Zwiebeln, Knoblauch (falls verwendet) und Heilpflanzen fingerbreit – abwechselnd mit ebenso viel Zucker – in ein Glas schichten. Falls anstelle von Zucker Honig verwendet wird, alle Zutaten in das Glas geben und anschließend mit Honig bedecken.

Ziehen lassen, bis Flüssigkeit aus den Zwiebeln austritt und ein Sirup entsteht. Das geschieht relativ schnell und man kann den „Hustensaft" dann auch gleich einnehmen. Noch besser ist es allerdings, das Ganze über Nacht oder sogar 1 Woche im Kühlschrank ziehen zu lassen. Anschließend seiht man die Flüssigkeit ab und entsorgt die Pflanzenteile. Wird Honig verwendet, kann dieser im Kühlschrank fest werden. In diesem Fall stellt man das Glas einfach in einen Topf mit warmem Wasser, ehe man das Ganze abseiht.

ANWENDUNG: Nach Bedarf 1–2 TL einnehmen.

HALTBARKEIT: Innerhalb 1 Monats verbrauchen. Falls schimmlig, entsorgen.

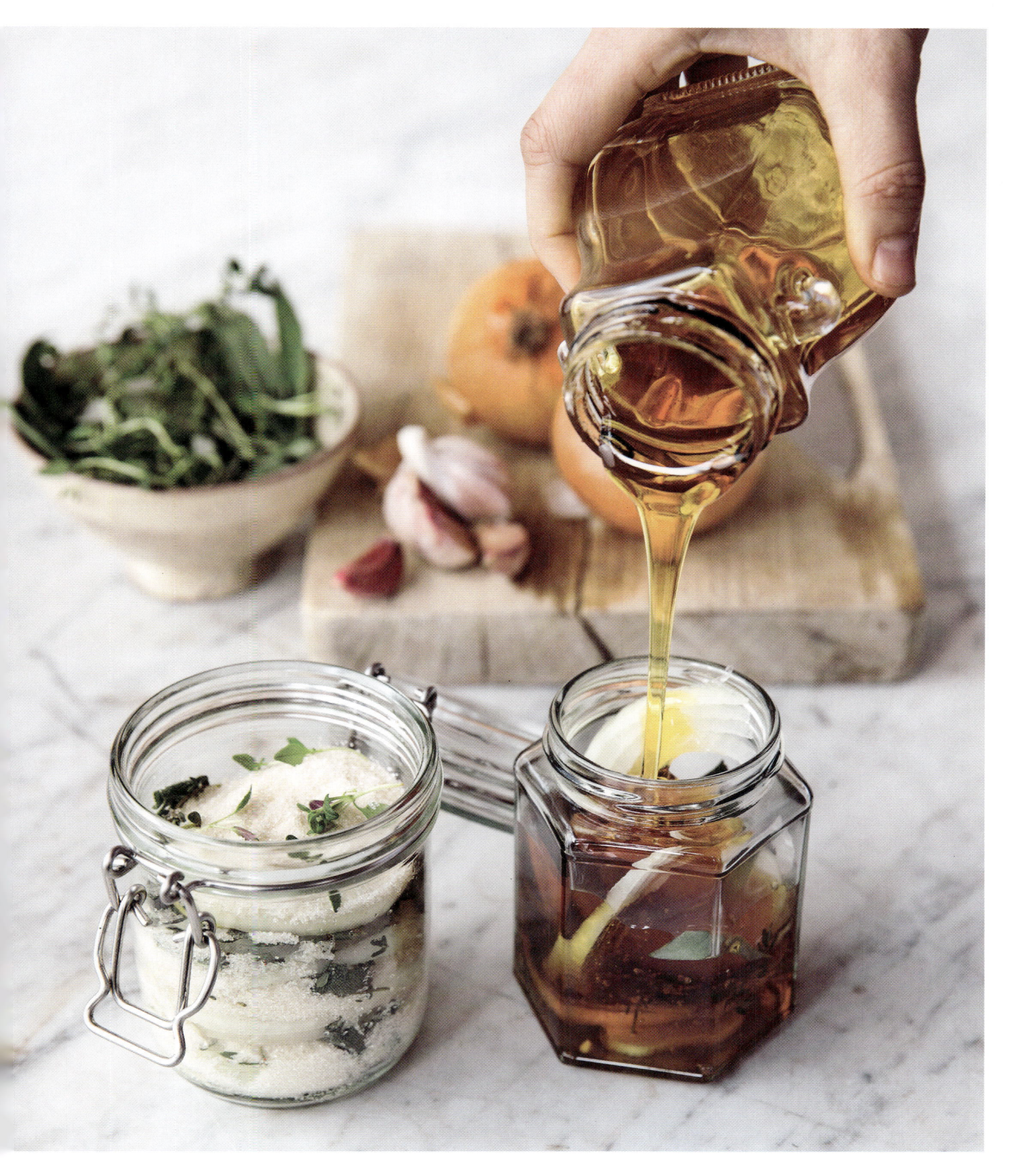

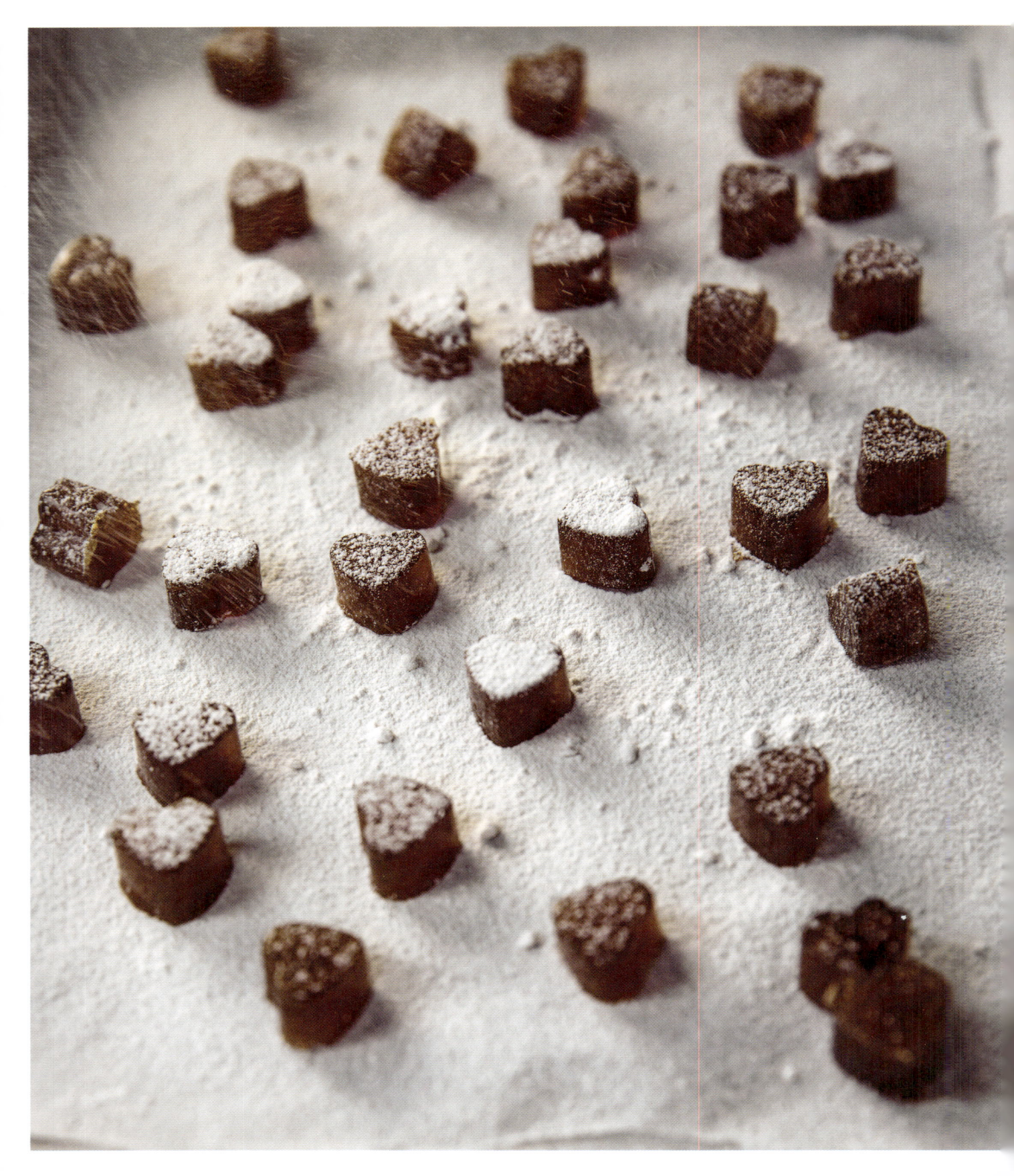

Hustenbonbons mit Heilpflanzen

Diese Hustenbonbons könne Husten lindern, Halsschmerzen mindern, und werden auch von Kindern gerne genommen.

FÜR DEN SUD

50 g frischer, gehackter Ingwer

5 EL Anissamen

350 ml Wasser

6–8 EL frischer, gehackter Thymian

FÜR DIE HUSTENBONBONS

240 ml Sud (siehe oben)

200 g körniger, brauner Zucker

16 EL Honig

SCHRITT 1: ZUBEREITUNG DES SUDS

Ingwer, Anissamen und Wasser in einen Topf geben, zudecken und 5 Minuten leicht köcheln lassen. Vom Herd nehmen, Thymian hinzufügen und abgedeckt 15 Minuten ziehen lassen. Abseihen, Pflanzenteile entsorgen, die Flüssigkeit aufbewahren und beiseitestellen.

SCHRITT 2: ZUBEREITUNG DER BONBONS

Man verwendet dieselbe Methode wie für die Zubereitung von Süßigkeiten. Die Temperatur des Zuckers ist sehr hoch, daher vorsichtig agieren und die Förmchen im Vorfeld vorbereiten. Die Silikon-Förmchen (nicht Plastik!) auf ein Schneidebrett oder Blech stellen. (Falls Sie keine Förmchen haben, füllen Sie ein Backblech bis zu einer Höhe von 2,5 cm mit Puderzucker. Mit einem Korken oder einem kleinen Messlöffel kleine Mulden in den Zucker drücken. Die Vertiefungen nicht bis zum Blech durchdrücken.) Außerdem sollten Sie einen hitzefesten Messbecher zur Hand haben, um die fertige Mischung in die Förmchen zu gießen.

Die Zubereitung von Süßigkeiten ist knifflig und es hilft, ein Zuckerthermometer zu verwenden, um die richtige Temperatur hinzubekommen. 1 Tasse Sud, Zucker und Honig in einen Topf mit schwerem Boden geben. Der Topf sollte groß genug sein, da der Zucker beim Kochen nach oben steigt.

Die Hitze auf die mittlere Stufe schalten, dann mit einem hölzernen Kochlöffel umrühren, damit sich Zucker und Honig in der Flüssigkeit auflösen. Sobald sich alles vermischt hat, nur noch gelegentlich umrühren und regelmäßig die Temperatur überprüfen. Unbedingt bis zum Topfboden rühren, aber nicht an den Topfwänden kratzen, da kristallisierter Zucker die Klarheit der Bonbons trüben würde. Sobald die Temperatur 120 °C erreicht hat, ständig leicht rühren. Dabei die Temperatur im Auge behalten. Sobald 150 °C erreicht sind, mit einem Topfhandschuh vom Herd nehmen.

Die heiße Mischung sofort ganz vorsichtig in den hitzebeständigen Messbecher füllen. Damit die Flüssigkeit in die Förmchen gießen (oder die Mulden im Puderzucker) und über Nacht festwerden lassen. Dann aus den Förmchen lösen.

Mit Puderzucker bestäuben und in Lagen, die jeweils durch Backpapier getrennt sind, in einem luftdichten Behälter aufbewahren.

ANWENDUNG: Nach Bedarf 1 Bonbon lutschen.

HALTBARKEIT: Selbstgemachte Bonbons werden mit der Zeit weich, daher sollte man sie innerhalb von 1 Monat aufbrauchen.

OHRENSCHMERZEN

Ohrenschmerzen können von einer bakteriellen oder viralen Infektion des Mittelohrs *(Otitis media)* oder des äußeren Gehörganges *(Otitis externa)* herrühren. Königskerze und Johanniskraut sind Heilpflanzen, die traditionell gegen Entzündungen, Schmerzen und Infektionen verwendet werden. Einige Tropfen (1 Tropfen für Kinder) in den äußeren Gehörgang träufeln und sanft einmassieren (nicht direkt in den Gehörgang, sondern außenherum). Ansonsten kann man aus den oben genannten Heilpflanzen auch Kompressen anfertigen. Außerdem kann man einen Königskerzen-Aufguss trinken. Um den Körper im Kampf gegen die Infektion zu unterstützen, kann man Echinacea und Holunderbeeren für ein starkes Immunsystem als Aufguss, Tinktur oder Sirup einnehmen. Siehe Seite 74 für die Stärkung des Immunsystems und Seite 140 für Medizin für Kinder.

INNERLICH ANGEWENDETE HEILPFLANZEN: *Echinacea, Holunderbeeren, Knoblauch, Johanniskraut, Königskerze, Kamille*

ÄUSSERLICH ANGEWENDETE HEILPFLANZEN: *Johanniskraut, Königskerze, Knoblauch, Lavendel, Kamille*

REZEPTE: *Dampf-Inhalation mit Heilpflanzen 19; Tinktur zur Stärkung des Immunsystems 80; Hustensaft mit drei Heilpflanzen und Zwiebeln 112; Hustenbonbons mit Heilpflanzen 115; Öl für die Ohren mit Knoblauch und Königskerze 140*

Aufguss gegen Allergien

Diese Mischung kombiniert Holunderblüten, Wegerich und Brennnessel, um die entzündliche, allergische Reaktion bei Heuschnupfen zu mildern und das Jucken bei Insektenstichen zu verringern. Diese Heilpflanzen sind für ihre lindernde Wirkung bekannt und können brennende, gereizte Schleimhäute in Nase, Hals und Augen beruhigen.

HEUSCHNUPFEN UND ALLERGISCHER SCHNUPFEN

Saisonbedingter Heuschnupfen wird ausgelöst durch eine Allergie auf Pollen, die eine Entzündung der oberen Atemwege (Nase, Hals, Nebenhöhlen) sowie manchmal der Augen verursacht. Reizung, Juckreiz und vermehrte Schleimproduktion können mit Hilfe von Heilpflanzen gelindert werden, indem man einen Aufguss oder eine Tinktur der unten stehenden Heilpflanzen anwendet. Naturheilkundige glauben, dass der Schlüssel zu einem erfolgreichen Kampf gegen die Symptome des Heuschnupfens darin liegt, anti-allergene Heilpflanzen früh im Jahr einzunehmen, ehe die „Saison" startet. Wenn Sie also immer Symptome im Juni haben, versuchen Sie es mit der Einnahme von Heilpflanzen im April und Mai. Allergischer Schnupfen, der ähnliche Symptome aufweist, ist ebenfalls eine allergische Reaktion, die durch andere Allergene wie Tierhaare oder Staub ausgelöst wird. Sie kann wie Heuschnupfen behandelt werden. Gegen juckende, gereizte Augen kann man je einen Wattebausch mit einem gekühlten Aufguss aus Kamille und Augentrost tränken und auf die geschlossenen Augen legen.

INNERLICH ANGEWENDETE HEILPFLANZEN: *Brennnessel, Holunderbeeren, Augentrost, Wegerich, Kamille, Gundelrebe*

REZEPTE: *Aufguss gegen Allergien 116; Kühlende Eiswürfel gegen juckende Augen 118; Nasenspülung 121*

20 g getrockneter Wegerich
20 g getrocknete Brennnesselblätter
20 g getrocknete Kamillenblüten
20 g getrockneter Augentrost

Die Heilpflanzen vermischen, in einem luftdichten Behälter aufbewahren und mit dem aktuellen Datum beschriften.

ANWENDUNG: 2 TL der Mischung mit 200 ml kochendem Wasser übergießen und abgedeckt 10–15 Minuten ziehen lassen. Dann trinken. Bis zu 3-mal täglich wiederholen.

HALTBARKEIT: Bis zu 1 Jahr an einem kühlen, dunklen Ort.

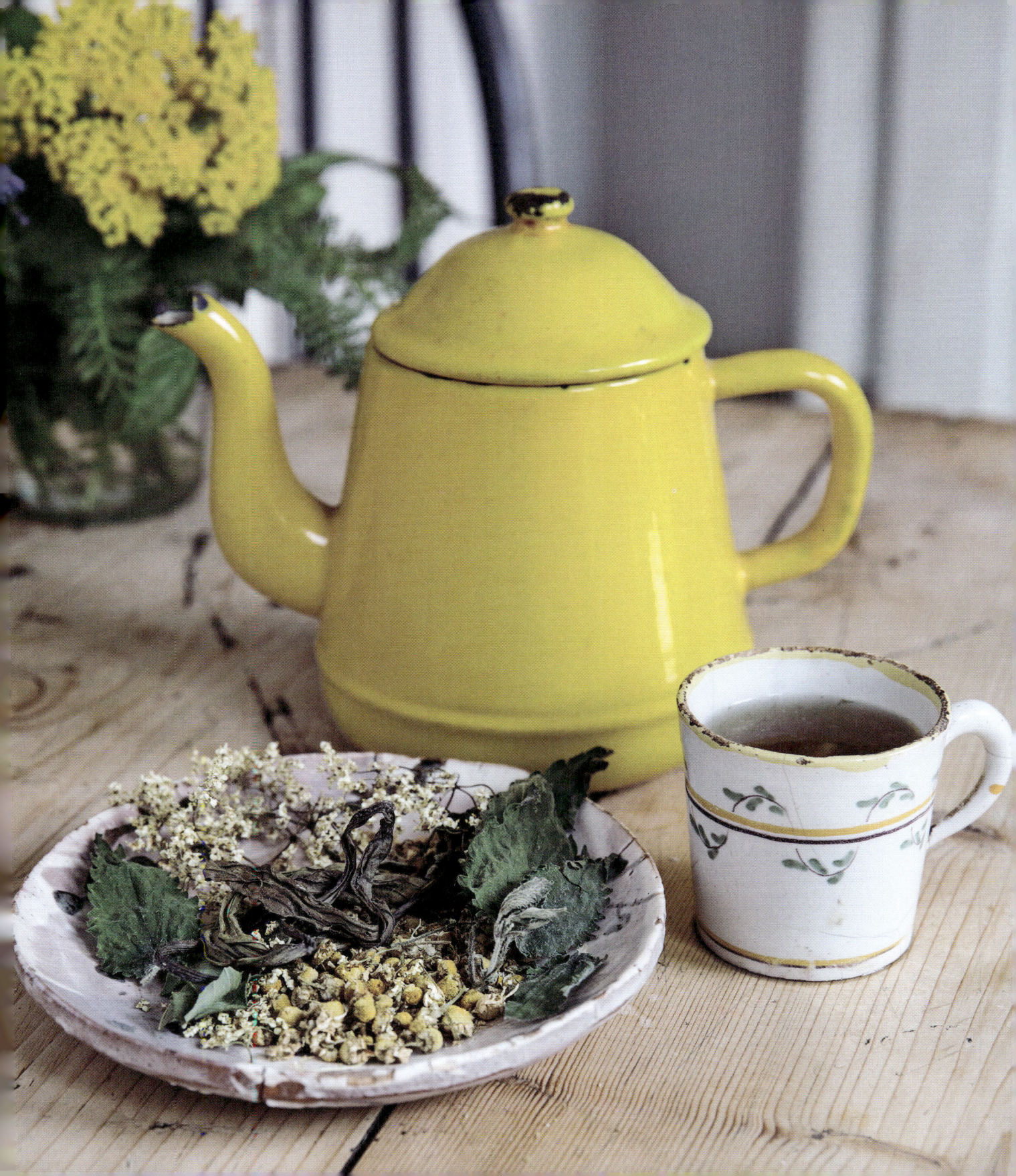

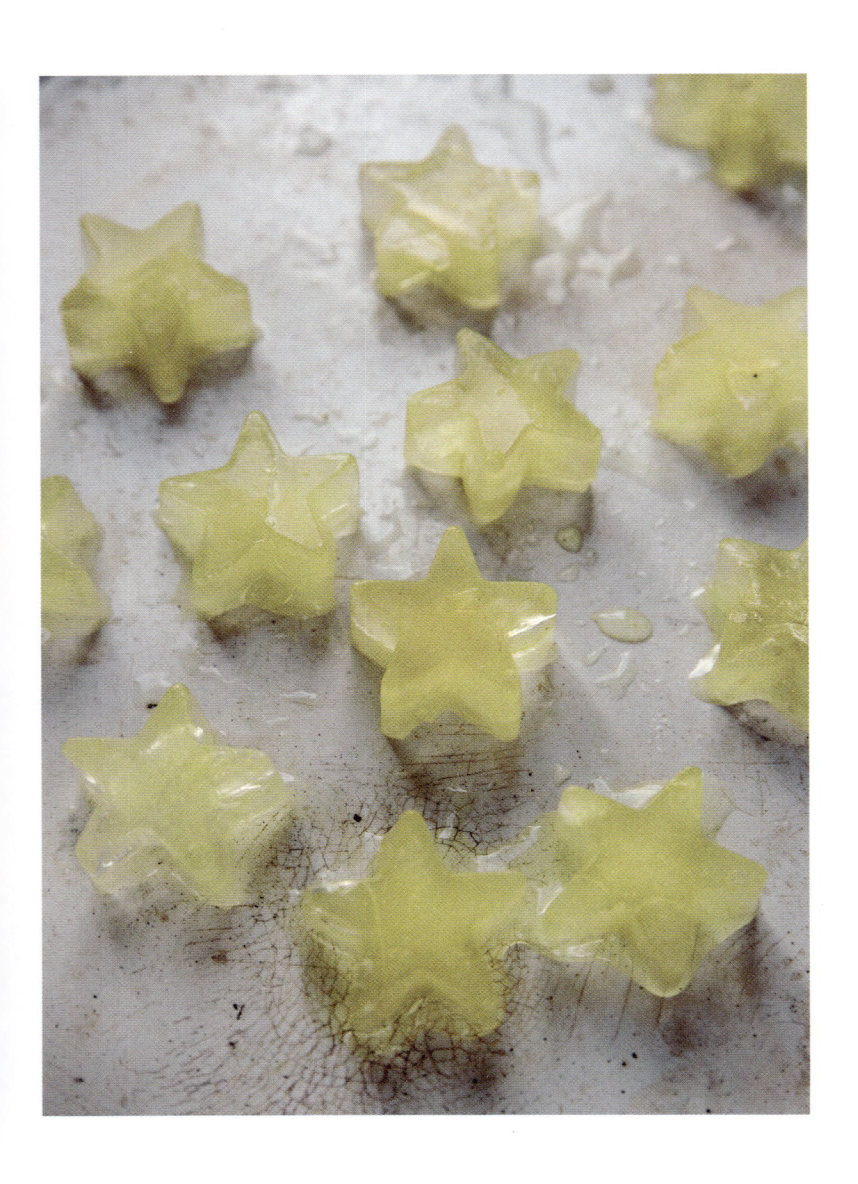

Kühlende Eiswürfel gegen juckende Augen

Dieses Rezept verwendet Augentrost, eine Heilpflanze, die bereits im antiken Griechenland für ihre augenstärkende und entzündungshemmende Wirkung bekannt war. In Verbindung mit entzündungshemmender Kamille und Holunderblüte ergibt sich ein linderndes Rezept gegen geschwollene und juckende Augen aufgrund von Allergien. Perfekt bei Heuschnupfen, aber auch gut gegen angestrengte, müde Augen.

1 TL frische oder getrocknete Kamillenblüten
1 TL frischer oder getrockneter Augentrost
1 TL frische oder getrocknete Holunderblüten
100 ml kochendes Wasser
50 ml Hamamelis-Wasser (optional)

Die frischen oder getrockneten Heilpflanzen in eine Schüssel oder Tasse geben und mit dem kochenden Wasser bedecken. Ziehen lassen, bis das Ganze kalt ist.

Abseihen und die Pflanzenteile entsorgen, die Flüssigkeit aufbewahren. Falls verwendet, das Hamamelis-Wasser untermischen. Entweder die Flüssigkeit sofort für die Augenpartie verwenden (siehe unten) oder in Eiswürfelförmchen einfrieren.

ANWENDUNG: 2 Wattebäusche mit dem gekühlten Aufguss tränken und auf die geschlossenen Augenlider legen. 10–15 Minuten damit entspannen. Für die gefrorene Version einen der Eiswürfel in ein Geschirrtuch wickeln und damit sanft die Augenpartie abklopfen, um zu beruhigen und zu lindern. Nach Bedarf wiederholen.

HALTBARKEIT: Die gekühlte Mischung hält sich im Kühlschrank bis zu 2 Tage. Die Eiswürfel halten sich bis zu 1 Jahr in einem luftdichten Behälter im Gefrierschrank.

HALSSCHMERZEN

Schwellungen, Reizungen und Schmerzen im Hals stehen meistens im Zusammenhang mit Erkältungen und Grippe (Seite 108), gelegentlich mit Heuschnupfen (Seite 116). Bei bakteriellen Entzündungen oder Mandelentzündungen sollte man einen Arzt aufsuchen.

INNERLICH ANGEWENDETE HEILPFLANZEN: *Echinacea, Holunderbeeren, Salbei, Brombeeren, Geißblatt, Nelke, Thymian, Gundelrebe*

REZEPTE: *Tinktur zur Stärkung des Immunsystems 80; Holunderbeeren-Pastillen 81; Wärmender Cidre 82; Aufguss gegen Erkältungen und Grippe 108; Holunderbeeren-Sirup 111; Gurgelwasser gegen Halsschmerzen (siehe rechts); Hustenbonbons mit Heilpflanzen 115; Kühlende Halspastillen mit Ingwer und Honig 120*

Gurgelwasser gegen Halsschmerzen

Echinacea und Nelke helfen, den Schmerz zu betäuben. Honig und Eibisch beruhigen und kleiden den Hals aus, während Salbei traditionell verwendet wird, um heiße, gereizte Schleimhäute abzuschwellen und zu kühlen. Die Holunderbeeren unterstützen das Immunsystem und helfen im Kampf gegen Virusinfektionen. Alle Tinkturen kann man selber machen oder im gut sortierten Fachhandel kaufen.

20 ml (4 TL) **Echinacea-Tinktur**
10 ml (2 TL) **Eibisch-Tinktur**
10 ml (2 TL) **Salbei-Tinktur**
10 ml (2 TL) **Holunderbeeren-Tinktur**
10 ml (2 TL) **Nelken- oder Kardamom-Tinktur oder Hydrosol**
10 ml (2 TL) **Honig (optional)**

Alle Zutaten in eine Glasflasche geben, verschließen und kräftig schütteln, damit sich alles vermischt. Mit dem aktuellen Datum beschriften.

ANWENDUNG: Vor jeder Verwendung die Flasche kräftig schütteln. 1–2 TL der Mischung zusammen mit 1 EL Wasser in eine kleine Tasse geben. Als Gurgelwasser verwenden. Je nach Vorliebe ausspucken oder schlucken. Nach Bedarf bis zu 4-mal täglich wiederholen.

HALTBARKEIT: Bis zu 1 Jahr an einem kühlen, dunklen Ort.

TIPP: Die Mischung in eine Sprayflasche füllen. Als schnelles Mittel einige Male in den Rachen sprühen.

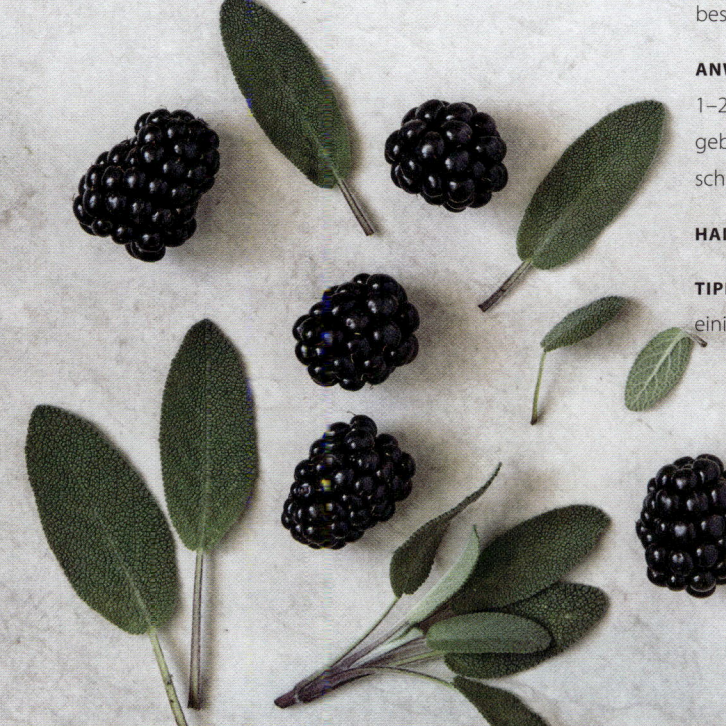

Kühlende Halspastillen mit Ingwer und Honig

Dieses schnelle und einfache Rezept ergibt ein Mittel, das einen schmerzenden, entzündeten Hals auskleidet und beruhigt. Eibischwurzel und Rotulme enthalten entzündungshemmenden Schleim, der den Hals auskleidet. Honig, Ingwer und Nelke haben wärmende, schmerzlindernde Eigenschaften. Das Ganze wirkt auch gegen Verstopfung. Lutschen Sie ein paar der Pastillen und innerhalb weniger Stunden sollten Sie Erleichterung haben.

3 EL unraffiniertes Kokosöl bei Zimmertemperatur (weich, aber nicht geschmolzen)
1 TL Eibischwurzel- und Rotulmen-Pulver
1 TL Honig
¼ TL gemahlener Ingwer
¼ TL gemahlene Nelken

Alle Zutaten in einer Schüssel gründlich vermengen. In Eiswürfelförmchen füllen, die idealerweise abgerundet sind, so dass sich lutschbare Pastillen ergeben. Das sollte etwa 8–10 Pastillen ergeben. Im Gefrierschrank festwerden lassen. Sobald sie fest sind, kann man sie in einem luftdichten Behälter im Kühlschrank aufbewahren.

ANWENDUNG: Nach Bedarf je eine Pastille lutschen. Sie sind äußerst kalorienreich, daher nicht mehr als 3–4 pro Tag.

HALTBARKEIT: Im Kühlschrank bis zu 1 Jahr.

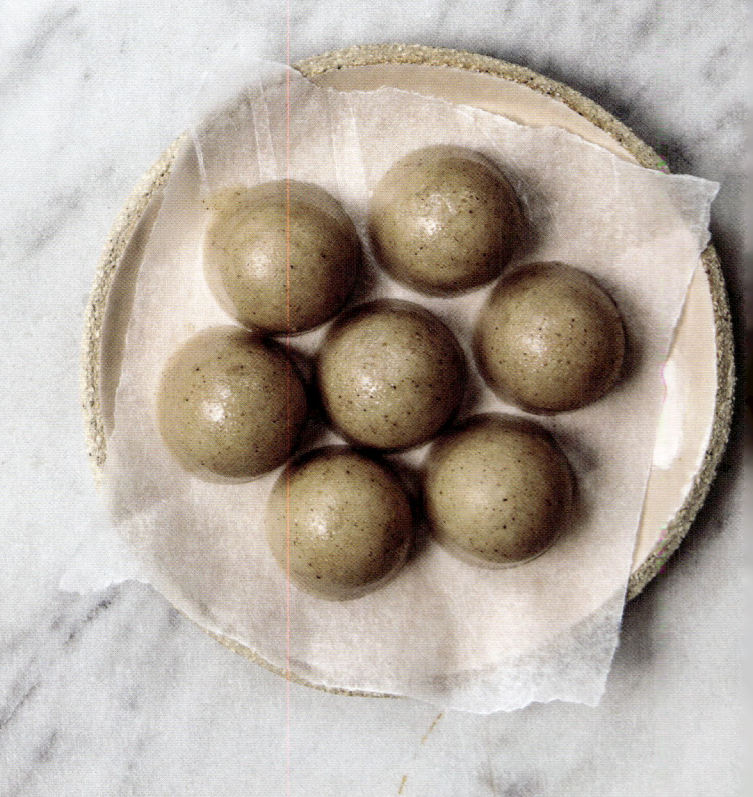

NEBENHÖHLENENTZÜNDUNG

Bakterielle oder Virusentzündungen der Nebenhöhlen um Augen und Nase können eine Überproduktion an Schleim, eine verstopfte Nase und einen Kopfschmerz hinter der Stirn zur Folge haben. Außerdem kann es schmerzhaft sein, sich nach vorne zu beugen. Dampfinhalationen mit abschwellenden und antibakteriellen, ätherischen Ölen können das Atmen erleichtern und die Verstopfung verringern (Seite 19). Der Aufguss gegen Allergien (Seite 116) kann die Symptome lindern und den Schleim austrocknen. Informieren Sie sich außerdem in dem Abschnitt zum Immunsystem (Seite 74) über Mittel, die den Körper bei der Bekämpfung der zugrundeliegenden Infektion unterstützen. Gundelrebe und Wegerich sind Heilpflanzen, die traditionell in Aufgüssen oder Tinkturen bei Nebenhöhlenproblemen eingenommen werden. Thymian wirkt antibakteriell gegen die Infektion.

INNERLICH ANGEWENDETE HEILPFLANZEN: *Gundelrebe, Wegerich, Holunderblüte, Echinacea, Eibisch, Knoblauch, Augentrost*

ÄUSSERLICH ANGEWENDETE HEILPFLANZEN (IN DAMPFINHALATIONEN ODER ALS GESICHTSKOMPRESSEN): *Thymian, Salbei, Rosmarin, Eukalyptus, Pfefferminze, Lavendel*

ÄTHERISCHE ÖLE (FÜR DAMPFINHALATIONEN): *Thymian, Eukalyptus, Teebaum, Rosmarin, Pfefferminze, Hainbirke, Lavendel, Weihrauch*

REZEPTE: *Tinktur zur Stärkung des Immunsystems 80; Holunderbeeren-Pastillen 81; Aufguss gegen Erkältungen und Grippe 108; Holunderbeeren-Sirup 111; Aufguss gegen Allergien 116; Nasenspülung (siehe rechts)*

Nasenspülung

Nasenspülkännchen (siehe unten) werden traditionell in der ayurvedischen Medizin verwendet, um eine Infektion und Verstopfung der Nase zu erleichtern. Sie können in bestimmten Fällen von Nebenhöhlenentzündungen und Heuschnupfen helfen. Überschüssiger Schleim sowie Reizstoffe wie zum Beispiel Pollen oder Staub werden dabei ausgespült. Häufig wird dabei Salzwasser verwendet, aber ein milder Aufguss verspricht eine zusätzliche Heilwirkung.

¼ TL frische oder getrocknete, gehackte Gundelrebe
¼ TL frischer oder getrockneter, gehackter Wegerich
¼ TL frischer oder getrockneter, gehackter Thymian
250 ml gefiltertes, kochendes Wasser
¼ TL Salz
¼ TL Backsoda

Die Heilpflanzen in eine Tasse geben und mit dem kochenden Wasser übergießen. 5 Minuten ziehen lassen, dann abseihen und die Pflanzenteile entsorgen.

Die Flüssigkeit in ein Nasenspülkännchen füllen und Salz und Backsoda hinzufügen. Gründlich vermischen.

ANWENDUNG: Man benötigt ein Nasenspülkännchen, das man online oder im Reformhaus findet. Über ein Waschbecken beugen, den Kopf auf eine Seite neigen und die Hälfte der Flüssigkeit langsam durch das obere Nasenloch gießen und durch das untere Nasenloch wieder herausfließen lassen. Anschließend sanft die Nase putzen. Auf der anderen Seite den Vorgang wiederholen. Nur für Erwachsene und Kinder über 12 Jahre geeignet. Nicht regelmäßig anwenden.

HALTBARKEIT: Sofort anwenden.

HAUT, HAARE UND NÄGEL
AKNE

Akne wird besonders mit Jugendlichen und hormonellen Befindlichkeiten wie PMS in Verbindung gebracht. Daher kann es sinnvoll sein, hormonelle, Ernährungs- und Verdauungsprobleme zu untersuchen, um eventuelle Gründe zu bekämpfen. Bittere Heilpflanzen, die eine gesunde Verdauung unterstützen und die Entsorgung von Abfallstoffen aus dem Körper anregen, sowie Heilpflanzenaufgüsse, die das reinigende Lymphsystem unterstützen, helfen, auch die Haut zu klären. Man tränkt einen Waschlappen mit einem Aufguss aus den unten stehenden Heilpflanzen und legt ihn für einige Minuten aufs Gesicht, um die Poren zu öffnen und zu reinigen, dann erfrischt man sich mit kaltem Wasser oder Hamamelis-Wasser, um die Haut zu tonisieren. Wöchentliche Dampfanwendungen sind ebenfalls vorteilhaft, um verstopfte, pickelige Haut zu reinigen (Seite 19). Droht ein großer Pickel über Nacht aufzublühen, kann ein Tropfen ätherisches Lavendelöl vor dem Zubettgehen die Entzündung mindern. Die leichte, nicht-ölige, nährende Creme kann Hautreizungen lindern und beruhigen.

INNERLICH ANGEWENDETE HEILPFLANZEN: *Ringelblume, Labkraut, Rotklee, Brennnessel, Große Klette, Löwenzahn, Krauser Ampfer, Echinacea*

ÄUSSERLICH ANGEWENDETE HEILPFLANZEN: *Ringelblume, Lavendel, Rose, Eukalyptus, Gotu Kola, Echinacea, Teebaum, Aloe vera, Hamamelis*

REZEPTE: *Bitterer Verdauungsspray 66; Tee für schöne Haut 126; Anti-Pickel-Gel (siehe rechts); Nährende Hautcreme (gegenüber); Blüten-Gesichtswasser 131*

Anti-Pickel-Gel

Verwenden Sie dieses antibakterielle Gel über Nacht, um Entzündungen zu bekämpfen und Rötungen zu beruhigen. Man kann frisches Aloe-vera-Gel verwenden, aber es hält sich nicht so lange wie das gekaufte Gel aus der Tube.

50 ml Aloe-vera-Gel
5 Tropfen ätherisches Thymianöl
10 Tropfen ätherisches Lavendelöl
10 Tropfen ätherisches Zitronenöl

Die ätherischen Öle tropfenweise unter das Aloe-vera-Gel rühren, bis sich alles gründlich verbunden hat. In einer Flasche mit Pumpaufsatz oder einem kleinen Döschen aufbewahren und mit einem sauberen Wattebausch auftragen.

ANWENDUNG: Nach Bedarf auf Pickel tupfen.

HALTBARKEIT: Bis zu 6 Monate an einem kühlen, dunklen Ort.

Nährende Hautcreme

Diese Creme lässt sich aus den hier genannten Zutaten einfach herstellen und kann an die eigenen Bedürfnisse angepasst werden, so dass ein maßgeschneidertes Produkt für Gesicht oder Körper entsteht, das ganz auf die Bedürfnisse Ihrer Haut zugeschnitten ist. Man braucht dafür gekauftes Aloe-vera-Gel aus der Tube, frisches Gel ist für dieses Rezept nicht geeignet.

50 ml Aloe-vera-Gel
5–10 ml (1–2 TL) Basisöl
5 ml (1 TL) Booster
10–20 ml ätherisches Öl

AKNE/ÖLIGE HAUT
Basisöl: Traubenkern- oder Jojobaöl, das mit Schafgarbe oder Ringelblume versetzt wurde.
Booster: Weidenrinden-Tinktur oder Hamamelis-Wasser
Ätherische Öle: Zitrone, Teebaum, Lavendel, Schafgarbe, Blaue Kamille

ANTI-AGING/TROCKENE HAUT
Basisöl: Mandel- oder kaltgepresstes Sonnenblumenöl, das mit Ringelblume, Eibisch und/oder Gotu Kola versetzt wurde
Booster: Hagebutten-, Macadamia-, Weizenkeim- oder Hanföl
Ätherische Öle: Weihrauch, Myrrhe, Rose, Orangenblüten

EKZEME
Basisöl: Ringelblumen- oder Sternmiereöl
Booster: Kamillenblüten-Wasser
Ätherische Öle: Blaue Kamille, Lavendel, Schafgarbe

SCHUPPENFLECHTE
Basisöl: Kamille- oder Sternmiereöl
Booster: Nachtkerzenöl, Süßholz-Tinktur, Kurkuma-Tinktur
Ätherisches Öl: Lavendel

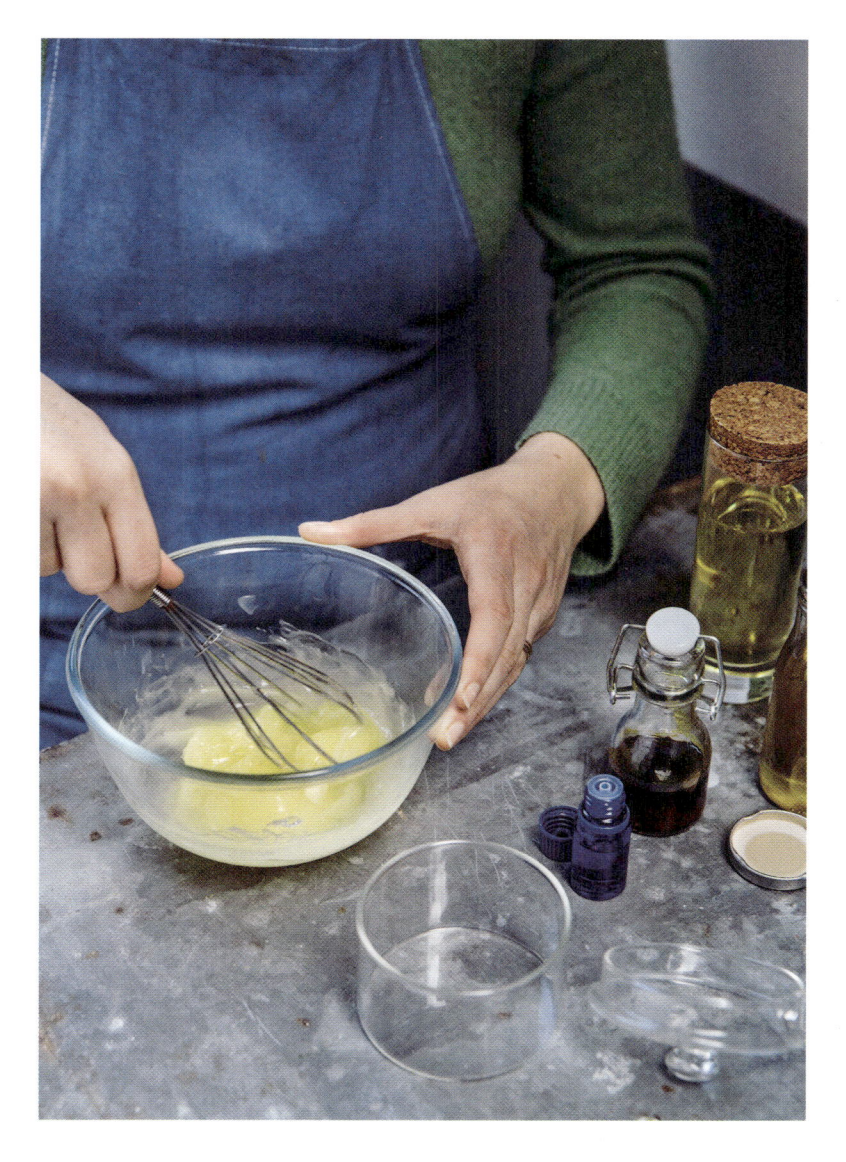

Die Basisöle tropfenweise unter das Aloe-vera-Gel schlagen, bis sich alles gut verbunden hat. Es ist wichtig, diesen Abschnitt langsam auszuführen, um eine feste Konsistenz zu erreichen. Als Nächstes rührt man Booster und ätherische Öle kräftig unter. In eine Flasche mit Pumpaufsatz oder ein Döschen füllen und mit dem aktuellen Datum beschriften.

ANWENDUNG: 2-mal täglich oder nach Bedarf auftragen.

HALTBARKEIT: Bis zu 6 Monate an einem kühlen, dunklen Ort.

FURUNKEL UND ABSZESSE

Furunkel sind heiße, schmerzhafte, mit Eiter gefüllte Pickel, die durch die Entzündung der oberen Hautschichten um ein Haarfollikel entstehen. Abszesse sind tieferliegende Entzündungen der Haut. In beiden Fällen ist es hilfreich, das Immunsystem im Kampf gegen die Entzündung zu unterstützen. Bittere Heilpflanzen oder solche, die das Lymphsystem unterstützen (die Flüssigkeit im Gewebe, die Unreinheiten auswäscht und Entzündungen zu den Lymphknoten abtransportiert), stärken die Fähigkeit der Haut, Giftstoffe zu beseitigen, außerdem fördern sie die Heilung. Trinken Sie einen Aufguss aus Heilpflanzen, die das Lymphsystem unterstützen, oder bittere Heilpflanzen (siehe Seite 66). Die Große Klette wird traditionell als heilsam für die Haut angesehen, besonders gegen Furunkel. Warme Kompressen mit den unten stehenden Heilpflanzen (äußerlich angewendete Heilpflanzen) können helfen, die Entzündung an die Oberfläche der Haut zu bringen und zu reinigen.

ACHTUNG: Eine Zellgewebsentzündung ist eine schwerwiegendere Erkrankung, gekennzeichnet durch Schmerzen und Entzündung, gespannte, gerötete Haut und manchmal Fieber, wenn ein größerer Bereich des tieferliegenden Gewebes betroffen ist. Wenn der Verdacht besteht, dass es sich darum handeln könnte, sollte man einen Arzt aufsuchen.

INNERLICH ANGEWENDETE HEILPFLANZEN: *Ringelblume, Echinacea, Labkraut, Brennnessel, Rotklee, Löwenzahn, Wegerich, Holunderbeeren, Große Klette, Krauser Ampfer*

ÄUSSERLICH ANGEWENDETE HEILPFLANZEN: *Ringelblume, Gotu Kola, Teebaum, Thymian, Wegerich, Eibischblatt oder -wurzel*

REZEPTE: *Kompressen und Wickel 20; Wundsalbe 38; Zugsalbe (siehe rechts)*

Zugsalbe

Eine Zugsalbe hilft, Splitter aus der Haut zu „ziehen" und Eiter aus Pickeln, Furunkeln und Abszessen. Sie bringt den Eiter nach oben und fördert die Heilung.

- 20 g Eibischwurzel- oder Rotulmen-Pulver
- 20 g Bentonit
- 1 TL Honig
- 5 Tropfen ätherisches Öl (nach Wunsch Teebaum, Eukalyptus, Schafgarbe oder Lavendel)
- 30–50 ml starker Aufguss (aus Ringelblume, Wegerich oder Schafgarbe)

Pulver und Bentonit in eine Schüssel geben. Honig und ätherisches Öl hinzufügen und so viel von dem warmen Aufguss, dass eine dicke Paste entsteht.

ANWENDUNG: Etwas von der Paste auf die betroffene Hautstelle auftragen und mit einem Pflaster oder einer Binde fixieren. Einige Stunden auf der Haut lassen, nach Bedarf mit frischer Paste und frischem Verband wiederholen.

HALTBARKEIT: Im Kühlschrank in einem luftdichten Behälter aufbewahren und innerhalb von 3 Tagen verbrauchen.

GRIND

Diese Entzündung der Haut wird von Streptokokken verursacht. Man findet sie am häufigsten bei Kindern um Nase, Mund und an den Händen, sie kann aber auch an anderen Körperpartien auftreten. Die hartnäckigen roten, wunden Stellen werden folgendermaßen unterschieden: nicht-blasig (schuppig abblätternd, nicht nässend) und blasig (nässend, mit gelbem Schorf um die wunde Stelle, höchst ansteckend). Man sollte dabei auf äußerste Hygiene achten, separate Waschlappen, Handtücher und Bettwäsche verwenden und nach jedem Gebrauch heiß waschen. Außerdem sollte man mit innerlich angewendeten Heilpflanzen das Immunsystem unterstützen (Seite 74). Aus wundheilenden Pflanzen kann man einen Aufguss herstellen, der abgekühlt als Kompresse die Heilung fördern kann. Grind kann hartnäckig sein, falls sich länger keine Besserung einstellt, braucht man eventuell noch Antibiotika.

INNERLICH ANGEWENDETE HEILPFLANZEN: *Echinacea, Ringelblume, Krauser Ampfer, Große Klette, Labkraut*

ÄUSSERLICH ANGEWENDETE HEILPFLANZEN: *Ringelblume, Thymian, Myrrhe, Eukalyptus*

ÄTHERISCHE ÖLE: *Myrrhe, Eukalyptus, Teebaum, Thymian*

WARZEN

Diese Hautknötchen werden durch das Papillomavirus (HPV) hervorgerufen, mit dem man sich normalerweise durch einen Schnitt in der Haut oder an feuchten Orten wie im Schwimmbad oder in Gemeinschaftsduschen infiziert. Sie sind ansteckend und müssen durch die Stärkung des Immunsystems mit innerlich und äußerlich angewendeten Heilpflanzen bekämpft werden. Traditionell trägt man Knoblauchsaft, die frische Milch des Löwenzahns oder des Schöllkrauts auf die Warze auf und bedeckt sie mit einem Pflaster, um das Wachstum einzudämmen. Achtung: Man sollte die Milch des Schöllkrauts nicht auf gesunde Haut auftragen, da sie leicht ätzend ist. Warzen heilen normalerweise von alleine wieder ab, aber es kann Jahre dauern, daher braucht man bei der Behandlung Geduld.

INNERLICH ANGEWENDETE HEILPFLANZEN: *Echinacea, Holunderbeeren, Eukalyptus, Thymian*

ÄUSSERLICH ANGEWENDETE HEILPFLANZEN: *Löwenzahn, Schöllkraut, Johanniskraut, Melisse, Thymian, Eukalyptus, Knoblauch*

ÄTHERISCHE ÖLE: *Eukalyptus, Teebaum, Thymian*

REZEPTE: *Tinktur zur Stärkung des Immunsystems 80*

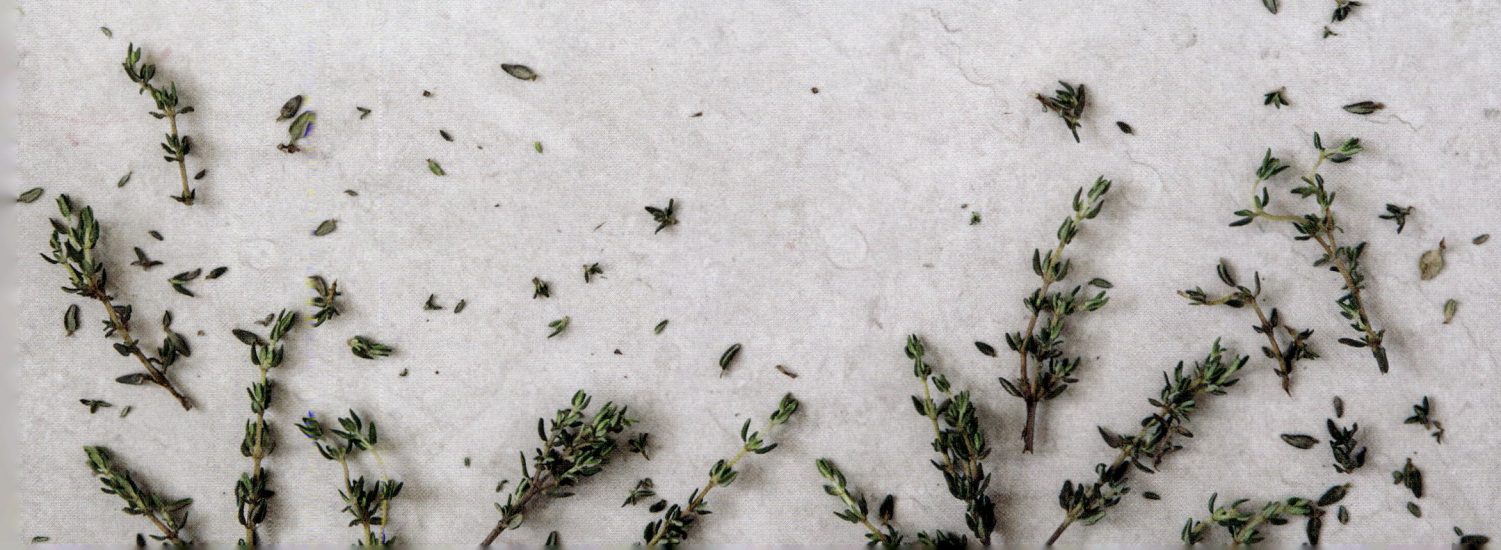

EKZEME

Diese chronische Krankheit hat komplexe Ursachen und kann durch Reizung von außen hervorgerufen werden, aber auch Folge einer Störung des Immunsystems, eines hormonellen Ungleichgewichts oder einer Reihe von Allergien durch äußere Umstände oder Ernährung sein. Naturheilkundige behandeln Ekzeme, indem sie das überaktive Immunsystem ausbalancieren und die Verdauung verbessern. Eine gesunde Verdauung ist entscheidend für eine funktionierende Nährstoffaufnahme und die Ausscheidung von Abfallstoffen aus dem Körper. Beides hat Auswirkungen auf den Zustand der Haut. Bittere Heilpflanzen-Tinkturen und klärende Aufgüsse (Seite 66) können den Heilungsprozess unterstützen. Äußerlich ist ein Bad mit Haferflocken, die in ein Musselinsäckchen gebunden sind, ein wirkungsvolles Heilmittel. Die Haut wird dadurch gesäubert, beruhigt und geschützt. Juckender Ausschlag kann durch frischen Sternmierensaft beruhigt werden. Bei hartnäckigen Ekzemen, wo die Eigenbehandlung nicht anschlägt, sollte man einen Naturheilkundigen um Rat fragen.

INNERLICH ANGEWENDETE HEILPFLANZEN: *Ringelblume, Große Klette, Labkraut, Brennnessel, Rotklee, Krauser Ampfer, Schachtelhalm, Mahonie, Löwenzahn, Gotu Kola, Mariendistel*

ÄUSSERLICH ANGEWENDETE HEILPFLANZEN: *Haferflocken, Kamille, Lavendel, Ringelblume, Sternmiere, Wegerich*

REZEPTE: *Wundreinigungsmittel 38; Tee für schöne Haut (siehe rechts); Bitterer Verdauungsspray 66; Tinktur zur Stärkung des Immunsystems 80; Nährende Hautcreme 123; Badekugeln mit Haferflocken 129*

Tee für schöne Haut

Die hier genannten Heilpflanzen werden von Naturheilkundigen wegen ihrer hautklärenden Eigenschaften geschätzt. Labkraut, Brennnessel, Rotklee und Ringelblume wirken harntreibend und werden traditionell zur Klärung und Reinigung des Gewebes und damit auch der Haut angewendet. Mariendistelsamen unterstützen die Funktion der Leber und die Ausscheidung von Abfallstoffen aus dem Körper.

20 g getrocknetes Labkraut
20 g getrocknete Brennnesselblätter
20 g getrocknete Löwenzahnblätter
20 g getrocknete Rotkleeblüten
20 g getrocknete Ringelblumenblütenblätter
20 g gemahlene Mariendistelsamen

Die Zutaten in einer Schüssel vermischen, dann in einen luftdichten Behälter füllen und mit dem aktuellen Datum beschriften.

ANWENDUNG: 2 TL der Mischung in eine Tasse geben und mit kochendem Wasser aufgießen. Abgedeckt 10–15 Minuten ziehen lassen. Bis zu 3 Tassen pro Tag trinken.

HALTBARKEIT: Bis zu 1 Jahr an einem kühlen, dunklen Ort.

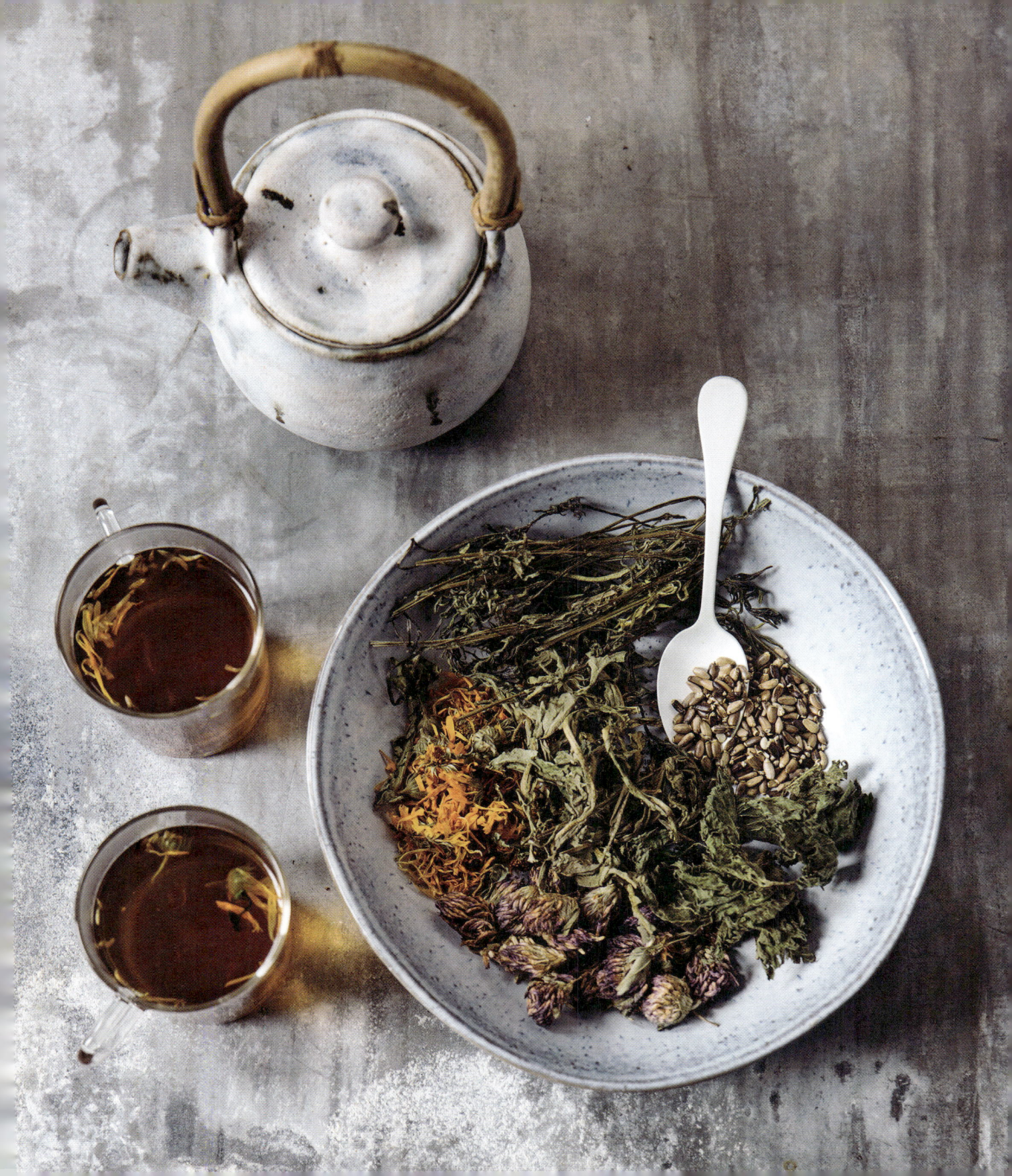

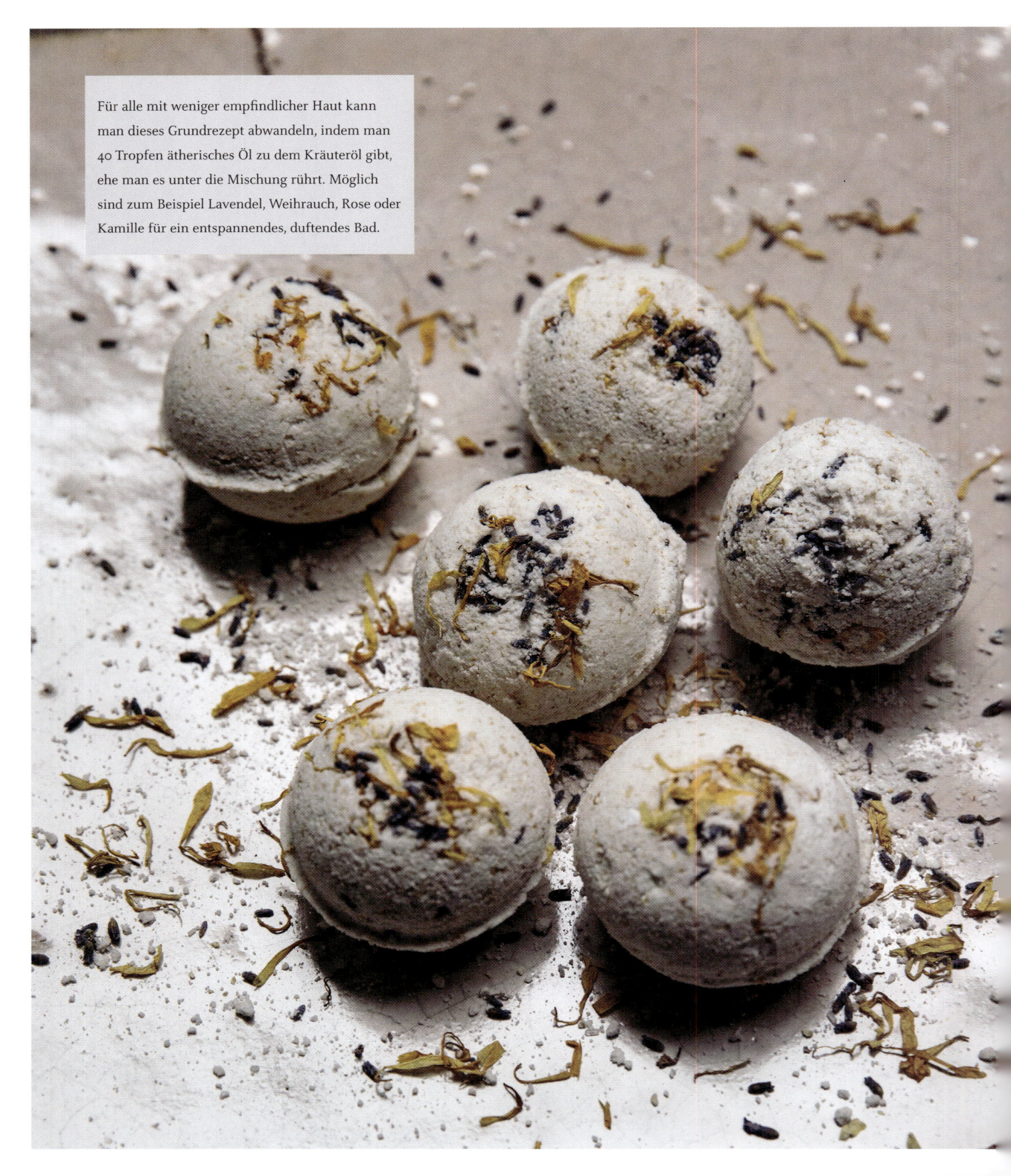

Für alle mit weniger empfindlicher Haut kann man dieses Grundrezept abwandeln, indem man 40 Tropfen ätherisches Öl zu dem Kräuteröl gibt, ehe man es unter die Mischung rührt. Möglich sind zum Beispiel Lavendel, Weihrauch, Rose oder Kamille für ein entspannendes, duftendes Bad.

SCHUPPENFLECHTE

Badekugeln mit Haferflocken

Diese hautberuhigenden Badekugeln enthalten sanft nährende, milchige Haferflocken, entzündungshemmende Kamille, Sternmiere gegen Juckreiz und beruhigende Salze. Das Ganze ist ideal bei Ekzemen, juckender Haut, aber auch einfach als luxuriöser, verwöhnender Badezusatz.

130 g Backsoda
125 g Meersalz oder Epsom-Salz
65 g Zitronensäure
25 g gemahlene Haferflocken
je 2 EL getrocknete Lavendel- und Ringelblumenblüten
10 ml Sternmierenöl
15 ml Kamille-Sud
Speisestärke, um die Förmchen damit zu bestäuben

Alle trockenen Zutaten einschließlich der Heilpflanzen in einer Schüssel gründlich vermischen.

Nach und nach Öl und Sud mit einer Gabel unterrühren, bis das Ganze die Konsistenz von nassem Sand hat. Die Mischung sollte zusammenkleben, wenn man sie drückt. Falls nicht, je einen weiteren ¼ TL Sud und Öl untermischen, bis die gewünschte Konsistenz erreicht ist.

Die Förmchen mit Speisestärke einstäuben und die Mischung jeweils kräftig in die Vertiefungen hineindrücken. Dann die Kugeln sanft wieder herausklopfen und auf einem Backblech 24–48 Stunden trocknen lassen, bis sie hart sind. In einem luftdichten Behälter aufbewahren.

ANWENDUNG: 1 Kugel ins Badewasser geben, sprudeln lassen, dann zurücklehnen und genießen.

HALTBARKEIT: Bis zu 6 Monate.

Schuppenflechte wird verursacht durch eine Überproduktion an Hautzellen, die als glänzende Stellen auf der Kopfhaut oder um Knie und Ellbogen auftreten. Es ist eine vielschichtige und chronische Krankheit, die vermutlich von einer Überreaktion des Immunsystems, einem hormonellen Ungleichgewicht oder einer Vielzahl an Allergien, unter anderem Lebensmittelallergien, herrühren kann. Ein ganzheitlicher Ansatz in der Behandlung der Schuppenflechte zielt darauf ab, das überaktive Immunsystem wieder in die Balance zu bringen und sämtliche Allergene in Ernährung und Lebensstil zu eliminieren, die diesen Zustand auslösen könnten. Mahonie und Mariendistel werden von Naturheilkundigen wegen ihrer positiven Wirkung auf die Leber verwendet. Auf diese Weise können hartnäckige Hautprobleme geklärt und die Zellproduktion an den Problemstellen gedrosselt werden. Bäder mit entzündungshemmenden Aufgüssen und Haferflocken (in einer Socke), um die Haut zu waschen und zu beruhigen, können ebenfalls helfen. Schuppenflechte kann sehr hartnäckig sein, daher ist es sinnvoll, sich von einem Naturheilkundigen beraten zu lassen.

ÄUSSERLICH ANGEWENDETE HEILPFLANZEN: *Ringelblume, Große Klette, Mahonie, Engelwurz, Selleriesamen, Labkraut, Mariendistel, Brennnessel, Rotklee, Süßholz, Haferflocken*

REZEPTE: *Bitterer Verdauungsspray 66; Tinktur zur Stärkung des Immunsystems 80; Nährende Hautcreme 123; Tee für schöne Haut 126; Badekugeln mit Haferflocken (siehe links)*

JUCKREIZ/HAUTAUSSCHLÄGE

Juckende Haut und Ausschläge, die durch eine vorübergehende Reizung verursacht werden, können mit einfachen Heilpflanzenwaschungen oder Kompressen mit Haferflocken, frischer Sternmiere oder anderen beruhigenden Heilpflanzen (siehe äußerlich angewendete Heilpflanzen unten) behandelt werden. Haferflocken in ein Musselintuch gebunden, in heißem Wasser eingeweicht und dann wieder abgekühlt, können für eine sanfte, feuchtigkeitsspendende Waschung verwendet werden. Bei juckenden Ausschlägen, die durch Allergien, Ekzeme oder Windpocken hervorgerufen werden, schlagen Sie bitte im entsprechenden Kapitel nach.

INNERLICH ANGEWENDETE HEILPFLANZEN: *Brennnesseln, Wegerich, Kamille*

ÄUSSERLICH ANGEWENDETE HEILPFLANZEN: *Sternmiere, Kamille, Lavendel, Aloe-vera-Gel, Haferflocken, Ringelblume*

REZEPTE: *Nährende Hautcreme 123; Badekugeln mit Haferflocken 129*

RINGELFLECHTE

Ringelflechte ist eine juckende Infektion der Haut, die durch einen Pilz verursacht wird. Charakteristisch sind silberne oder rote Stellen, die rot umrandet sind. Man sollte sie nicht mit einem Zeckenbiss verwechseln, der ein Zeichen für Borreliose sein könnte und medizinisch behandelt werden muss. Bei Ringelflechte hilft es, das Immunsystem zu stärken (siehe den Abschnitt zum Immunsystem, Seite 74). Außerdem sollte man fungizide Heilpflanzen in Waschungen, Kompressen und Cremes mit zugesetzten fungiziden ätherischen Ölen verwenden.

INNERLICH ANGEWENDETE HEILPFLANZEN: *Echinacea, Salbei, Thymian, Oregano*

ÄUSSERLICH ANGEWENDETE HEILPFLANZEN: *Thymian, Oregano, Ringelblume*

ÄTHERISCHE ÖLE: *Thymian, Teebaum, Eukalyptus, Oregano, Myrrhe*

REZEPTE: *Puder gegen Pilze 146*

DEHNUNGSSTREIFEN

Auf Seite 160 finden Sie mehr zum Thema sowie ein Rezept für eine Salbe, welche die Elastizität der Haut grundsätzlich verbessert.

FALTEN

Wir sollten lernen, unsere Falten zu lieben, immerhin sind sie ein Abbild unseres Lebens und verleihen unserem Gesicht seinen einzigartigen Charakter. Strahlende Haut kann jeder haben, einfach durch einen gesunden, ausbalancierten Lebensstil voller guter Nährstoffe und Heilpflanzen, die für ein gesundes Gewebe und eine gut funktionierende Verdauung sorgen, was dabei hilft, Abfallstoffe aus dem Körper auszuscheiden. Zusammenziehende Heilpflanzen wie Frauenmantel und Rose werden traditionell verwendet, um die Haut zu straffen und zu tonisieren. Heilpflanzen wie Eibisch und Ringelblume versorgen die Haut außerdem mit Feuchtigkeit und dienen ihrem Schutz. Man kann all diese Heilpflanzen in Reinigungsgels fürs Gesicht, in Blüten-Gesichtswassern oder nährenden Anti-Aging-Cremes verwenden.

INNERLICH ANGEWENDETE HEILPFLANZEN: *Rotklee, Brennnessel, Ringelblume, Labkraut, Schachtelhalm, Borretsch-Samenöl, Nachtkerzenöl*

ÄUSSERLICH ANGEWENDETE HEILPFLANZEN: *Ringelblume, Frauenmantel, Rose, Hagebutten-Samenöl, Holunderblüten*

ÄTHERISCHE ÖLE: *Weihrauch, Rose, Lavendel*

REZEPTE: *Nährende Hautcreme 123; Blüten-Gesichtswasser (siehe rechts)*

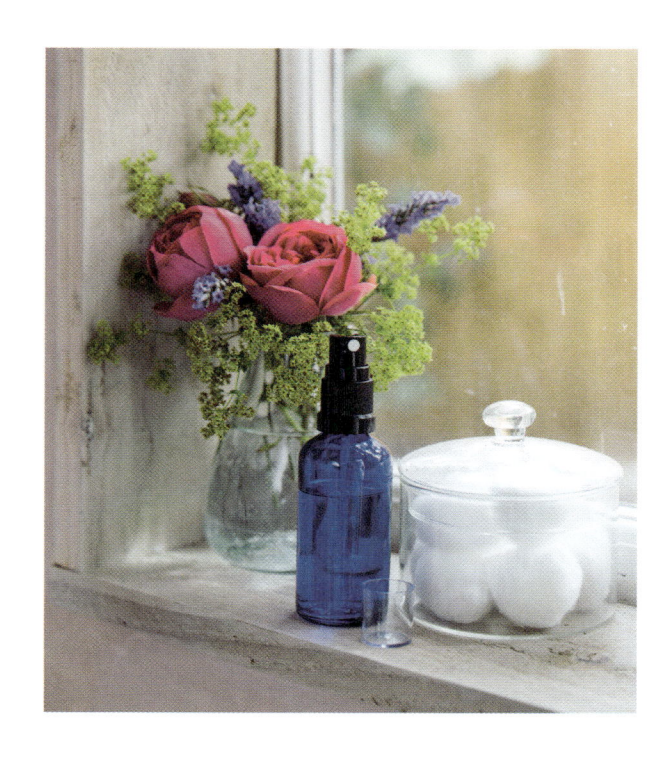

Blüten-Gesichtswasser

Holunderblüten hellen den Hautton auf und machen ihn ebenmäßiger. Frauenmantel wird seit Jahrhunderten für seine straffenden Eigenschaften geschätzt. In Kombination mit sanft tonisierenden und entzündungshemmenden Rosenblütenblättern wird die Haut durch dieses Gesichtswasser weich, gereinigt und strahlend. Anschließend trägt man für zusätzliche Feuchtigkeit die Nährende Hautcreme (Seite 123) auf.

1 TL frische oder getrocknete Holunderblüten
1 TL frischer oder getrockneter Frauenmantel
1 TL frische oder getrocknete Rosenblütenblätter

Die Heilpflanzen in eine Tasse mit kochendem Wasser geben und ziehen lassen, bis das Ganze vollständig abgekühlt ist. Durchseihen und die Pflanzenteile entsorgen.

ANWENDUNG: 2-mal täglich nach der Reinigung des Gesichts einen Wattebausch mit dem Gesichtswasser tränken und das Gesicht damit abwischen. Alternativ kann man das Gesichtswasser in einer Sprayflasche aufbewahren und das Gesicht damit besprühen.

HALTBARKEIT: Im Kühlschrank bis zu 3 Tage.

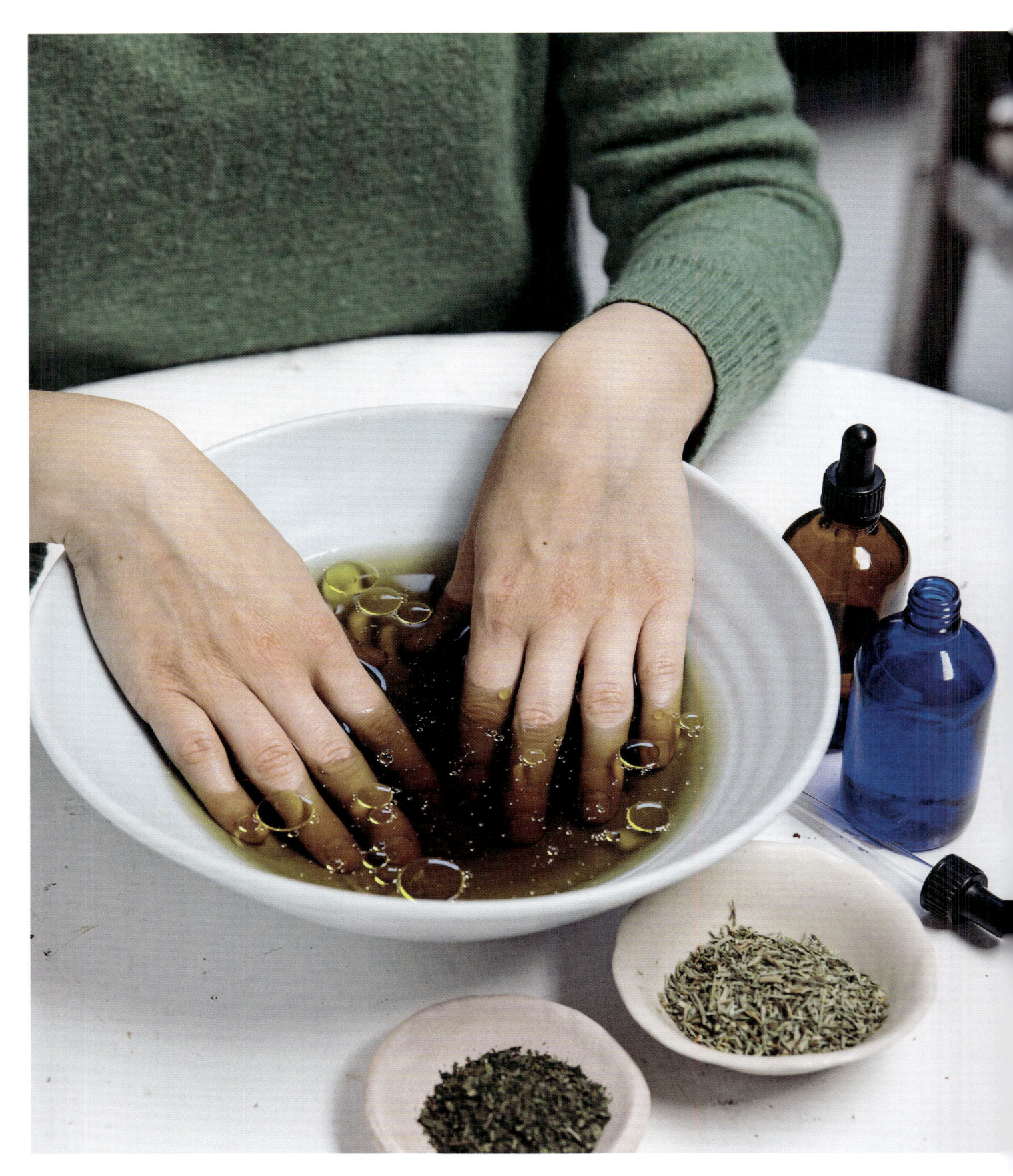

SCHWACHE NÄGEL

Brennnessel und Schachtelhalm enthalten Kieselerde und andere Mineralien, die schwache Nägel stärken können. Man kann sie als Aufgüsse trinken oder für Handbäder verwenden. Abblätternde, brüchige Nägel können durch den Langzeitgebrauch von Nagellack, aber auch durch Chemikalien in Haushaltsreinigern entstehen. Schwache Nägel können aber auch ein Zeichen für Nährstoffmangel, schlechte Durchblutung oder andere Probleme wie das Raynaud-Syndrom sein, das man ärztlich untersuchen lassen sollte.

Handbad für starke Nägel

1 l Wasser
2 EL frische oder 1 EL getrocknete Brennnesselblätter
2 EL frische oder 1 EL getrockneter Schachtelhalm
2 Tropfen ätherisches Lavendel-, Zitronen- oder Weihrauchöl
½ TL Basisöl (zum Beispiel Sonnenblumen- oder Olivenöl)

Wasser und Heilpflanzen zusammen in einen Topf geben und 5 Minuten köcheln lassen, dann den Herd ausschalten. Abgedeckt ziehen lassen, bis der Aufguss Körpertemperatur hat. Die Flüssigkeit in eine Schüssel abseihen.

Das ätherische Öl mit dem Basisöl vermischen und dann zu der Flüssigkeit in der Schüssel geben.

ANWENDUNG: Setzen Sie sich so hin, so dass Sie Ihre Hände bequem 10–15 Minuten in der Schüssel baden können. Ihre Nägel sollten unlackiert sein, nach Wunsch können Sie auch die ganze Hand baden. Dann die Hände aus der Schüssel nehmen und das Öl einmassieren, von dem Haut und Nägel bedeckt sind. 2-mal wöchentlich anwenden.

HALTBARKEIT: Sofort verwenden.

FUSS- UND NAGELPILZ

Bei Fuß- und Nagelpilz kann man die Infektion von innen heraus bekämpfen, indem man das Immunsystem stärkt. Außerdem sollte man Aufgüsse mit fungiziden Heilpflanzen für Fuß- und Handbäder verwenden, zusammen mit einer Creme oder einem Puder mit ätherischen Ölen. Den Essig der vier Diebe (Seite 85) kann man verdünnt in Fußbädern verwenden oder man nimmt den Puder gegen Pilze (Seite 146) als austrocknenden Puder. Bei Nagelpilz bepinselt man die Nägel vorsichtig mit ätherischem Teebaum- oder Eukalyptusöl (bei Kindern verdünnt).

INNERLICH ANGEWENDETE HEILPFLANZEN: *Echinacea, Holunderbeeren, Thymian, Oregano, Eukalyptus, Lapacho, Große Klette*

ÄUSSERLICH ANGEWENDETE HEILPFLANZEN: *Oregano, Thymian, Ringelblume, Salbei, Rosmarin, Myrrhe*

ÄTHERISCHE ÖLE: *Thymian, Oregano, Eukalyptus, Teebaum, Myrrhe, Lavendel*

REZEPTE: *Tinktur zur Stärkung des Immunsystems 80; Essig der vier Diebe 85; Puder gegen Pilze 146*

GESUNDE FÜSSE

Schmerzen, Hornhaut, Hühneraugen, Fußpilz – viele von uns sind den ganzen Tag auf den Beinen, kein Wunder, wenn die Füße da unter Druck geraten und als Schutz eine Hornhaut bilden. Gegen Hornhaut, Hühneraugen oder einfach zur Entspannung nimmt man die unten stehenden Heilpflanzen zusammen mit einer Handvoll Meersalz und mischt daraus ein Fußbad, das die Haut weich macht und beruhigt. Die Füße darin 20–30 Minuten baden, dann vorsichtig die verhärtete Haut abhobeln. Anschließend kann man eine Creme oder ein Öl, mit ätherischem Lavendel-, Zitronen-, Teebaum- oder Eukalyptusöl versetzt, in die Haut einmassieren, um ihr Feuchtigkeit und Schutz zu schenken. Über Pilzerkrankungen informiert der Abschnitt Fuß- und Nagelpilz (Seite 133).

ÄUSSERLICH ANGEWENDETE HEILPFLANZEN: *Ringelblume, Schafgarbe, Eukalyptus, Brennnessel, Pfefferminze*

HAARE

Es gibt eine Vielzahl an Heilpflanzen, die für kräftiges, glänzendes Haar verwendet werden. Dazu gehören Brennnessel und Schachtelhalm mit einem hohen Gehalt an Kieselerde. Rosmarin regt die Durchblutung der Kopfhaut und das Haarwachstum an und kann innerlich oder äußerlich als Spülung angewendet werden. Bei Haarausfall ist es wichtig zu wissen, was die Gründe dafür sind. Das kann an Nährstoffmangel, Vererbung oder einem hormonellen Ungleichgewicht – wie bei einem Schilddrüsenproblem – liegen. Eventuell ist es daher geraten, ärztlichen Rat zu suchen. Gegen männlichen Haarausfall siehe Seite 144.

INNERLICH ANGEWENDETE HEILPFLANZEN: *Brennnessel, Rosmarin*

ÄUSSERLICH ANGEWENDETE HEILPFLANZEN: *Rosmarin, Salbei, Brennnessel, Schachtelhalm*

REZEPTE: *Kräuter-Haarspülung (gegenüber); Pflegende Haarmaske mit Rizinusöl 137*

HEILPFLANZEN FÜR DIE HAARE

FÜR DUNKLES HAAR
2 EL frischer oder 1 EL getrockneter Rosmarin, gehackt
2 EL frischer oder 1 EL getrockneter Salbei, gehackt

FÜR BLONDES HAAR
2 EL frische oder
 1 EL getrocknete Kamillenblüten
1 EL Zitronensaft
7,5 cm Zitronenschale

FÜR ROTES HAAR
2 EL frische oder
 1 EL getrocknete Ringelblumenblüten
2 EL Rooibos Tee-Blätter oder getrocknete Hibiskusblüten (oder beides)

GEGEN SCHUPPEN
2 EL frische aromatische Heilpflanzen wie Rosmarin, Salbei, Oregano oder Thymian, gehackt

Kräuter-Haarspülung

Brennnessel, Rosmarin und Salbei stimulieren und nähren die Kopfhaut – eine wichtige Voraussetzung für gesundes Haarwachstum. Schachtelhalm und Brennnessel enthalten Kieselerde, die für die Qualität von Haut und Haaren wichtig ist.

ZUTATEN FÜR EINE SPÜLUNG
2 EL frische oder 1 EL getrocknete Brennnesselblätter, gehackt
2 EL frischer oder 1 EL getrockneter Schachtelhalm, gehackt
1 EL Apfelessig
1 l Wasser
Heilpflanzen nach Wahl aus der Box gegenüber (optional)

Einen Sud aus den oben stehenden Zutaten für die Kräuter-Haarspülung herstellen. Dafür die Heilpflanzen in einen Topf geben, das Wasser hinzufügen, zum Kochen bringen und dann 15 Minuten sanft köcheln lassen. Vom Herd nehmen und abkühlen lassen.

Abseihen, die Flüssigkeit in einen Krug füllen und am selben Tag verbrauchen.

ANWENDUNG: Die Haare wie üblich mit Shampoo und Spülung waschen. Den abgekühlten Sud als letzte Spülung verwenden und gründlich in die Kopfhaut einmassieren.

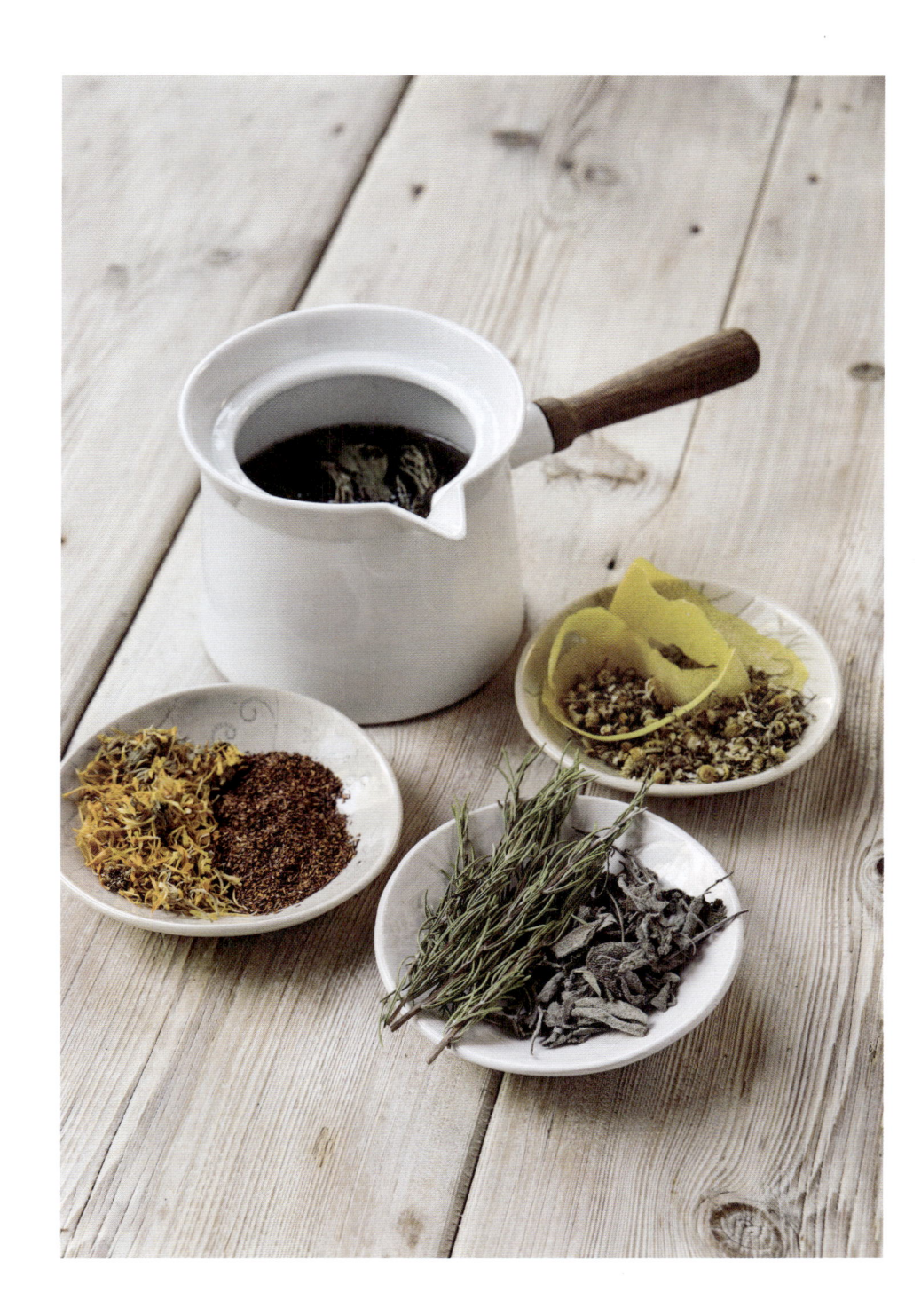

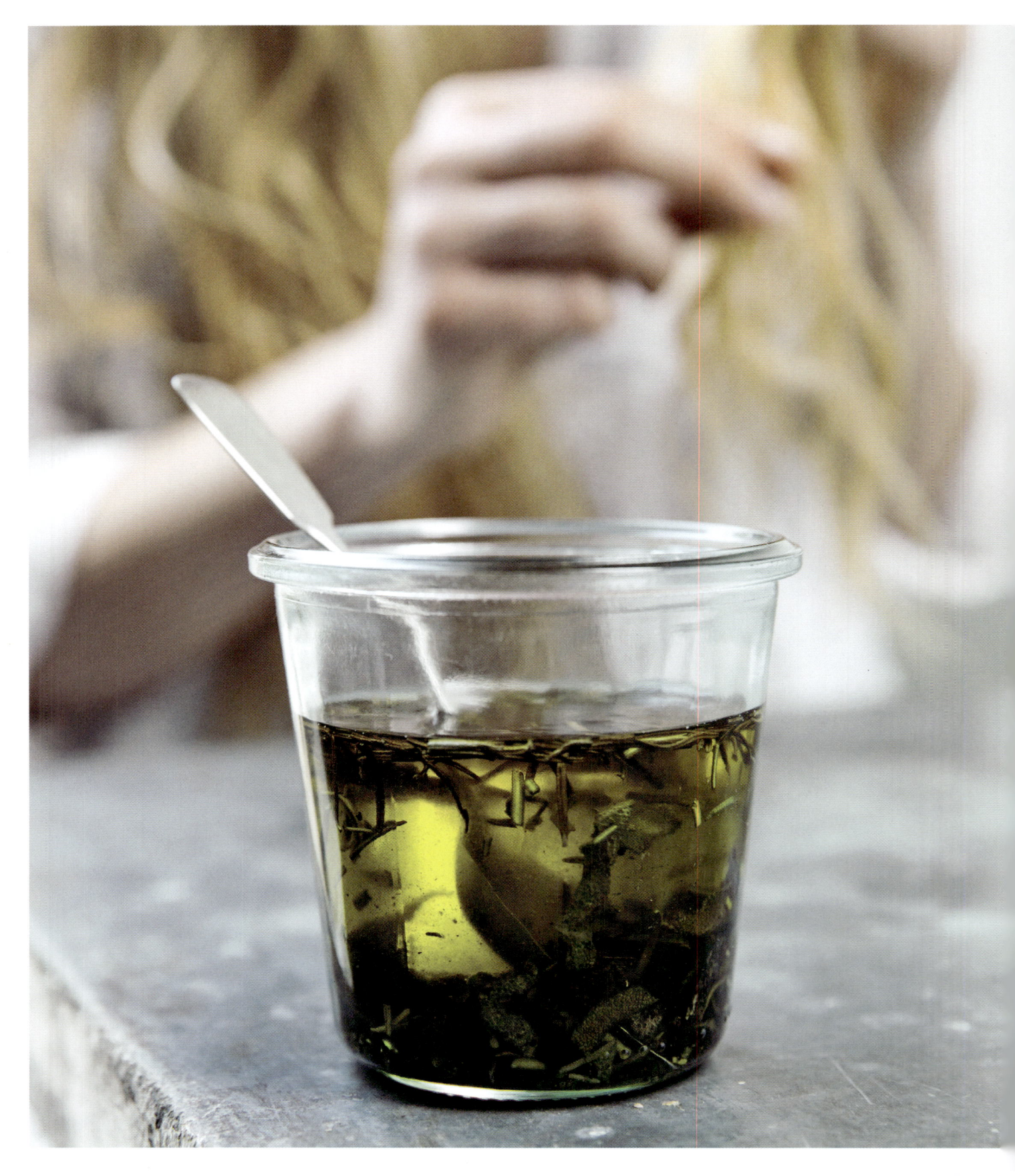

SCHUPPEN

Pflegende Haarmaske mit Rizinusöl

Diese pflegende Haarmaske verwendet Rizinusöl für mehr Stärke und Glanz. Je nach Haartyp wählt man unten die entsprechende Mischung aus.

75 ml Rizinusöl

75 m Olivenöl

FÜR DUNKLES HAAR

2 EL getrockneter Rosmarin

2 EL getrockneter Salbei

20 Tropfen ätherisches Rosmarinöl

FÜR BLONDES HAAR

2 EL getrocknete Kamillenblüten

2 EL getrocknete Zitronenschale

20 Tropfen ätherisches Zitronenöl

FÜR ROTES HAAR

2 EL getrocknete Ringelblumenblüten

2 EL Rooibos-Tee-Blätter

20 Tropfen ätherisches Pfefferminzöl

Die getrockneten Heilpflanzen zerdrücken und in ein Schraubglas geben. Mit dem Rizinus- und Olivenöl bedecken und 4 Stunden im Wasserbad ziehen lassen (Seite 24). Die Heilpflanzen abseihen und das Öl aufbewahren. Dann das ätherische Öl gründlich untermischen. Verschließen und mit dem aktuellen Datum beschriften.

ANWENDUNG: Soviel von dem Öl auftragen, dass die Haare damit bedeckt sind. In die Kopfhaut einmassieren und mit einem grobzinkigen Kamm durchkämmen. Die Maske mindestens 1 Stunde einwirken lassen (besser über Nacht). Zum Auswaschen eine großzügige Menge Shampoo ohne Wasser in das ölige Haar einmassieren. Anschließend mit warmem Wasser ausspülen. Den Vorgang mit mehr Shampoo wiederholen, um alles Öl an der Oberfläche zu entfernen.

TIPP: Vor der ersten Anwendung das Öl an einer kleinen Haarpartie über Nacht ausprobieren, vor allem wenn die Haare gefärbt sind.

Eine schuppige Kopfhaut (manchmal auch die Augenbrauen) wird normalerweise durch eine Pilzerkrankung verursacht. Nach dem Schamponieren verwendet man die Spülung von Seite 135 oder 1 EL Brennnessel-Essig auf 1 l Wasser für die abschließende Spülung. Außerdem kann man 1 EL Brennnessel-Tinktur und fungizide, ätherische Öle von der unten stehenden Auswahl ins Shampoo mischen.

INNERLICH ANGEWENDETE HEILPFLANZEN: *Echinacea, Brennnessel, Rosmarin, Salbei, Oregano, Thymian, Große Klette*

ÄUSSERLICH ANGEWENDETE HEILPFLANZEN: *Brennnessel, Rosmarin, Salbei, Oregano, Thymian*

ÄTHERISCHE ÖLE: *Eukalyptus, Teebaum, Lavendel, Thymian, Oregano*

GESUNDHEIT VON KINDERN

WINDPOCKEN

DOSIERUNG FÜR KINDER

Verabreicht man einem Kind zum ersten Mal ein neues Präparat aus Heilpflanzen, sollte man nur eine kleine Menge nehmen und das Kind wegen möglicher Symptome oder Reaktionen aufmerksam beobachten. Unten stehend eine grobe Anleitung zur Dossierung bei Kindern:

BABYS 6 MONATE–2 JAHRE: 10 % der Erwachsenen-Dosis (Man sollte bei der Behandlung von Kindern unter 2 Jahren den Rat eines Naturheilkundigen einholen.)
KINDER 2–6 JAHRE: 10–30 % der Erwachsenen-Dosis
KINDER 6–10 JAHRE: 30–50 % der Erwachsenen-Dosis
KINDER 10–14 JAHRE: 50–80 % der Erwachsenen-Dosis
KINDER ÜBER 14 JAHRE: 80–100 % der Erwachsenen-Dosis

Nicht alle Heilpflanzen eignen sich für Kinder. Hier ist eine Liste der Heilpflanzen, die man verwenden kann: Kamille, Echinacea, Holunderblüten, Holunderbeeren, Rose, Lavendel, Lindenblüten, Weißdorn, Pfefferminze, Wegerich, Zitronenmelisse, Haferflocken, Gänseblümchen, Labkraut, Ringelblume, Königskerze, Geißblatt, Mohn, Löwenzahn, Brennnessel, Veilchen, Wildkirsche, Brunelle, Küchenkräuter (siehe Seite 28–33).

Windpocken sind eine äußerst ansteckende Kinderkrankheit, die von dem Varizella-Zoster-Virus verursacht wird. Typisch dafür ist ein juckender, roter Ausschlag aus kleinen Bläschen, die überall am Körper auftreten können. Die Symptome dauern normalerweise 7–10 Tage. Das Ganze hat bei Kindern in der Regel einen milden Verlauf mit leichtem Fieber und Reizbarkeit. Die meisten Menschen sind anschließend immun gegen das Virus, aber es kann passieren, dass man zweimal daran erkrankt. Auch Erwachsene können Windpocken bekommen. Das ist eher ungewöhnlich und die Symptome können schwerer sein.

Der Hauptfokus der Behandlung liegt darauf, den Juckreiz zu lindern, damit keine Narben durch Aufkratzen entstehen. Die Infektion an sich endet normalerweise von selbst, aber man kann das Immunsystem mit Heilpflanzen und der entsprechenden Ernährung unterstützen, um die Dauer etwas zu verkürzen. Ein beruhigender Tee aus den unten stehenden Heilpflanzen (innerlich angewendete Heilpflanzen) kann gereizten, angespannten Patienten zu einem erholsamen Schlaf verhelfen. Gegen den Juckreiz kann ein warmes Bad mit entzündungshemmenden Heilpflanzen wie Kamille, Sternmiere, Ringelblume und beruhigenden Haferflocken helfen.

INNERLICH ANGEWENDETE HEILPFLANZEN: *Zitronenmelisse, Katzenminze, Kamille, Holunderblüte, Haferstroh, Lindenblüte, Echinacea, Holunderbeeren*

ÄUSSERLICH ANGEWENDETE HEILPFLANZEN: *Sternmiere, Lavendel, Lindenblüten, Ringelblume, Kamille, Haferflocken*

Rezepte: Holunderbeeren-Pastillen 81; Holunderbeeren-Sirup 111; Badekugeln mit Haferflocken 129; Beruhigende Lotion (gegenüber); Aufguss aus Holunderblüten und Lindenblüten 142

KOLIK
Siehe Seite 166

BINDEHAUTENTZÜNDUNG
Siehe Seite 86

Beruhigende Lotion

Diese Lotion kann man gegen die meisten Probleme mit juckender Haut wie Ekzeme, Windelausschlag und Windpocken verwenden.

4 TL Zinkoxid (Nicht-Nano)
2 TL Backsoda
4 TL rosa Tonerde
½ TL Glyzerin
60 ml starker Kamille-Aufguss oder Hamamelis-Wasser oder eine Mischung aus beidem
5 Tropfen ätherisches Blaue-Kamille-Öl
10 Tropfen ätherisches Lavendelöl

In einer Schüssel Zinkoxid, Backsoda und rosa Tonerde vermischen, Klümpchen mit der Rückseite eines Löffels zerdrücken.

In einer weiteren Schüssel das Glyzerin in dem Kamille-Aufguss oder Hamamelis-Wasser auflösen.

Die flüssige Mischung unter das Pulver rühren, bis sich alles gut vermischt hat. Die ätherischen Öle hinzufügen und nochmals verrühren. Die Lotion in ein Schraubglas füllen, verschließen und mit dem aktuellen Datum beschriften.

ANWENDUNG: Nach Bedarf auf wunde oder gereizte Hautstellen auftragen. Diese Lotion könnte auf der Kleidung Flecken hinterlassen, also vorsichtig damit hantieren.

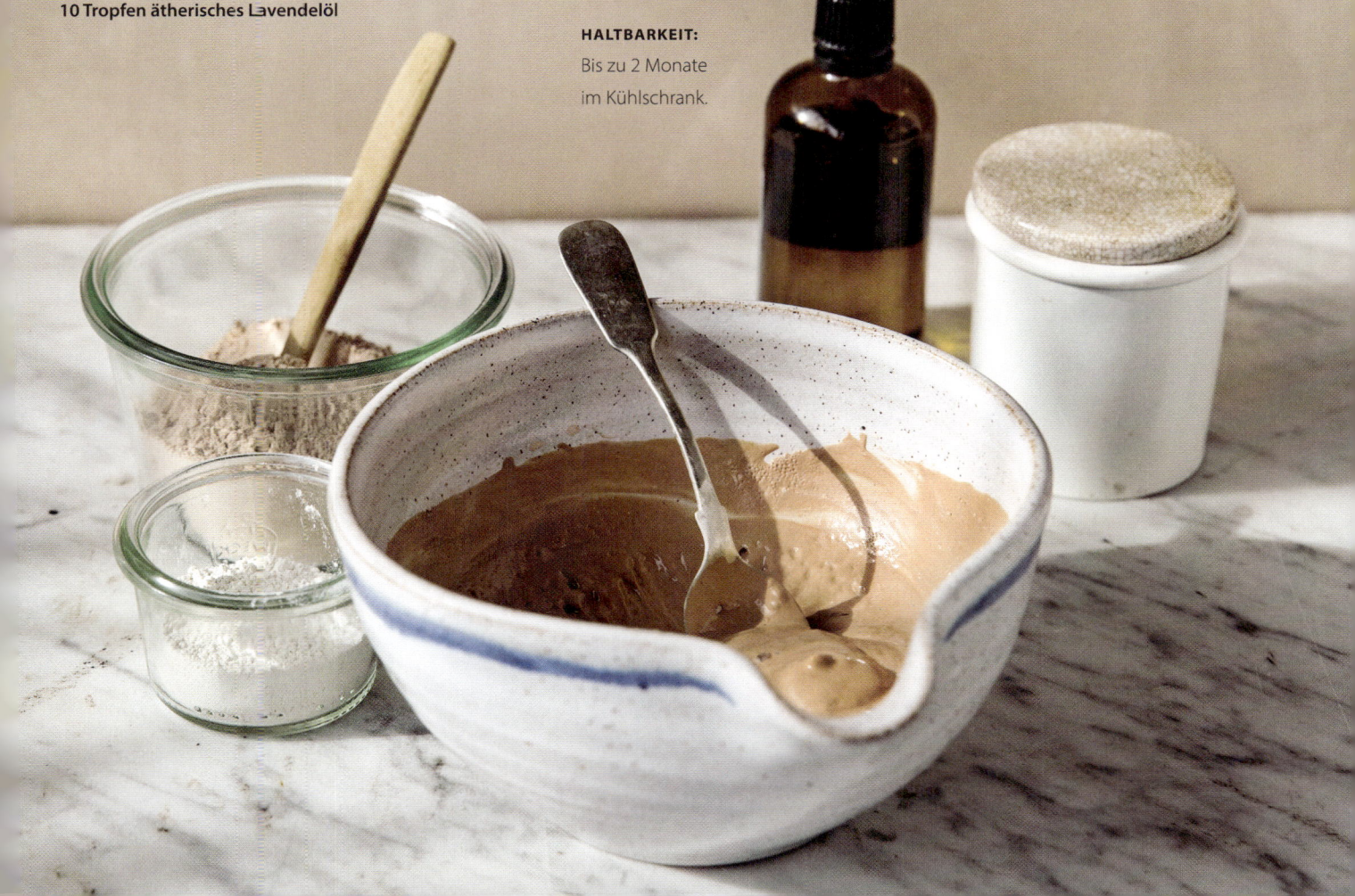

HALTBARKEIT: Bis zu 2 Monate im Kühlschrank.

OHRENSCHMERZEN

Ohrenschmerzen können in der Kindheit regelmäßig auftreten. Sie werden verursacht durch eine bakterielle oder Virusinfektion. Diese führt zu einer schmerzhaften Entzündung und einer Ansammlung von Flüssigkeit im Gehörgang, wodurch dort Druck entsteht. Man bereitet einen starken Aufguss aus Königskerze, Kamille oder Schafgarbe zu, lässt ihn auf etwas wärmer als Körpertemperatur abkühlen, tränkt einen Wattebausch damit und steckt ihn ins Ohr.

Um die Schmerzen und den Druck im Ohr zu lindern, die Partie hinter und um das Ohr herum mit 2 Tropfen ätherischem Lavendelöl in 1 TL Basisöl verdünnt einmassieren. Tees und Sirups mit Heilpflanzen, die das Immunsystem stärken, können die Infektionsdauer verkürzen. Ein Ausfluss aus dem Ohr sowie eine Schwellung und Rötung des Außenohrs und des Knochens hinter den Ohren kann auf eine schwerwiegendere Infektion hindeuten. In diesem Fall sollte man sofort einen Arzt aufsuchen.

INNERLICH ANGEWENDETE HEILPFLANZEN: *Kamille, Echinacea, Knoblauch, Labkraut, Holunderbeere*

ÄUSSERLICH ANGEWENDETE HEILPFLANZEN: *Königskerzenöl, Kamille, Schafgarbe, Knoblauch, Thymian, Lavendel*

REZEPTE: *Ohrenöl mit Knoblauch und Königskerze (siehe rechts); Tinktur zur Stärkung des Immunsystems 80 (für Kinder über 6 Jahre; siehe auch Dosierung für Kinder 138)*

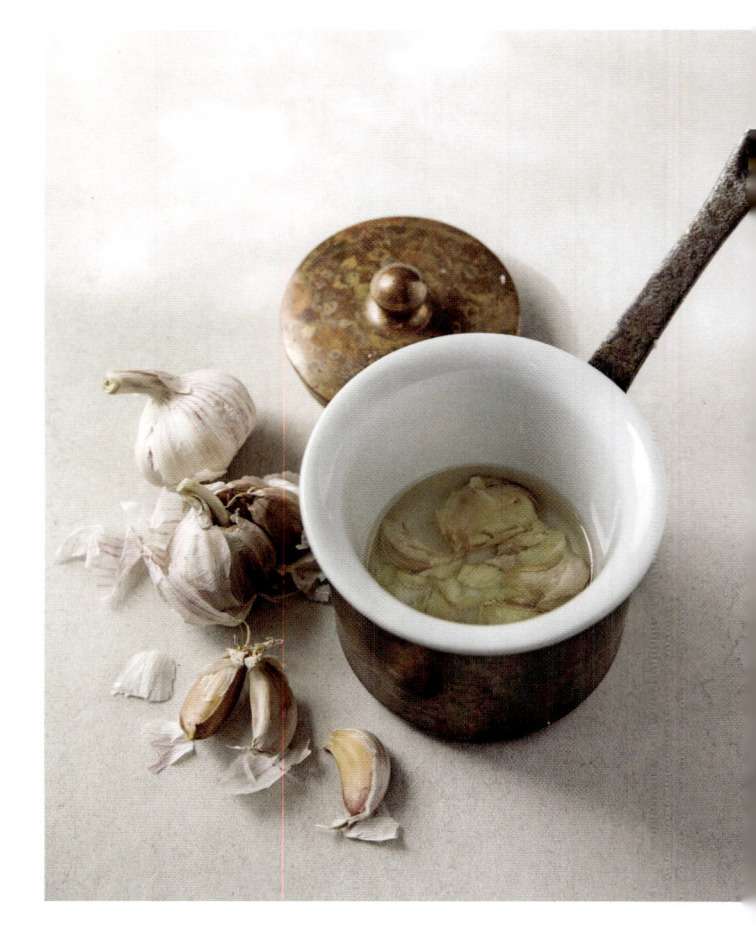

Ohrenöl mit Knoblauch und Königskerze

Das ist ein einfaches Hausrezept, um die Entzündung zu lindern. Wenn Sie keine Königskerze zur Hand haben, nehmen Sie einfach nur Knoblauch. Für Kinder über 4 Jahre.

1 kleine Knoblauchzehe
1 TL getrocknete Königskerzenblätter, zerkrümelt
20 ml (4 TL) Olivenöl

Die Knoblauchzehe zerquetschen und zusammen mit der Königskerze in ein Schälchen geben. Mit dem Olivenöl übergießen und im Wasserbad (Seite 24) 20 Minuten ziehen lassen.

ANWENDUNG: Kleine Wattestückchen in dem abgekühlten Öl tränken und für mindestens 30 Minuten in das Ohr stecken. 2–4-mal täglich

HALTBARKEIT: Bis zu 1 Woche im Kühlschrank. Nicht einnehmen!

BAUCHSCHMERZEN

Darmflora und Immunsystem sind bei Kindern noch in der Entwicklung begriffen, außerdem sind sie in ihrer Umgebung ständig neuen Keimen ausgesetzt. Wenn Sie denken, dass Ihr Kind unter Verstopfung leidet, erhöhen sie den Ballaststoffanteil seiner Nahrung. Sie können es auch mit 1 TL Rotulmen-Pulver probieren, das Sie in ein Glas Saft mischen. Gegen Bauchschmerzen, verursacht durch Blähungen, helfen Fenchel oder Pfefferminztee. Bei unerklärlichen Bauchschmerzen können Sie es mit Kamille versuchen, die krampflösend wirkt, Blähungen vertreibt und leicht antimikrobiell ist. Ein Massageöl aus einem der unten stehenden Öle, verdünnt in Basisöl, kann – sanft in den Bauch einmassiert – ebenfalls Schmerzen lindern.

INNERLICH ANGEWENDETE HEILPFLANZEN: *Fenchel, Pfefferminze, Kamille, Rotulme*

ÄTHERISCHE ÖLE: *Fenchel, Kamille, Lavendel*

REZEPTE: *Flohsamen-Gel 63; Sirup aus Feigen und Dörrpflaumen 63; Kühlende Halspastillen mit Ingwer und Honig 120; Massageöl fürs Baby 168*

KRUPP

Krupp ist eine Erkrankung, die normalerweise von einem Virus verursacht wird, der die Atemwege beeinträchtigt. Charakteristisch dafür ist ein heiserer, „bellender" Husten. Auch Fieber und eine laufende Nase gehören zu den Symptomen. Normalerweise ist der Krankheitsverlauf leicht und bessert sich bereits nach 2 Tagen. Falls er das nicht tut, das Fieber höher steigt und Schwierigkeiten beim Atmen entstehen, sollte man ärztliche Hilfe suchen. Viel Flüssigkeit ist wichtig: Tees, mit Honig gesüßt, oder Sirup aus Holunderblüten oder beeren.

INNERLICH ANGEWENDETE HEILPFLANZEN: *Holunderbeeren, Holunderblüten, Echinacea, Katzenminze, Kamille*

FIEBER

Fieber bei Kindern wird normalerweise durch Infekte hervorgerufen. Es ist die natürliche Abwehrstrategie des Körpers, um Krankheit zu bekämpfen. Denn eine höhere Körpertemperatur schafft eine unwirtliche Umgebung für Bakterien und Viren. Die Temperatur bei Kindern kann ganz plötzlich ansteigen und wenn sie zu hoch wird (38 °C und mehr), kann sie gefährlich werden. Schweißtreibende Heilpflanzen können das Schwitzen fördern und die kleinen Blutgefäße unter der Oberfläche der Haut erweitern, um so die Hitze aus dem Körper zu entlassen. Versuchen Sie es mit einem Aufguss aus einem oder mehreren der unten stehenden Heilpflanzen, mit Honig gesüßt, falls der Geschmack ein Problem ist. Geben Sie dem Kind auf jeden Fall viel zu trinken, um eine Austrocknung zu vermeiden.

ACHTUNG: Suchen Sie ärztliche Hilfe, wenn das Baby unter 3 Monate ist und 38 °C Fieber oder mehr hat. Bei Babys von 3–6 Monaten, wenn das Fieber über 39 °C steigt, länger als 3 Tage andauert, das Kind Krämpfe hat, dehydriert ist oder einen Ausschlag hat, besonders wenn dieser nicht verschwindet, wenn man mit einem Glas darüberrollt.

INNERLICH ANGEWENDETE HEILPFLANZEN: *Lindenblüten, Schafgarbe, Kamille, Holunderblüten, Pfefferminze, Brunelle, Katzenminze*

REZEPTE: *Salze zur Rehydratation 71; Heißer Heilpflanzen-Grog 74; Holunderbeeren-Pastillen 81; Aufguss aus Holunderblüten und Lindenblüten 142*

GESUNDHEIT VON KINDERN

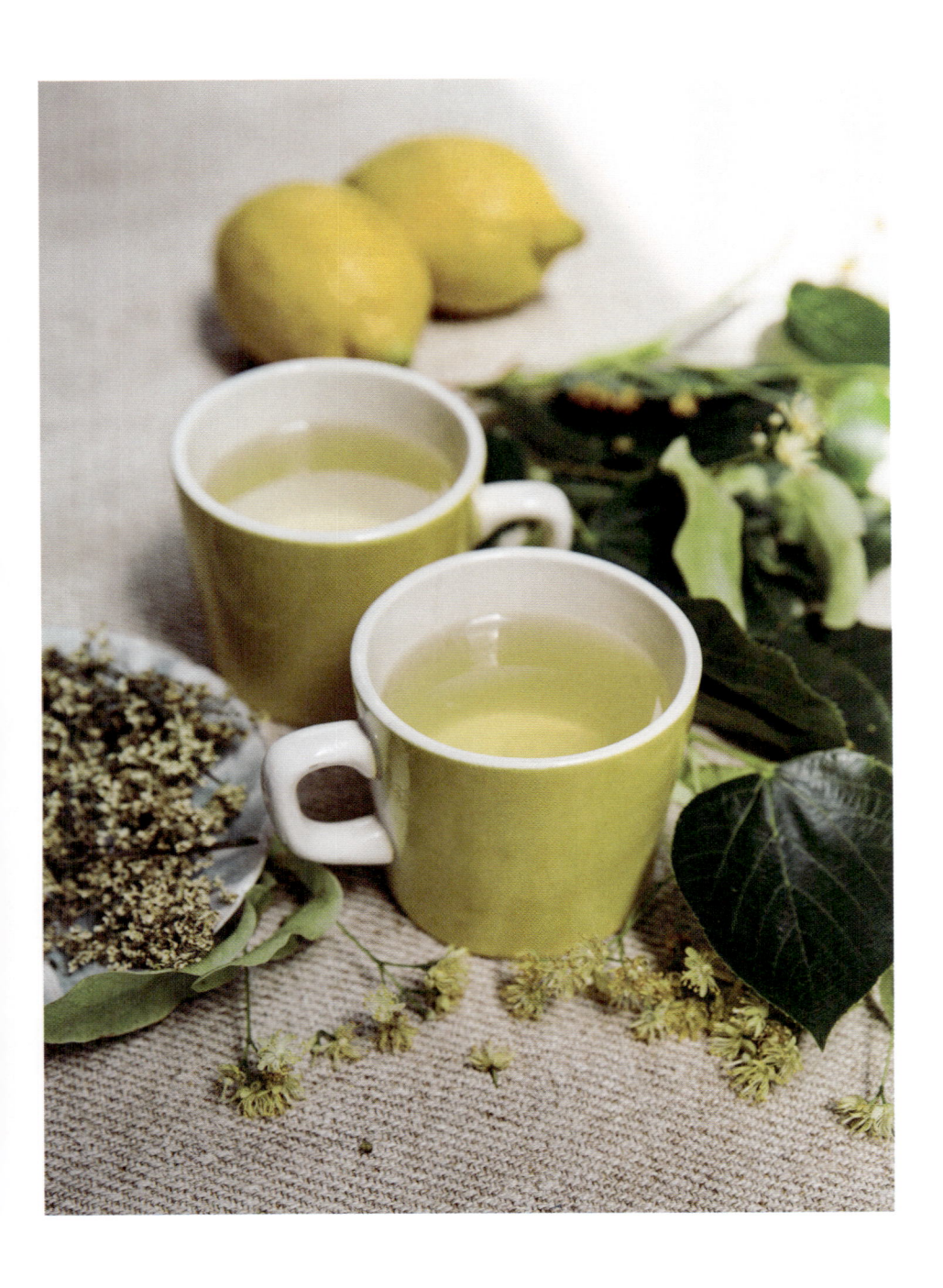

Aufguss aus Holunderblüten und Lindenblüten

Holunder und Linde werden traditionell verwendet, um Fieber zu senken. Lindenblüten wirken sanft und sind wunderbar geeignet, um gereizte kleine Kinder zu beruhigen und ihnen zu einem erholsamen Schlaf zu verhelfen.

1 TL frische oder getrocknete Holunderblüten
1 TL frische oder getrocknete Lindenblüten
1 TL Honig (optional)

Die Blüten in eine Teekanne geben und mit 3 Tassen kochendem Wasser übergießen. Abdecken und 5 Minuten ziehen lassen.
Abseihen, nach Geschmack mit Honig süßen und warm oder kalt servieren.

ANWENDUNG: Bis zu 3-mal täglich 1 Tasse für Kinder über 6 Jahre.

KOPFLÄUSE

Kopfläuse oder Nissen sind sichtbare Parasiten. Mit ihren Eiern besiedeln sie den menschlichen Kopf und verbreiten sich durch engen Kontakt. Daher sind die Schädlinge vor allem bei Grundschulkindern verbreitet. Kopfläuse ernähren sich vom Blut der Kopfhaut, was einen starken Juckreiz auf der Haut auslöst. Ihre winzigen Eier, genannt Nissen, kann man in den Haaren hängen sehen. Regelmäßiges Waschen und Kämmen mit einem feinzinkigen Kamm alle vier Tage kann helfen, die Läuse und ihre Eier zu entfernen. Kopfläuse mögen kein ätherisches Öl, daher kann man zur Abwehr ein paar Tropfen der unten stehenden Öle zum normalen Shampoo hinzufügen, wenn es an der Schule Fälle gibt. Aus Bitterholzspänen kann man einen starken Sud kochen (Seite 13), abkühlen lassen und als Haarspülung verwenden, um Kopfläuse abzutöten oder einen Neubefall zu verhindern.

ÄUSSERLICH ANGEWENDETE HEILPFLANZEN: *Bitterholz, Eukalyptus, Niembaumöl*

ÄTHERISCHE ÖLE (NUR ÄUSSERLICHE ANWENDUNG): *Zedernholz, Lavendel, Teebaum, Eukalyptus, Rosmarin*

Öl gegen Kopfläuse

Dieses Öl gegen Kopfläuse verwendet ätherische Öle, die von Natur aus insektizid wirken. Sie töten die Läuse auf dem Kopf und können ebenso präventiv angewendet werden, um den Befall mit neuen Läusen zu verhindern.

25 ml Olivenöl
25 ml Niembaumöl
10–20 Tropfen ätherisches Öl (wählen Sie aus der Liste links eine Mischung aus)

Alle Öle und ätherischen Öle in einem Schälchen vermischen. Die Mischung ins trockene Haar einmassieren, durchbürsten und mit einer Badematte oder Duschhaube bedecken. Mindestens 4 Stunden oder über Nacht einwirken lassen.

Das Haar mit einem feinen Nissenkamm durchkämmen, um alle Läuse und Eier (tot oder lebendig) zu entfernen. Um das Öl auszuwaschen, gibt man eine großzügige Menge Shampoo auf das Haar und massiert es ohne Wasser ein. Ausspülen und den Vorgang wiederholen. Nach Bedarf die Anwendung einige Tage in Folge durchführen.

> **RINGELFLECHTE**
> Siehe Seite 130
>
> **EKZEME**
> Siehe Seite 126.

GESUNDHEIT VON KINDERN

GESUNDHEIT VON MÄNNERN
PROSTATA

Eine gutartige Vergrößerung der Prostata betrifft viele Männer ab den mittleren Jahren. Die Prostata ist eine kleine Drüse direkt unter der Blase, welche die Flüssigkeit für die Spermaproduktion bereitstellt. Ist sie vergrößert, kann das den Urinfluss behindern. Außerdem verursacht sie einen häufigeren Harndrang sowie Tröpfeln und Entzündungen. Wenn Sie diese Symptome haben, sollten Sie einen Arzt aufsuchen, um andere Ursachen auszuschließen.

Die eigentlichen Gründe für die Vergrößerung der Prostata sind unbekannt, werden aber in Verbindung gebracht mit hormonellen Umstellungen im Zuge des natürlichen Alterungsprozesses. Die zwei wesentlichen Heilpflanzen zur Behandlung der Prostata sind Sägepalme und Brennnesselwurzel, aber die Anwendung erfolgt am besten unter Aufsicht eines Naturheilkundigen.

Prostatitis ist eine akute Entzündung der Prostata, normalerweise durch Bakterien verursacht. Die Symptome ähneln denen der Blasenentzündung (Seite 157) und werden mit Heilpflanzen ganz ähnlich behandelt.

HEILPFLANZEN: *Sägepalme, Brennnesselwurzel, Echinacea, Ginseng*

HAARAUSFALL UND SCHUPPEN

Leider gibt es kein Wundermittel gegen Haarausfall, der von vielen verschiedenen Faktoren, unter anderem einer genetischen Disposition, abhängt. Jedoch können eine ausgewogene Ernährung und viel Bewegung das Haarwachstum optimal unterstützen. Man kann außerdem Spülungen oder Balsam verwenden, die das Wachstum fördern können. Siehe auch Seite 134.

REZEPTE: *Kräuter-Haarspülung 135; Pflegende Haarmaske mit Rizinusöl 137*

Rasurbrand

Männer mit empfindlicher Haut können an Rasurbrand, eingewachsenen Haaren und entzündeten Haarwurzeln leiden. Eine regelmäßige Hautpflege-Routine mit hochwertigem Reinigungsmittel, Gesichtswasser und Feuchtigkeitscreme ist daher wichtig. Das unten stehende Aftershave-Rezept enthält heilende und antimikrobielle Pflanzen, die helfen, die Haut zu beruhigen und Entzündungen und Pickel nach der Rasur zu verhindern. Aus den unten stehenden Heilpflanzen kann man außerdem einen Aufguss zubereiten, mit dem man sich das Gesicht abtupft, um kleine Rasurwunden schneller heilen zu lassen.

ÄUSSERLICH ANGEWENDETE HEILPFLANZEN: *Ringelblume, Thymian, Gotu Kola, Haferflocken*

REZEPTE: *Wundreinigungsmittel 38; Hautberuhigendes Gel 44; Aftershave-Gel (siehe rechts); Bartöl (siehe rechts); Nährende Hautcreme 123; Blüten-Gesichtswasser 131*

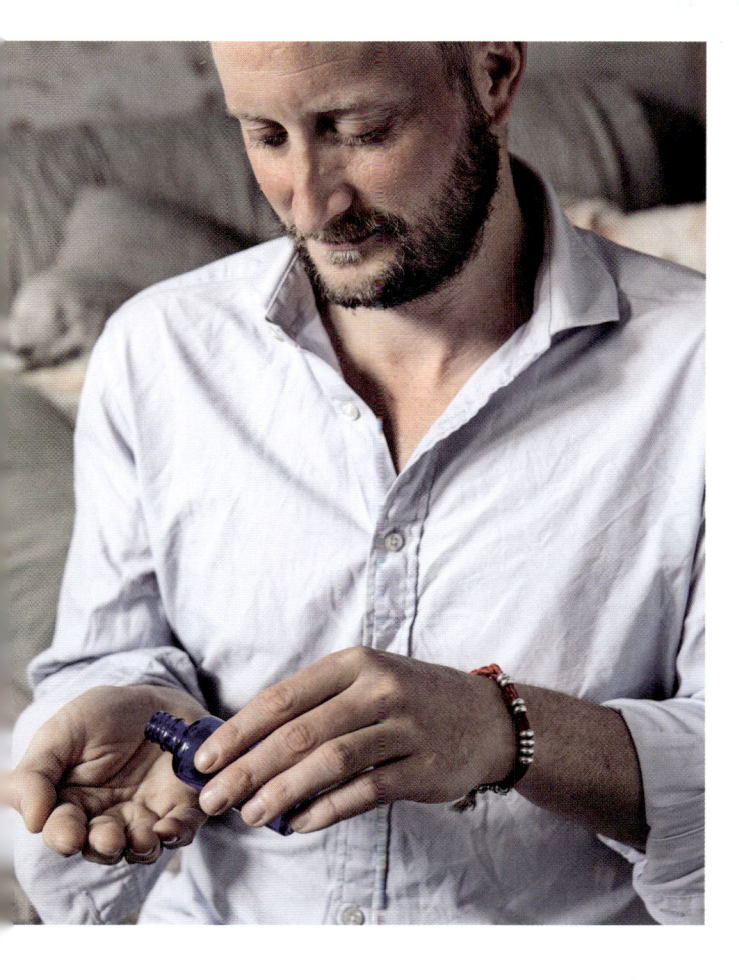

Bartöl

Ein Bartöl unterstützt den gesunden Bartwuchs; es macht die Gesichtsbehaarung weich und wohlriechend.

50 ml Ringelblumenöl
50 ml Rosmarinöl
5 Tropfen ätherisches Lavendelöl
10 Tropfen ätherisches Rosmarinöl
10 Tropfen ätherisches Wacholderöl

Die oben stehenden Öle in eine Flasche mit Pumpspender und 100 ml Inhalt füllen und durch gründliches Schütteln vermischen. Verschließen und mit dem aktuellen Datum beschriften.

ANWENDUNG: Eine kleine Menge des Öls in die Handfläche geben und gründlich in den Bart einmassieren.

HALTBARKEIT: Bis zu 1 Jahr an einem kühlen, dunklen Ort.

Aftershave-Gel

Die antimikrobiellen Öle in Verbindung mit beruhigender Aloe vera ergeben ein kühlendes Aftershave, das kleine Schnitte heilt und Entzündungen verhindert.

250 ml Aloe-vera-Gel
1 EL Jojobaöl oder mit Ringelblume versetztes Jojobaöl
1 EL Hamamelis
1 TL Glyzerin
5 Tropfen ätherisches Wacholderöl
5 Tropfe ätherisches Zitroneneukalyptusöl
5 Tropfen ätherisches Rosmarinöl

Die Aloe vera in ein Schälchen geben und nacheinander die anderen Zutaten tropfenweise unterrühren, bis sich alles gut verbunden hat. In ein Schraubglas füllen, verschließen und mit dem aktuellen Datum beschriften. An einem dunklen, kühlen, trockenen Ort lagern.

ANWENDUNG: Nach der Rasur etwas von dem Gel aufs Gesicht streichen.

HALTBARKEIT: Bis zu 3 Monate an einem kühlen, dunklen Ort.

TINEA CURIS/RINGELFLECHTE

Der Schritt ist eine warme, feuchte Gegend, was sie anfällig macht für Pilzinfektionen, die einen juckenden Ausschlag hervorrufen können. Tinea Curis, der Pilz, der dafür verantwortlich ist, gehört zu derselben Pilzgattung, die auch für Fußpilz und Ringelflechte verantwortlich ist. Eine Stärkung des Immunsystems (Seite 74), die Einnahme von bitteren, das Lymphsystem unterstützenden Heilpflanzen und das Auftragen von fungiziden Präparaten sind die traditionellen Herangehensweisen, um die zugrundeliegenden Probleme zu behandeln. Nehmen Sie 3-mal täglich ein paar Tropfen Große-Kletten-Tinktur in etwas Wasser ein. Außerdem verwenden Sie täglich Waschgels mit Heilpflanzen sowie fungizide Heilpflanzen und Anwendungen wie den Puder gegen Pilze (rechts).

INNERLICH ANGEWENDETE HEILPFLANZEN: *Thymian, Salbei, Oregano, Ringelblume, Teebaum, Lavendel, Eukalyptus, Myrrhe*

ÄUSSERLICH ANGEWENDETE HEILPFLANZEN: *Thymian, Salbei, Oregano, Ringelblume, Teebaum, Lavendel, Eukalyptus, Myrrhe*

REZEPTE: *Antimikrobielles Gel 37; Tinktur zur Stärkung des Immunsystems 80; Puder gegen Pilze (siehe rechts)*

Puder gegen Pilze

Pilze gedeihen in einer warmen, feuchten Umgebung; daher kommt die Neigung zu Infektionen in der Fuß- und Schrittgegend. Dieser trocknende Puder hilft, diese Bereiche unwirtlich für Pilze zu machen, und enthält fungizide, ätherische Öle, die außerdem angenehm riechen.

65 g Stärkemehl
75 g Bentonit
½ TL Kurkuma-Pulver
10 Tropfen ätherisches Lavendelöl
10 Tropfen ätherisches Thymianöl
10 Tropfen ätherisches Eukalyptusöl
10 Tropfen ätherisches Oreganoöl

Stärkemehl und Bentonit in einen Mörser geben und die ätherischen Öle tropfenweise in das Pulver einarbeiten, bis sich alles gut vermischt hat. In einem luftdichten Behälter aufbewahren.

ANWENDUNG: Auf betroffene Hautpartien 1–3-mal täglich auftragen.

HALTBARKEIT: In einem luftdichten Behälter an einem kühlen, dunklen Ort bis zu 12 Monate.

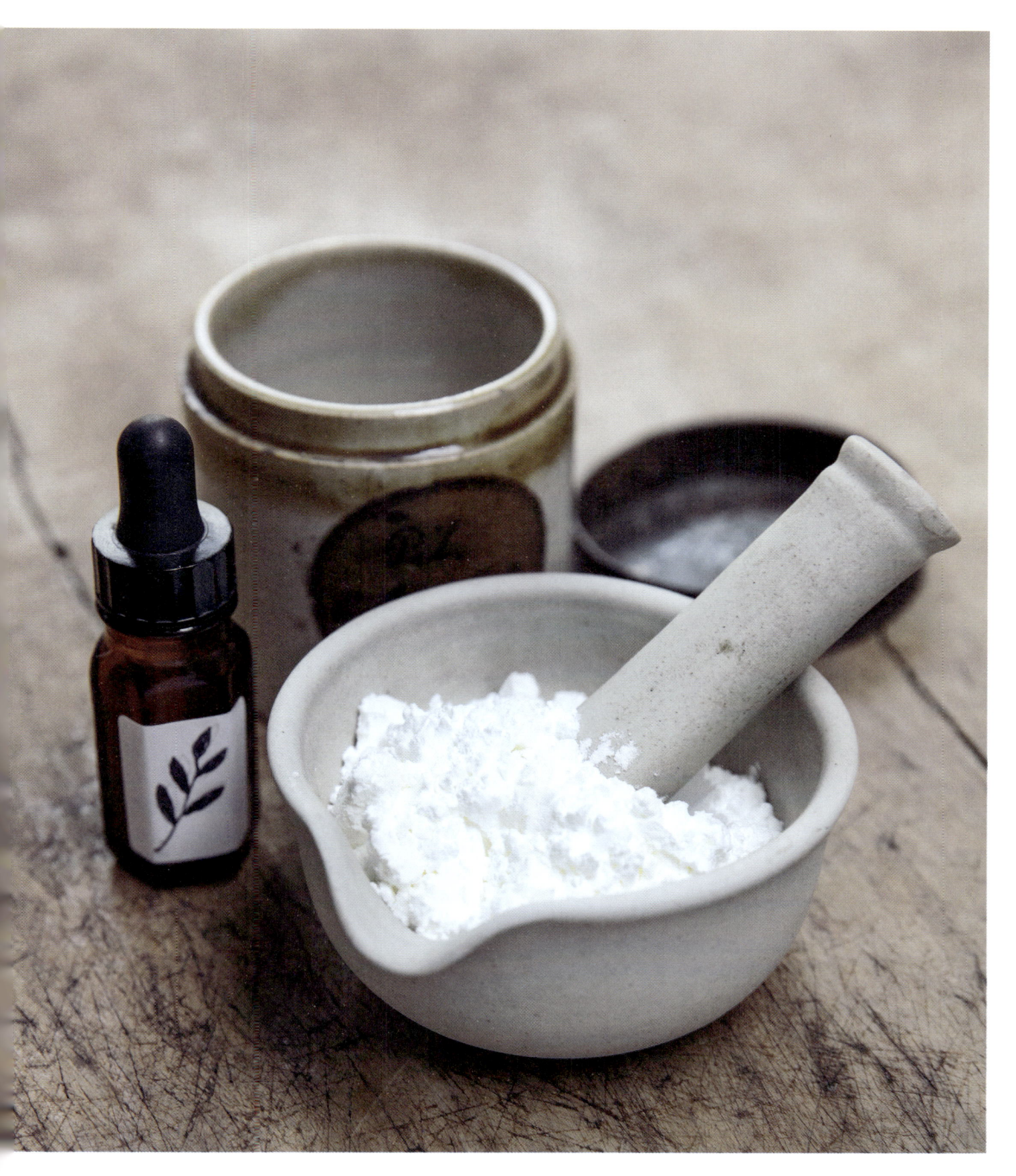

GESUNDHEIT VON FRAUEN
STARKE PERIODE

Starkes Bluten während der Menstruation kann auf ein gestörtes hormonelles Gleichgewicht oder ein gynäkologisches Problem hindeuten, besonders wenn die Blutung stärker ist als normal. Plötzliche Veränderungen im Zyklus sollte man von einem Naturheilkundigen untersuchen lassen. Aber es gibt auch Frauen, die ohne weitere Probleme unter starken Blutungen leiden. In diesem Fall ist die Ursache ein leichtes hormonelles Ungleichgewicht und/oder eine etwas dickere Gebärmutterschleimhaut.

Wenn man unter starken Blutungen leidet, ist es wichtig, viel Eisen und andere Mineralien wie Magnesium über die Nahrung aufzunehmen (siehe Anämie, Seite 54). Bestimmte Heilpflanzen werden traditionell verwendet, um den Uterus „in Form zu bringen". Himbeerblätter oder Frauenmantel können die Blutung lindern. Außerdem sind diese Pflanzen reich an Mineralien. Am besten trinkt man sie täglich heiß oder kalt als Aufguss über Nacht (Seite 12).

INNERLICH ANGEWENDETE HEILPFLANZEN: *Himbeerblätter, Frauenmantel, Schafgarbe, Hirtentäschel, Brunelle, Ringelblume*

REZEPTE: *Brennnessel-Suppe 54; Brennnessel-Tropfen mit viel Eisen 56; Tee für die Gebärmutter (siehe rechts); Pudding mit Ashwagandha, Leinsamen und Chiasamen 152; Mineralstoffreicher Aufguss 152; Dunkle Trüffel gegen schlechte Laune 154*

Tee für die Gebärmutter

Dieser Tee kombiniert mineralstoffreiche Heilpflanzen, die helfen, den Verlust an Mineralien während starker Blutungen auszugleichen. Frauenmantel und Himbeerblätter werden traditionell eingesetzt, um die weiblichen Hormone in die Balance zu bringen und den weiblichen Fortpflanzungsapparat in Form zu halten.

Himbeerblätter
Frauenmantel
Brennnesselblätter

Von jedem Kraut dieselbe Menge nehmen und dann alles zusammenmischen (je 1 Handvoll sollte für 1 Woche genügen). In einem luftdichten Behälter aufbewahren.

ANWENDUNG: 1–2 TL der Mischung in 1 Tasse mit kochendem Wasser geben, abdecken und 5–10 Minuten oder über Nacht zugedeckt ziehen lassen, dann die Heilpflanzen abseihen und die Flüssigkeit auffangen. 1–3 Tassen pro Tag trinken.

HALTBARKEIT: Der getrocknete Tee hält sich in einem luftdichten Behälter an einem kühlen, dunklen Ort bis zu 2 Jahre.

ANÄMIE
Siehe Seite 54

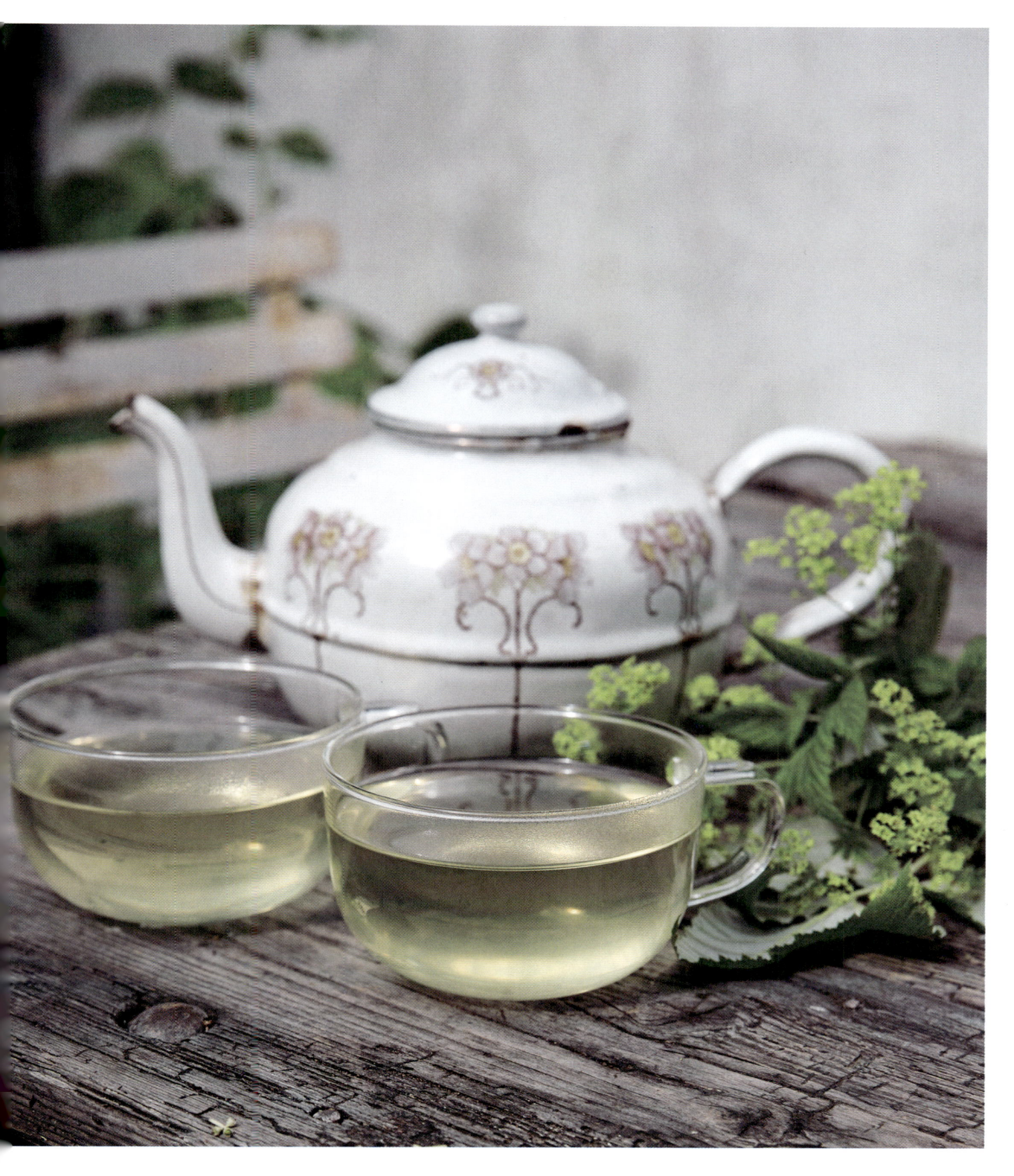

PERIODENSCHMERZEN

Die Schmerzen, die viele Frauen während ihrer Periode erleiden, sind auf Krämpfe der Gebärmutter zurückzuführen, die auf diese Weise ihre Schleimhaut abstößt. Die Stärke der Schmerzen ist bei jeder Frau verschieden. Starke Schmerzen, besonders, wenn sie ungewöhnlich sind, können Anzeichen für ein gynäkologisches oder hormonelles Problem sein und sollten von einem Arzt untersucht werden. Manche Frauen haben aus diversen Gründen mehr Schmerzen als andere Frauen. Das kann an der Form und Lage der Gebärmutter liegen, an der Art, wie sich die Gebärmutter zusammenzieht und wie der Blutfluss von verschiedenen natürlichen Schmerzauslösern im Blut beeinflusst wird.

Nimmt man in der Woche vor der Periode Fischöl oder Algenpräparate mit viel Omega-3-Fettsäuren ein, kann dies die Schmerzen verringern. Heilpflanzen, welche die Gebärmutter in Form bringen, können helfen, die Gebärmuttermuskeln zu kräftigen und ineffiziente Krämpfe und damit auch die Schmerzen zu verringern. Magnesium unterstützt das Funktionieren der Muskelkontraktion. Daher sollte man in den ersten Tagen der Periode magnesiumreiche Nahrung oder entsprechende Präparate zu sich nehmen. Eine wärmende Massage von Unterleib und Rücken kann helfen, die Muskeln zu entspannen.

INNERLICH ANGEWENDETE HEILPFLANZEN: *Frauenmantel, Gewöhnlicher Schneeball, Mädesüß, Ringelblume, Kamille, Schafgarbe, Ingwer, Goldmohn, Wacholder*

REZEPTE: *Einreibung für die Gelenke mit Chili 96; Tee für die Gebärmutter 148; Krampflösende Tropfen (siehe rechts); Dunkle Trüffel gegen schlechte Laune 154*

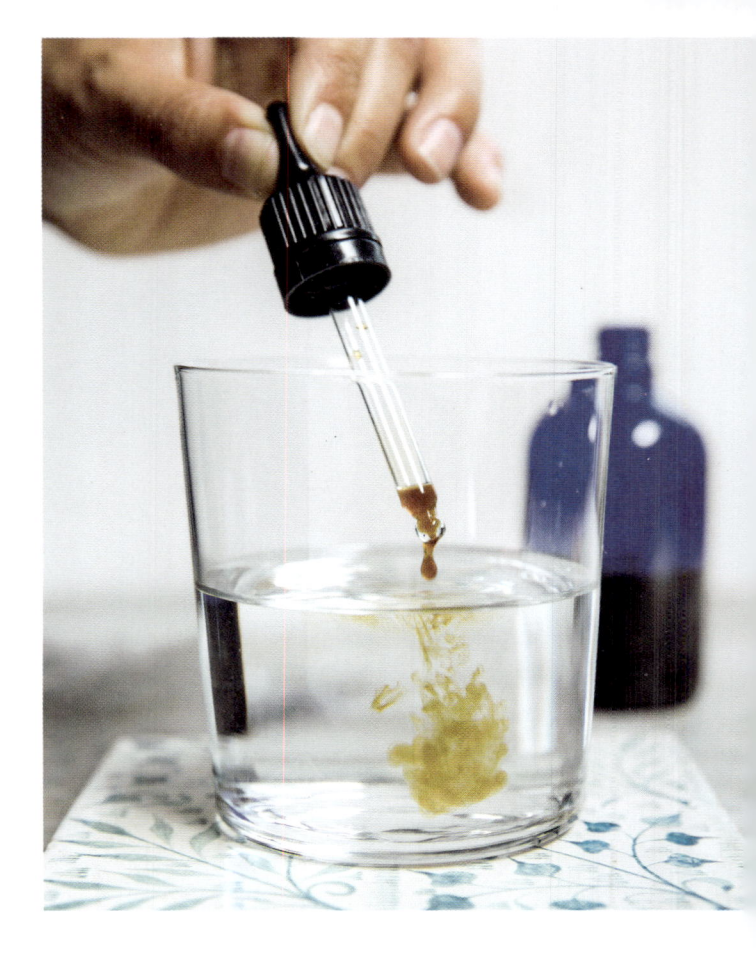

Krampflösende Tropfen

Diese Mischung aus Tinkturen enthält Heilpflanzen, welche die Gebärmutter straffen und in Form bringen und auf diese Weise die Krämpfe verringern. Man sollte bereits 1 Woche vor der Menstruation mit der Einnahme beginnen und sie auch während der ersten paar Tage mit Menstruationsbeschwerden nehmen.

50 ml Gewöhnlicher-Schneeball-Tinktur
50 ml Frauenmantel-Tinktur
50 ml Himbeerblätter-Tinktur
5 ml (1 TL) Ingwer-Tinktur

Alle Tinkturen vermischen und in eine dunkle Glasflasche füllen. Verschließen und mit dem aktuellen Datum beschriften.

ANWENDUNG: 3-mal täglich in der Woche vor der Periode sowie während der Periode 5 ml der Tinktur in etwas Wasser einnehmen.

HALTBARKEIT: Bis zu 2 Jahre an einem kühlen, dunklen Ort.

WECHSELJAHRE

Die Wechseljahre bedeuten das natürliche Ende des Menstruationszyklus und finden normalerweise zwischen dem 45. und 55. Lebensjahr statt. Auslöser ist ein Absinken des Östrogenspiegels. Während die Wechseljahre ein ganz natürlicher Teil im Leben jeder Frau sind, können die begleitenden Symptome äußerst unangenehm sein. Dazu gehören unter anderem Hitzewallungen, vaginale Trockenheit, Niedergeschlagenheit, Beklemmung, Vergesslichkeit und verminderte Libido. Sollten einige der Symptome schwer auftreten oder die Lebensqualität deutlich beeinträchtigen, kann man einen Naturheilkundigen um Rat fragen, um einen ganzheitlichen Ansatz für die individuellen Bedürfnisse zu finden. Bei leichten Symptomen kann eine Behandlung zu Hause helfen, das Unwohlsein zu erleichtern.

Pflanzen wie Rotklee, die pflanzliches Östrogen enthalten, können dann helfen. Sie docken bei denselben Hormonrezeptoren an wie das körpereigene Östrogen, das heißt, im Körper gibt es wieder mehr frei zirkulierendes Östrogen. Außerdem ist es entscheidend, während der Wechseljahre möglichst viel Kalzium und andere knochenstärkende Mineralien durch die Nahrung aufzunehmen. Denn der Rückgang an Östrogen kann einen Verlust der Knochendichte zur Folge haben (siehe Osteoporose, Seite 103).

Salbei ist ein traditionelles Mittel gegen Hitzewallungen während der Wechseljahre: Man trinkt bei Bedarf jeweils eine Tasse des Aufgusses. Außerdem kann man immer ein Fläschchen mit Salbei-Tinktur bei sich haben und 20–40 Tropfen in Wasser einnehmen, wenn man eine Hitzewallung kommen spürt. Fühlt man sich benebelt oder hat Beklemmungen, dann kann man adaptogene Heilpflanzen wie Ehrenpreis und Ashwagandha ausprobieren, wunderbar stärkende Heilpflanzen, die man gegen die emotionale Achterbahnfahrt in den Wechseljahren nehmen kann. In der Prämenopause sowie in den Wechseljahren sollte man ein Omega-3-Präparat einnehmen und/oder mehr fetten Fisch, Kürbiskerne, Leinsamen und Chiasamen essen. Forschungen haben gezeigt, dass Omega-3 helfen kann, den Hormonspiegel auszubalancieren, die Stimmung zu heben, Entzündungen zu hemmen und positiv auf Herz und Knochen zu wirken. Das umseitige Pudding-Rezept mit Ashwagandha, Leinsamen und Chiasamen steckt voller Omega-3 und pflanzlichem Östrogen. Falls nach einem Jahr Periodenpause wieder eine Blutung eintritt, sollte man einen Arzt konsultieren.

INNERLICH ANGEWENDETE HEILPFLANZEN: *Frauenmantel, Rotklee, Salbei, Leinsamen, Chiasamen, Nachtkerzenöl, Borretschöl, Ashwagandha, Brennnesselblätter, Haferstroh*

REZEPTE: *Brennnessel-Tropfen mit viel Eisen 56; Mineralstoffreicher Aufguss 152; Pudding mit Ashwagandha, Leinsamen und Chiasamen 152*

Mineralstoffreicher Aufguss

Aufgüsse, die über Nacht ziehen, eignen sich wunderbar dafür, möglichst viele Mineralien aus Pflanzenteilen zu lösen. Dieser Aufguss enthält mineralstoffreiche Brennnessel, Rotklee, der reich an pflanzlichem Östrogen ist, und Frauenmantel (Nomen est omen!), der bei der hormonellen Umstellung in den Wechseljahren unterstützend eingreift und außerdem die Knochen stärkt.

Frauenmantel
Rotklee
Brennnesselblätter
Haferstroh

Je dieselbe Menge der Pflanzen zusammenmischen und in einem luftdichten Behälter aufbewahren. Mit dem aktuellen Datum beschriften.

ANWENDUNG: 3–4 TL der Mischung in eine Teekanne geben, mit 600 ml kochendem Wasser übergießen und mindestens 4 Stunden, besser über Nacht, ziehen lassen. Wenn das Ganze über Nacht zieht, abkühlen lassen und anschließend in den Kühlschrank stellen. Den Aufguss über den Tag verteilt trinken.

HALTBARKEIT: Die getrockneten Heilpflanzen halten sich in einem luftdichten Behälter an einem kühlen, dunklen Ort bis zu 2 Jahre.

> **TIPP:** Machen Sie gleich die dreifache Menge des Puddings und bewahren Sie ihn in einem luftdichten Gefäß im Kühlschrank auf, dann haben Sie dreimal ein schnelles Frühstück. Ansonsten können Sie die trockenen Zutaten zusammenmischen und in einem luftdichten Behälter lagern. Dann muss man sie nur noch mit Milch und Honig anrühren. Allerdings sollte man auch die trockene Mischung im Kühlschrank aufbewahren und innerhalb von 2 Wochen verbrauchen, da die wertvollen Öle in den Leinsamen in gemahlenem Zustand nicht so lange haltbar sind.

Pudding mit Ashwagandha, Leinsamen und Chiasamen

Dieser einfache Pudding, den man über Nacht ziehen lässt, enthält Leinsamen und Chiasamen, die reich an Omega-3 sind, sowie stärkende Heilpflanzen und adaptogene Ashwagandha. Das Ganze ergibt ein wunderbar schnelles Frühstück oder einen vormittäglichen Snack für Frauen jeglichen Alters.

2 EL Leinsamen
2 TL Chiasamen
3 EL Haferflocken
1 TL Kurkuma, gemahlen
½–1 TL Ashwagandha-Pulver
½ TL gemahlener Zimt oder Vanille-Extrakt
200 ml Soja- oder Nussmilch (Bio)
1–2 TL Honig oder unraffinierter Rohrzucker (optional)
frische oder getrocknete Früchte und Kerne, zum Garnieren
etwas Fruchtsirup oder Coulis, zum Servieren

Die Leinsamen mit einem Mixer oder Mörser und Stößel zermahlen dann Chiasamen, Haferflocken, Kurkuma, Ashwagandha und Zimt oder Vanilleextrakt hinzufügen. Anschließend die Milch nach Wahl darübergießen. Nach Wunsch Honig oder Zucker hinzufügen und gründlich vermischen.

Mindestens 1 Stunde stehen lassen oder (noch besser) über Nacht im Kühlschrank ziehen lassen. Die Mischung wird dick wie Porridge. Je länger das Ganze steht, umso dickflüssiger wird es, so dass man eventuell noch etwas pflanzliche Milch oder Fruchtsaft, falls es etwas süßer sein soll, nachgießen muss.

ANWENDUNG: Mit Nüssen, Kernen, frischen oder getrockneten Früchten sowie Fruchtsirup oder Coulis servieren. 1 × täglich als Frühstück oder Snack am Vormittag essen.

HALTBARKEIT: Im Kühlschrank aufbewahren und innerhalb von 3 Tagen verzehren.

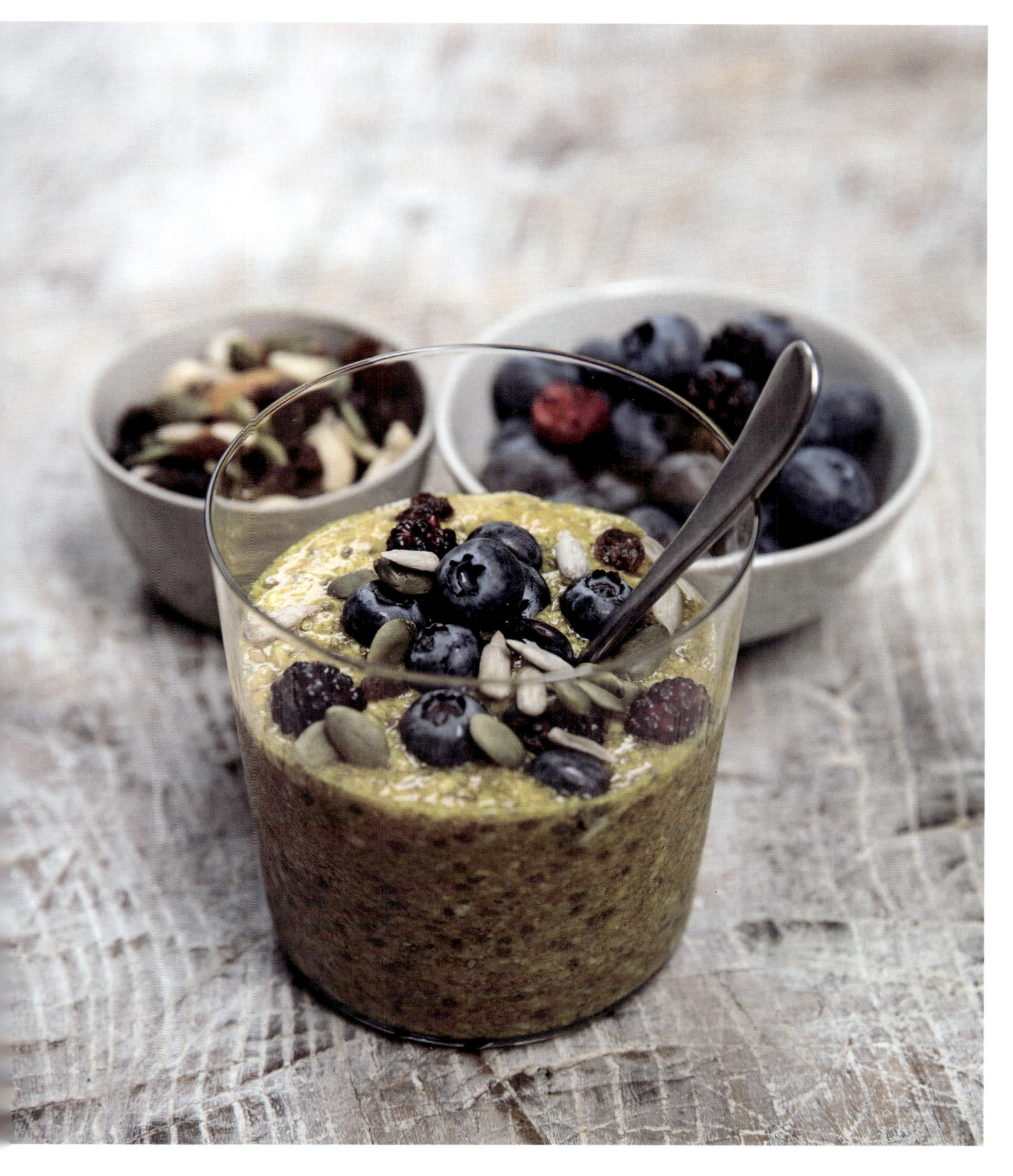

PRÄMENSTRUELLES SYNDROM (PMS)

Der Hormonspiegel der Frau schwankt im Laufe des Zyklus. Manche Frauen leiden stark darunter, andere weniger, aber häufig kommt es in der Woche vor der Periode und deren ersten Tagen zu Beschwerden. Das Prämenstruelle Syndrom kann physische, psychische und emotionale Auswirkungen haben. Dazu gehören Verspannungen, Reizbarkeit, Müdigkeit, Beklemmung, Aggression, benebeltes Gefühl, Hautreizungen, empfindliche Brust, Ungeschicklichkeit und depressive Stimmung, um nur einige zu nennen.

Ein hormonelles Ungleichgewicht kann der Grund für ausgeprägte PMS-Symptome sein. In diesem Fall kann es sinnvoll sein, mit einem Heilpraktiker dem Problem auf den Grund zu gehen. Einfache Rezepte mit Heilpflanzen, welche die Hormone wieder ins Gleichgewicht bringen, können ebenfalls helfen. Pflanzen wie Frauenmantel und Rotklee sind dabei äußerst wirksam. Mönchspfeffer hilft auch sehr bei der Regulierung des Hormonspiegels. Allerdings ist dabei die Dosierung entscheidend, daher sollte man den Rat eines Naturheilkundigen hinzuziehen. Öle mit einem hohen Gehalt an Gamma-Linolensäure, wie Nachtkerze, Borretschsamen und Hanf können ebenso wie ein Vitamin-B-Komplex die Symptome von PMS verringern.

INNERLICH ANGEWENDETE HEILPFLANZEN: *Frauenmantel, Mönchspfeffer, Herzgespann, Ehrenpreis, Kamille, Ringelblume*

REZEPTE: *Brennnessel-Tropfen mit viel Eisen 56; Tee für die Gebärmutter 148; Pudding mit Ashwagandha, Leinsamen und Chiasamen 152; Dunkle Trüffel gegen schlechte Laune (siehe rechts)*

Dunkle Trüffel gegen schlechte Laune

Vor und während der Menstruation haben viele Frauen starke Gelüste nach Schokolade. Das liegt anscheinend an einem Abfall des Blutzuckerspiegels und an einem gesteigerten Bedarf an bestimmten Mineralien (Kakao ist ein nährstoffreiches Superfood). Am besten vermeidet man zuckerreiche, industriell verarbeitete Schokoriegel und probiert stattdessen diese köstlichen und gesunden Trüffel. Sie enthalten Chiasamen und Nachtkerzenöl, die ausgleichend auf den Hormonhaushalt wirken, zudem Eiweiß, mineralstoffreiche Brennnesseln und Fruchtzucker. Auf diese Weise kann man seinen Heißhunger auf Zucker ohne schlechtes Gewissen befriedigen.

1 Handvoll getrocknete Brennnesselblätter
20 g Kakaopulver, plus extra zum Bestäuben
20 g Chiasamen
20 g Leinsamen
175 g Datteln, entkernt
50 g Kürbiskerne
15 ml Nachtkerzenöl
gehackte Nüsse (optional, man kann sie noch darin wälzen)

Die getrockneten Brennnesselblätter in einem leistungsstarken Mixer oder mit Mörser und Stößel zu einem feinen Pulver zermahlen. Die übrigen Zutaten mit in den Mixer geben und zu einer glatten Paste verarbeiten.

Je 1 EL der Mischung zu einer Kugel rollen, anschließend in gehackten Nüssen oder Kakaopulver wälzen.

ANWENDUNG: 1–3 Trüffel pro Tag verzehren.

HALTBARKEIT: Diese Trüffel halten sich im Kühlschrank bis zu 2 Wochen, eingefroren bis zu 6 Monate (vor dem Verzehr auftauen)

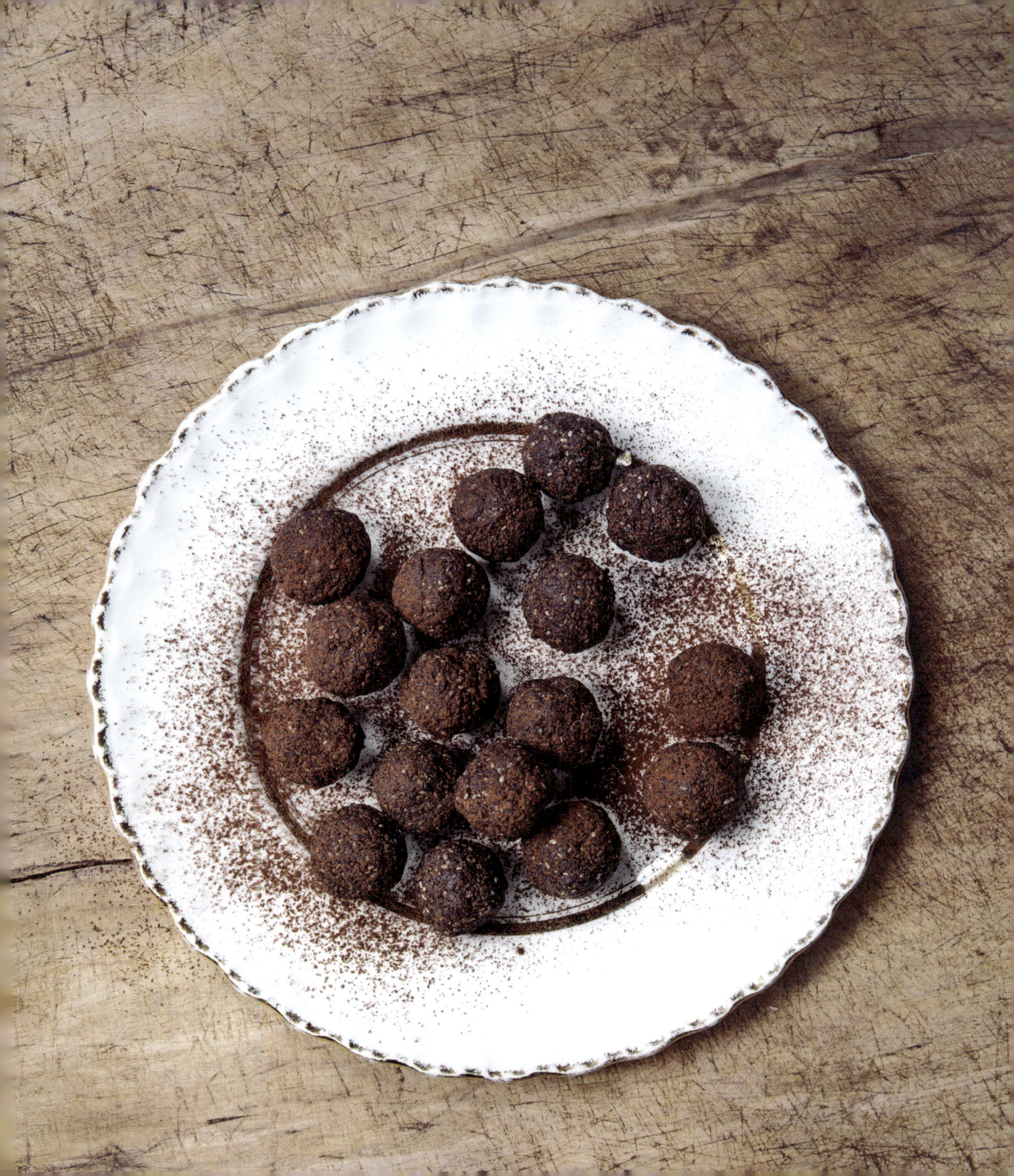

SCHEIDENPILZ

Scheidenpilz wird verursacht durch ein Ungleichgewicht in der natürlichen Vaginalflora. Viele Frauen leiden an einem Scheidenpilz, wenn sie Probleme mit der Verdauung haben. Achtet man auf eine ausgewogene Ernährung mit wenig Zucker und vielen Ballaststoffen sowie pre- und probiotischen Inhaltsstoffen, kann dies die Wahrscheinlichkeit einer Scheidenpilzerkrankung verringern. Außerdem kann es hilfreich sein, Nahrungsmittel-Allergien oder Unverträglichkeiten abzuklären und sich entsprechend zu ernähren. Man sollte in diesem Fall auch ein hochwertiges, prebiotisches Nahrungsergänzungsmittel einnehmen und viele fermentierte Nahrungsmittel wie Kombucha, Kimchi, Sauerkraut und Naturjoghurt mit lebenden Joghurtkulturen zu sich nehmen. Naturjoghurt mit lebenden Joghurtkulturen kann auch äußerlich angewendet werden. Dazu nimmt man ihn direkt aus dem Kühlschrank und streicht ihn auf die Vulva, um so die gereizte Schleimhaut zu kühlen und zu beruhigen. Sitzbäder mit verdünnten ätherischen Ölen oder Heilpflanzen-Aufgüssen (Seite 163) sowie Kompressen, für die man Waschlappen in gekühlten, antimikrobiellen und entzündungshemmenden Aufgüssen aus Lavendel oder Ringelblume tränkt, können beruhigend wirken. Vermeiden sollte man scharfe Waschmittel, eng sitzende Hosen, synthetische Unterwäsche und parfümierte Hygieneprodukte.

INNERLICH ANGEWENDETE HEILPFLANZEN: *Ringelblume, Thymian, Echinacea, Frauenmantel, Oregano, Eukalyptus, Lapacho, Knoblauch*

ÄUSSERLICH ANGEWENDETE HEILPFLANZEN: *Lavendel, Eukalyptus, Teebaum*

ÄTHERISCHE ÖLE: *Lavendel, Eukalyptus, Teebaum*

REZEPTE: *Ringelblumen-Zäpfchen (gegenüber); Sitzbad nach der Geburt 163*

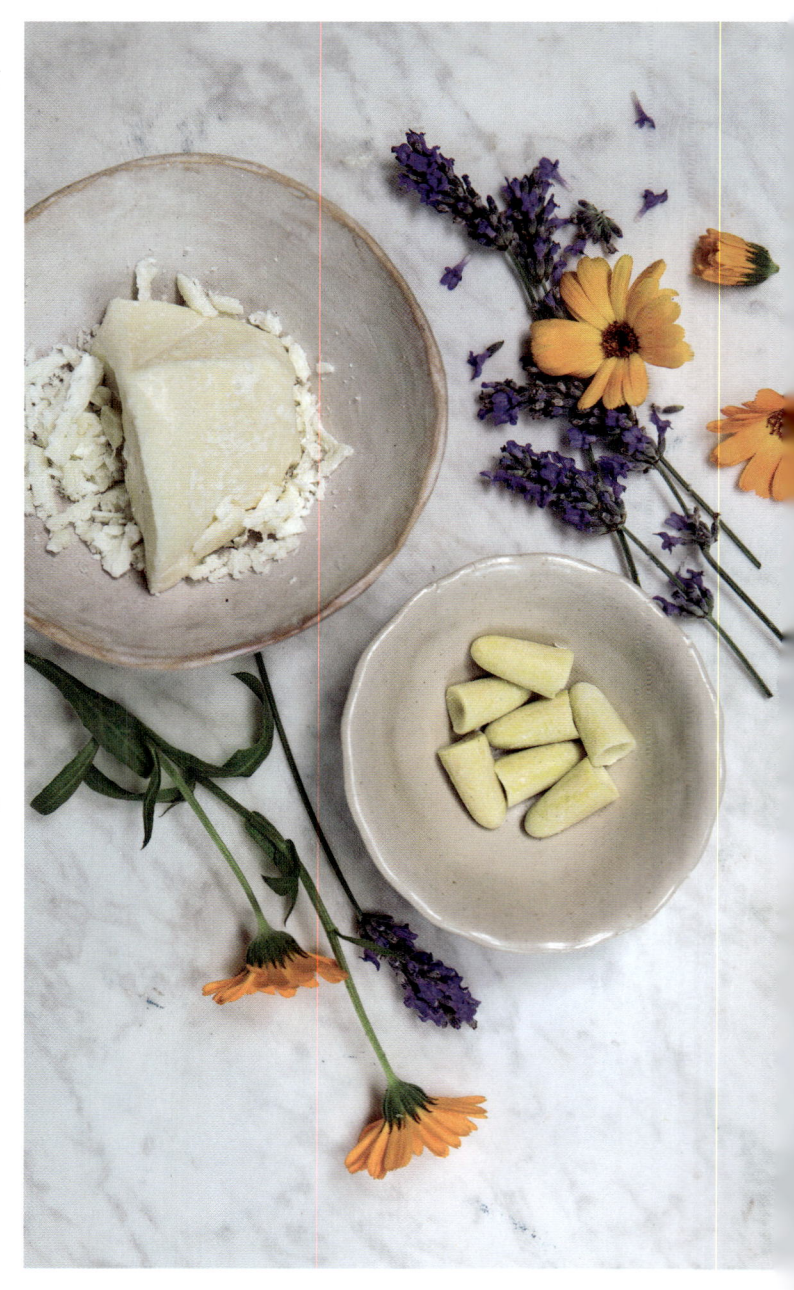

BLASENENTZÜNDUNG

Ringelblumen-Zäpfchen

Zäpfchen setzen die Wirkstoffe direkt in der Vagina frei. Diese hier enthalten fungiziden und entzündungshemmenden Lavendel sowie Ringelblumen, welche die Symptome des Scheidenpilzes wunderbar lindern.

50 g Kokosöl
100 g Kakaobutter
1 Handvoll getrocknete Ringelblumenblüten
10 Tropfen ätherisches Lavendelöl

Die Ringelblumenblüten mit Hilfe eines Wasserbades (Seite 24) 2–4 Stunden in Kokosöl und Kokosbutter ziehen lassen. Abseihen und die Blüten entfernen. Das ätherische Lavendelöl in die Flüssigkeit geben und gründlich verrühren.

In Zäpfchen-Formen oder kleine, runde Eiswürfelbehälter füllen und in den Kühl- oder Gefrierschrank stellen. Sobald die Zäpfchen fest sind, die Form in Frischhaltefolie wickeln oder die Zäpfchen aus den Förmchen lösen und in einem luftdichten Behälter aufbewahren.

ANWENDUNG: 1–3-mal täglich 1 Zäpfchen in die Vagina einführen. Die Öle beginnen schnell zu schmelzen und kleiden das Innere der Vagina aus. Vorsichtshalber sollte man Baumwollwäsche oder einige Lagen Papiertaschentücher in der Unterwäsche tragen. Verwendet man die Zäpfchen direkt aus dem Kühlschrank, hat man zusätzlich eine kühlende Wirkung.

HALTBARKEIT: Bis zu 3 Monate im Kühlschrank oder 1 Jahr im Gefrierfach in einem luftdichten Gefäß.

Blasenentzündung ist eine schmerzhafte Krankheit, die durch eine Entzündung von Blase und Harnröhre gekennzeichnet ist. Normalerweise ist die Ursache eine bakterielle Infektion. Zu den Symptomen gehören ein brennendes Gefühl beim Urinieren, ein ständiges Brennen in der Harnröhre, Druckgefühl und Schmerzen im Unterleib, streng riechender, dunkler oder trüber Urin, häufiges Wasserlassen und allgemeines Unwohlsein. Die Krankheit tritt wesentlich häufiger bei Frauen als bei Männern auf, da ihre Harnröhre kürzer ist, so dass Bakterien leichter in die Blase gelangen können. Für viele Frauen kann Geschlechtsverkehr der Auslöser für eine Blasenentzündung sein, daher ist es ratsam, nach dem Verkehr die Blase zu leeren, um das Risiko einer Infektion zu mindern.

Warme Sitzbäder (Seite 163) mit beruhigenden, antibakteriellen Heilpflanzen oder verdünnten ätherischen Ölen wie Kamille, Lavendel und Teebaum können helfen, Schmerzen und Infektion zu lindern. Beim ersten Anzeichen einer Entzündung sollte man reichlich harntreibenden, antimikrobiellen Tee trinken, um die Blase und jegliche Bakterien „auszuspülen". Manche Frauen finden ungesüßten Cranberrysaft oder Cranberry-Präparate hilfreich, um chronische oder akute Blasenentzündungen zu bekämpfen. Ist das Ganze mit Fieber und/oder Schmerzen in der Nierengegend und dem unteren Rücken verbunden, sollte man ärztlichen Rat einholen, da es sich dabei um eine Nierenentzündung handeln könnte, eine ernstere Erkrankung.

INNERLICH ANGEWENDETE HEILPFLANZEN: *Maisbart, Ringelblumenblätter, Heidekraut, Thymian, Wegerich, Buchu, Eibisch, Echinacea, Labkraut, Selleriesamen, Echte Bärentraube, Lapacho*

ÄUSSERLICH ANGEWENDETE HEILPFLANZEN (BAD): *Thymian, Teebaum, Kamille, Lavendel*

ÄTHERISCHE ÖLE: *Teebaum, Kamille, Lavendel, Zypresse, Wacholder*

REZEPTE: *Ringelblumen-Zäpfchen (siehe links); Sitzbad nach der Geburt 163*

MUTTER UND BABY
SCHWANGERSCHAFT

HEILPFLANZEN IN DER SCHWANGERSCHAFT

Heilpflanzen, die sanft, aber effektiv gegen unerwünschte Beschwerden in der Schwangerschaft wirken, sind unten aufgelistet. Am besten trinkt man sie in Form eines Aufgusses. Falls sie nicht wirken, sollte man einen Naturheilkundigen um Rat fragen. Man nimmt bis zu 3-mal täglich 1 TL Aufguss auf 1 Tasse mit kochendem Wasser. Während der ersten 3 Monate sollte man sich grundsätzlich an einen Naturheilkundigen wenden.

KAMILLE – Sodbrennen, Verstopfung, Reizmagen, Beklemmung, Schlaflosigkeit
INGWER – Übelkeit
LINDENBLÜTEN – Beklemmung, Schlaflosigkeit, Erkältungen und Grippe
ZITRONENMELISSE – Beklemmung, Schlaflosigkeit
BRENNNESSEL – Blutarmut, Mineralstoffmangel
HAFERFLOCKEN, CHIASAMEN, LEINSAMEN, FLOHSAMEN – Verstopfung. Ein einfacher Haferbrei oder eingeweichte Chia-, Lein- und Flohsamen ergeben eine rutschige Masse, die als Abführmittel wirkt.
HIMBEERBLÄTTER – bei Mineralstoffmangel. Himbeerblätter werden traditionell eingesetzt, um die Gebärmutter in Form zu bringen, die Geburt zu unterstützen und nach der Geburt die Gebärmutter wieder zu straffen. In den letzten 3 Monaten der Schwangerschaft anwenden.

HEILPFLANZEN, DIE MAN IN DER SCHWANGERSCHAFT VERMEIDEN SOLLTE

Es gibt eine lange Liste von Pflanzen, die in der Schwangerschaft nicht eingenommen werden sollten. Einige der gebräuchlichsten sind unten aufgelistet, aber kontaktieren Sie bitte unbedingt einen Naturheilkundigen, wenn Sie versuchen, schwanger zu werden, schwanger sind oder stillen und Heilpflanzen einnehmen wollen.

Aloe (innerlich)
Engelwurz
Ashwagandha
Selleriesamen
Beinwell
Teufelskralle
Helenenkraut
Mutterkraut
Ginseng
Gotu Kola
Wacholder
Frauenmantel

Süßholz
Mahonie
Herzgespann
Beifuß
Salbei
Chinesisches Spaltkörbchen
Hirtentäschel
Johanniskraut
Thymian
Kurkuma
Betonie
Schafgarbe

Auch eine Reihe von Küchenkräutern sollten während der Schwangerschaft nicht in übermäßigen oder medizinischen Mengen eingenommen werden. Kleine Mengen im Essen werden als sicher erachtet.

MORGENDLICHE ÜBELKEIT

Die ersten drei Monate der Schwangerschaft können von einer Reihe an Symptomen begleitet werden. Dazu gehören Müdigkeit und Übelkeit. Ingwer ist das Mittel der Wahl gegen die morgendliche Übelkeit. Wie bei allen Dingen in der Schwangerschaft sollte man es auch mit dem Ingwer nicht übertreiben. 1 TL geriebener, frischer Ingwer oder ¼–½ TL getrocknetes Ingwerpulver auf 1 Tasse mit 240 ml kochendem Wasser genügt für einen Tee, der den Bauch beruhigt und den man mehrmals täglich trinken kann (maximal 3 Tassen pro Tag). Leicht bittere Heilpflanzen wie ein einfacher Kamillentee oder ein paar Tropfen Kamillen-Tinktur auf der Zunge können gegen die Übelkeit helfen.

INNERLICH ANGEWENDETE HEILPFLANZEN: *Kamille, Ingwer*

REZEPTE: *Brennnessel-Suppe 54; Ingwer und Zitrone kandiert (siehe rechts); Spray für glückliche Mamas 164)*

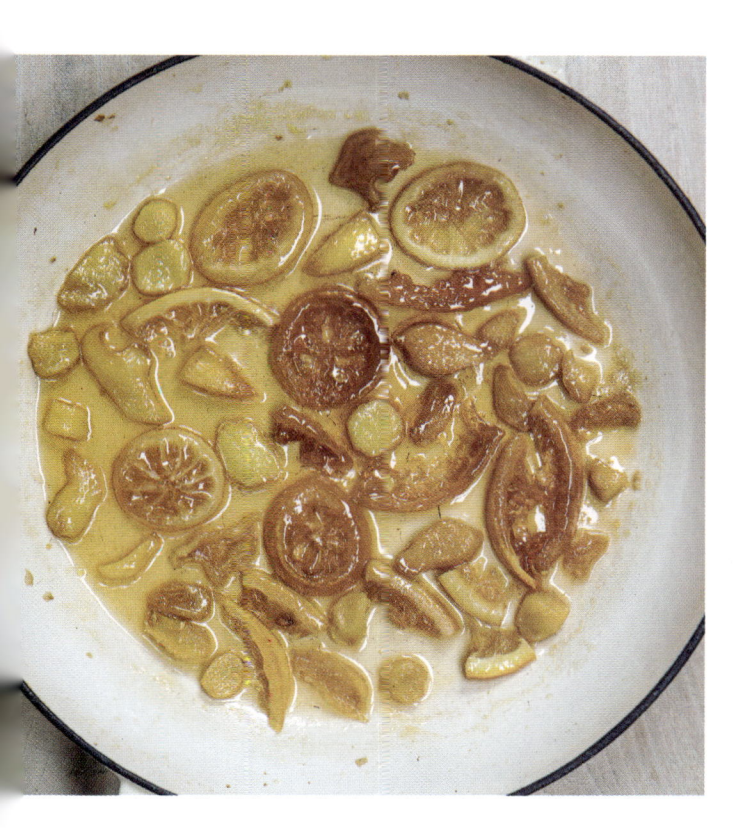

Ingwer und Zitrone kandiert

Diese können helfen, Übelkeit und Brechreiz zu beruhigen und helfen außerdem gegen die Reisekrankheit.

250 g frischer Ingwer, geschält, in Scheiben geschnitten oder gewürfelt
1–2 unbehandelte Zitronen, in Scheiben geschnitten
250 g Zucker oder 340 g Honig

Die Ingwer- und Zitronenscheiben in einen Topf mit schwerem Boden geben. Die Zitronenscheiben ganz lassen, da sie so besser kandieren. Man kann sie im Anschluss noch zerkleinern. Soviel Wasser dazugießen, dass Ingwer und Zitrone davon bedeckt sind, und bei mittlerer Hitze zum Kochen bringen. Dann zu einem leichten Köcheln zurückschalten. Etwa 30–40 Minuten köcheln, nach Bedarf etwas Wasser nachgießen, bis die Stücke weich sind und etwa 50 ml Flüssigkeit verblieben ist.

Mit Zucker oder Honig bestreuen, vorsichtig umrühren, so dass die Stücke davon bedeckt sind. Bei schwacher Hitze köcheln lassen, bis sich ein Sirup bildet und Ingwer und Zitrone glasiert und klebrig sind. Die Stücke auf ein mit Backpapier ausgelegtes Blech verteilen und abkühlen lassen. Die Flüssigkeit im Topf kann man anderweitig verwenden. So kann man sie zum Beispiel über Obststücke oder Eis träufeln oder mit heißem Wasser vermischt als süßen Ingwer-Zitronen-Tee trinken.

ANWENDUNG: Nach Bedarf 1–2 Stücke lutschen.

HALTBARKEIT: In einem luftdichten Behälter im Kühlschrank bis zu 2 Monate haltbar.

DEHNUNGSSTREIFEN

Dehnungsstreifen sind die silbrigen Linien, die Wachstum kennzeichnen. Sie entstehen oft während jugendlicher Wachstumsschübe, Gewichtszunahme und besonders während der Schwangerschaft. Probieren Sie das Balsam für geschmeidige Haut (rechts) aus, um die Haut zu befeuchten und das Zellwachstum zu unterstützen, während der Babybauch größer wird.

ÄUSSERLICH ANGEWENDETE HEILPFLANZEN: *Öl mit Gotu Kola (nach der Geburt), Ringelblume, Hagebuttenöl, Weizengrasöl, Jojobaöl, Sheabutter, Kakaobutter*

> **TIPP FÜR MEHR FEUCHTIGKEIT**
>
> Eine Creme oder Lotion trägt man am besten nach einer Dusche oder einem Bad auf. Die Öle können so leichter in die Haut eindringen, während die Haut noch warm und feucht ist. Die Feuchtigkeit wird aufgenommen und die Haut blüht auf.

Balsam für geschmeidige Haut

Hagebutten-, Weihrauch- und Vitamin-E-Öle helfen, die Haut zu nähren, und fördern eine gesunde Haut. Ringelblume unterstützt die Regeneration der Zellen und die Elastizität der Haut.

6 EL Ringelblumenblüten
50 g Kakaobutter
25 g Sheabutter
25 ml Hagebuttenöl
1 ml Vitamin-E-Öl
10 Tropfen ätherisches Weihrauchöl
10 Tropfen ätherisches Lavendel oder Rosenöl

3 EL der Ringelblumenblüten mit Kakao- und Sheabutter in ein Wasserbad geben (Seite 24) und bei niedriger Hitze bis zu 2 Stunden ziehen lassen.

Die Mischung vom Herd nehmen, die Blüten abseihen, entsorgen und die restlichen Ringelblumenblüten hinzufügen. Weitere 2 Stunden im Wasserbad ziehen lassen.

5–10 Minuten abkühlen lassen und die Blüten abseihen. Hagebuttenöl, ätherische Öle und Vitamin-E-Öl unterrühren und die Mischung in Gläser oder weiche Cupcake-Förmchen aus Silikon gießen. Zum Abkühlen in den Kühlschrank stellen.

ANWENDUNG: 1–2-mal täglich über Bauch, Hüften, Beine oder andere Hautpartien reiben, die Feuchtigkeit benötigen. Gesicht und Intimbereich aussparen.

HALTBARKEIT: Bis zu 1 Jahr in einem luftdichten Behälter an einem kühlen, dunklen Ort.

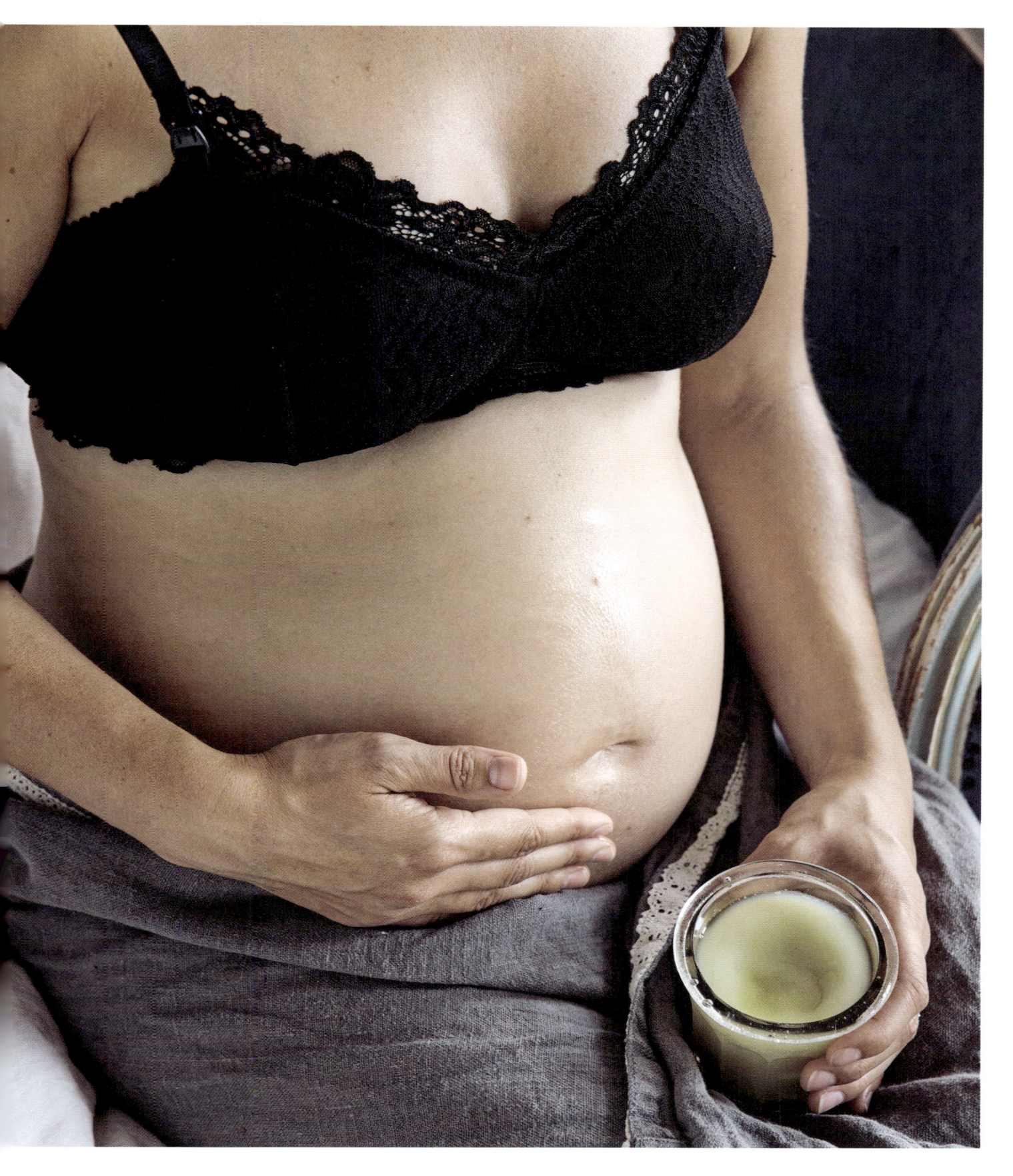

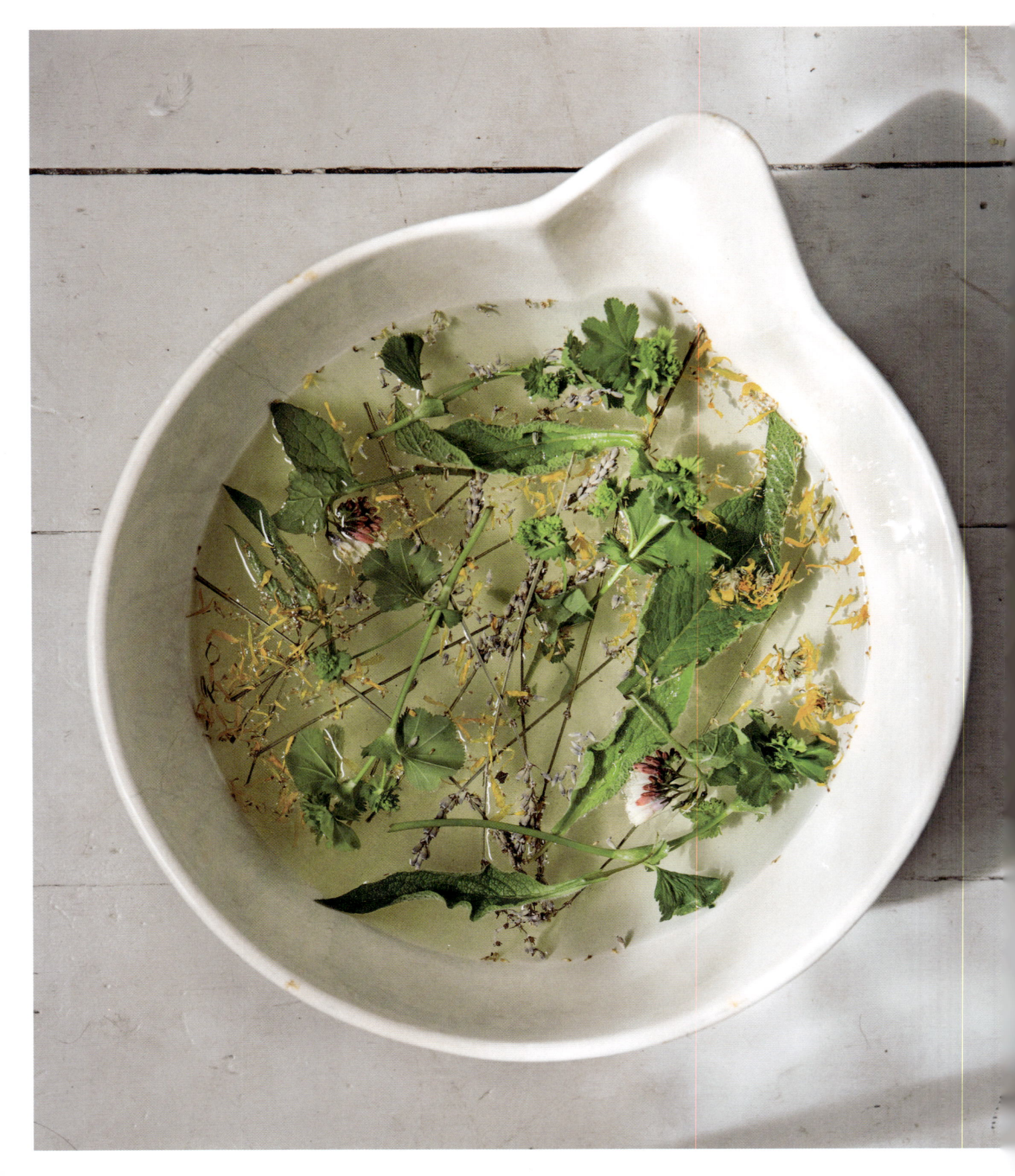

HEILUNG NACH DER GEBURT

Nach der Geburt können verschiedene Heilpflanzen die Heilung des Gewebes beschleunigen, Verletzungen lindern, Infektionen bekämpfen und das Gewebe straffen. Gönnen Sie sich ein Sitzbad nach der Geburt und die Heilenden Kompressen nach der Geburt, um verletztes Gewebe zu heilen und zu straffen.

Sitzbad nach der Geburt

Diese Heilpflanzen verwendet man traditionell, um verletztes oder gerissenes Gewebe zu heilen und zu beruhigen. Das Sitzbad mit frischen oder getrockneten Heilpflanzen ist ideal für frischgebackene Mütter.

10 g frische oder getrocknete Ringelblumenblüten
10 g frische oder getrocknete Schachtelhalmäste
10 g frische oder getrocknete Lavendelblüten
10 g frisches oder getrocknetes Johanniskraut
10 g frischer oder getrockneter Frauenmantel
2 l Wasser

Die Heilpflanzen mit dem Wasser in einen großen Topf geben und abdecken. Zum Kochen bringen, dann die Hitze zurückdrehen und 15 Minuten leicht köcheln lassen.

Die Hitze abdrehen und die Pflanzenteile abseihen. Die Flüssigkeit zu einem Sitzbad oder einem hüfthoch gefüllten Bad hinzufügen. Auf die passende Temperatur achten.

ANWENDUNG: 30 Minuten in dem Bad sitzen. 1–2-mal täglich wiederholen.

HALTBARKEIT: Sofort verwenden.

Heilende Kompressen nach der Geburt

Diese eingefrorenen Kompressen verwenden kühlende und beruhigende Aloe vera, zusammenziehende und heilende Hamamelis sowie antimikrobielles, ätherisches Lavendel- und Schafgarbenöl gegen Wundheit und Risse nach der Geburt.

50 ml Aloe-vera-Gel
50 ml Hamamelis-Wasser
5 Tropfen ätherisches Lavendelöl
5 Tropfen ätherisches Schafgarbenöl

Die Zutaten in einer Sprühflasche mit 100 ml Inhalt vermischen, verschließen und gründlich schütteln. Einige Damenbinden aus Baumwolle damit besprühen, so dass die oberste Schicht befeuchtet, aber nicht durchtränkt ist. Die Binden in ein luftdichtes Gefäß legen und jeweils mit Backpapier trennen. Im Gefrierfach aufbewahren.

ANWENDUNG: Jeweils 1 Binde aus dem Gefrierfach nehmen und bei Zimmertemperatur einige Minuten etwas wärmer werden lassen. Wie eine normale Damenbinde nach der Geburt verwenden.

HALTBARKEIT: In einem luftdichten Behälter bis zu 2 Monate im Gefrierfach haltbar.

STILLEN

Spray für glückliche Mamas

Dieser erfrischende Spray enthält aufmunternde sowie entspannende Heilpflanzen, die beruhigend wirken und die Übelkeit verringern. Sie können während der Schwangerschaft und nach der Geburt diesen Spray immer bei sich haben. Alternativ können Sie aufrichtende Hydrosole wie Rose, Lavendel, Zitronenmelisse oder Orangenblüten untermischen.

10 ml (2 TL) Wodka
5 Tropfen ätherisches Lavendel- oder Geranienöl
5 Tropfen ätherisches Zitronengrasöl
10 Tropfen ätherisches Weihrauchöl
5–10 Tropfen ätherisches Ingweröl (optional gegen Übelkeit)
100 ml Wasser oder 100 ml Rosen-, Orangenblüten- oder Zitronenmelisse-Hydrosol

Den Alkohol in eine Sprühflasche mit 150 ml Inhalt füllen. Die ätherischen Öle mit dem reinen Alkohol vermischen, da sie sich dann besser verteilen und nicht nur an der Oberfläche schwimmen. Dann mit Wasser oder Hydrosol auffüllen und kräftig schütteln. Verschließen und mit dem aktuellen Datum beschriften.

ANWENDUNG: Vor jeder Anwendung kräftig schütteln und nach Bedarf in die Umgebung von Gesicht und Körper sprühen, dann tief ein- und ausatmen. Nicht direkt ins Gesicht sprühen. Nicht für kleine Kinder oder Babys geeignet.

HALTBARKEIT: Bis zu 3 Monate an einem kühlen, dunklen Ort.

Mütter werden ermutigt zu stillen, um ihren Kindern einen optimalen Start zu ermöglichen. Doch es funktioniert nicht immer „ganz natürlich", daher ist es für junge Mütter wichtig, das zu wissen. Falls es Probleme gibt, ist es gut, wenn sie von ihrer Hebamme oder einer Selbsthilfegruppe unterstützt werden. Heilpflanzen wie Fenchel und Dill, die den Milchfluss fördern, werden traditionell als Aufguss getrunken, wenn wenig Milch produziert wird. Außerdem sollte man Tees aus mineralstoffreichen Heilpflanzen wie Luzerne, Brennnessel, Haferstroh und Himbeerblättern in Form von Aufgüssen trinken, die lange gezogen haben (Seite 12). Diese nähren Mutter und Baby zugleich und können das Energielevel steigern. Knochen- oder Pilzbrühen (Seite 76 und 78) sind ebenfalls äußerst nahrhaft und hilfreich bei geschwollenen Brüsten während des Abstillens. Aufgüsse aus Salbei und/oder Rosmarin helfen, den Milchfluss zu stoppen, sobald das Baby abgestillt ist. Während der Stillzeit dagegen sollte man auf größere Mengen dieser Heilpflanzen verzichten.

INNERLICH ANGEWENDETE HEILPFLANZEN: *Fenchel, Dill, Kümmel, Ringelblume, Rotklee, Brennnessel, Luzerne, Haferstroh, Himbeerblätter*

REZEPTE: *Brennnessel-Suppe 54; Konzentriertes Pulver aus Brennnesseln und Pilzen 103; Spray für glückliche Mamas (siehe links); Tee für Mütter (gegenüber)*

Tee für Mütter

Dieser Aufguss verwendet traditionelle Heilpflanzen, die den Milchfluss anregen. Die aromatischen Samen, die auch zum Kochen verwendet werden, lindern Koliken bei Babys.

- 10 g Fenchel, Anis, Dill, Bockshornklee oder Kümmelsamen (eine Sorte oder eine Mischung)
- 10 g Ringelblumenblüten
- 10 g Rotkleeblüten
- 10 g Brennnessel- oder Luzerneblätter
- 10 g Wegerichblätter

Alle Zutaten vermischen und in einem luftdichten Behälter lagern.

ANWENDUNG: 1–2 TL der Mischung mit Mörser und Stößel zerstoßen, um die aromatischen Öle in den Samen freizusetzen. Anschließend in ein Teesäckchen geben und mit 1 Tasse (240 ml) kochenden Wassers übergießen. Abdecken und 15 Minuten ziehen lassen. 1–3 Tassen am Tag trinken.

HALTBARKEIT: Die trockene Teemischung hält sich in einem luftdichten Behälter an einem kühlen, dunklen Ort bis zu 1 Jahr.

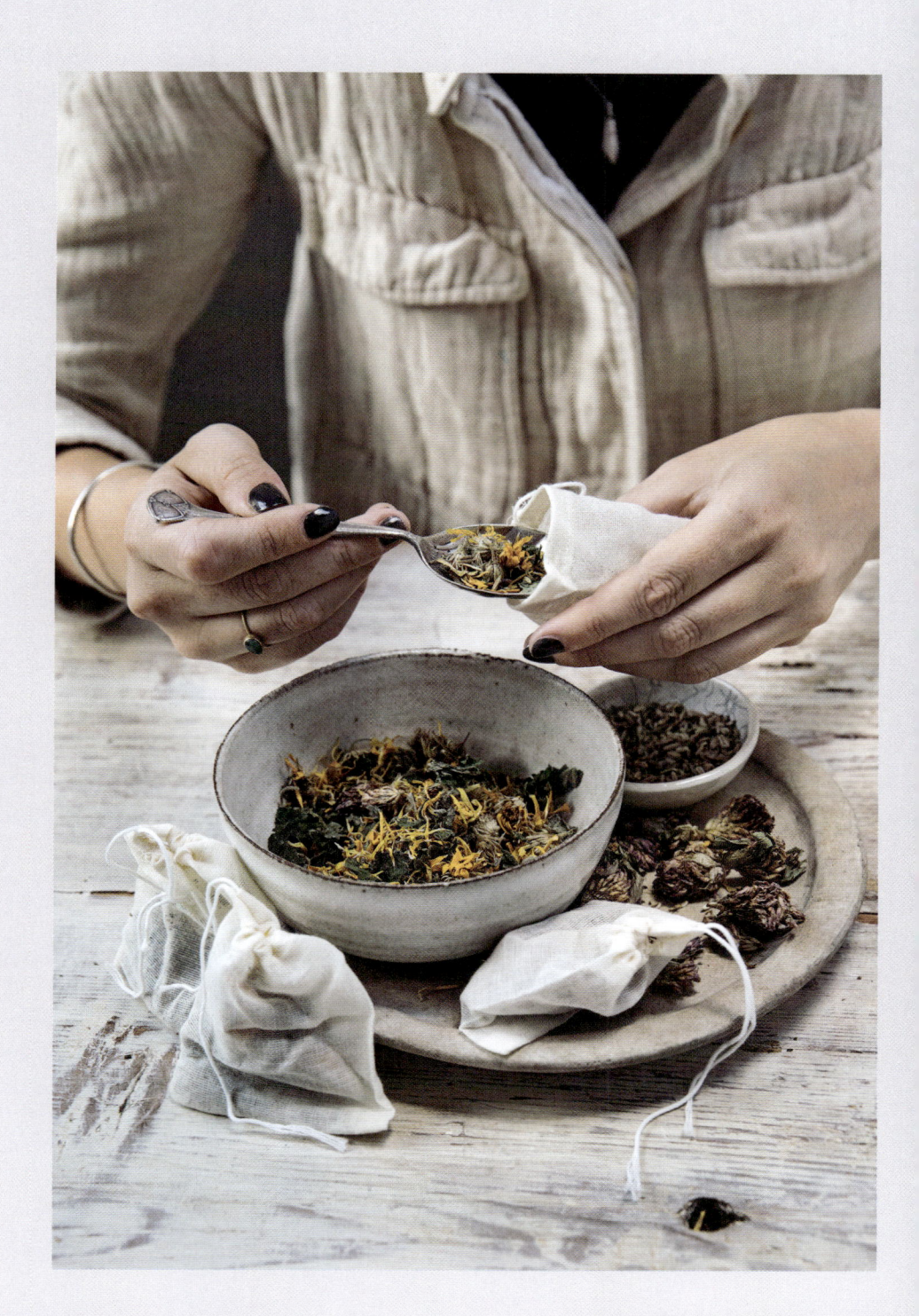

KOLIK

Eine Kolik ist höchstwahrscheinlich der Grund, wenn ein eigentlich gesundes Baby lange und intensiv weint. Besonders Babys in den ersten Wochen leiden darunter. Normalerweise hört es auf, wenn sie 4–6 Monate alt sind. Man geht davon aus, dass Koliken durch Verdauungsstörungen oder Luft hervorgerufen werden, die sie beim Trinken verschlucken und die ein Unwohlsein verursachen. Daher sollte man sicherstellen, dass das Kind die Brustwarze oder den Flaschensauger richtig im Mund hat, um zu verhindern, dass es mit der Milch überschüssige Luft schluckt. Im Zweifelsfall die Hebamme fragen. Wird das Kind gestillt, kann die Mutter beruhigende Heilpflanzen in Form eines Tees zu sich nehmen und durch die Milch an das Kind weitergeben. Wird mit der Flasche gefüttert, kann man 1–2 TL eines schwachen Aufgusses von den unten stehenden Heilpflanzen in die Milchflasche mischen.

INNERLICH ANGEWENDETE HEILPFLANZEN: *Dill, Kamille, Fenchel*

REZEPTE: *Tee für Mütter 165; Gute-Nacht-Bad fürs Baby (gegenüber); Massageöl fürs Baby 168*

BRUSTDRÜSENENTZÜNDUNG

Geschwollene, entzündete und empfindliche Brüste werden durch einen Milchstau hervorgerufen, der wahrscheinlich die Folge von unregelmäßigen Stillzeiten, unpassendem Saugen des Babys oder einer Infektion ist. Letztere geht einher mit grippeähnlichen Symptomen wie hohem Fieber und Schmerzen. In diesem Fall muss unbedingt ein Arzt hinzugezogen werden. Aufgüsse und Kompressen mit Heilpflanzen können die Symptome lindern. Salbei und/oder Rosmarin können helfen, die Milchproduktion zu reduzieren. Außerdem wirken sie antibakteriell gegen Entzündungen, sollten allerdings sparsam eingesetzt werden: 1 TL auf 1 Tasse kochendes Wasser, davon maximal 3 Tassen pro Tag trinken, solange die Symptome anhalten. Ein Blatt Weißkraut oder Wirsing kalt aus dem Kühlschrank, mit dem Nudelholz vorsichtig zerdrückt, kann man untertags ein paar Stunden im BH tragen, um die Entzündung zu lindern. Um die Entzündung zu kühlen, kann man außerdem Hamamelis-Wasser auf die Brüste sprühen. Wunde, rissige Brustwarzen kann man mit etwas Sheabutter mit Ringelblume behandeln.

INNERLICH ANGEWENDETE HEILPFLANZEN: *Salbei, Rosmarin, Frauenmantel*

ÄUSSERLICH ANGEWENDETE HEILPFLANZEN: *Weißkraut, Ringelblume, Hamamelis, Eibischblatt oder -wurzel, Rotulmen-Pulver*

REZEPTE: *Salbe gegen rissige Haut 109; Brust-Kompressen (gegenüber)*

Brust-Kompressen

Dieser angenehme Aufguss kann die Schmerzen und Spannungsgefühle in der Brust lindern.

20 g frische oder getrocknete Ringelblumen
1 Handvoll frischer Weißkohl, gehackt
500 ml leicht kochendes Wasser

Ringelblumen und Kohl in das leicht kochende Wasser geben. Den Herd abdrehen und 1–2 Stunden oder über Nacht ziehen lassen. Die Pflanzenteile abseihen und entsorgen.

ANWENDUNG: Saubere, weiche Tücher oder Lappen mit der Flüssigkeit tränken und als Kompresse auf die Brüste legen. Falls die Berührung zu schmerzhaft ist, kann man die Flüssigkeit auch in eine Schüssel füllen und die Brüste darin baden. Das kann entweder kalt (die Flüssigkeit dazu im Kühlschrank kühlen) oder warm (die Flüssigkeit auf Körpertemperatur erwärmen) sein. Wenn Sie die Methode mit der Schüssel anwenden, können Sie die Brüste dabei auch leicht massieren und etwas Milch herausdrücken, um die Spannung zu mindern.

HALTBARKEIT: Sofort verwenden.

RISSIGE BRUSTWARZEN

Etwas Sheabutter oder Öl, mit Ringelblume versetzt, kann wunden oder rissigen Brustwarzen Erleichterung verschaffen. Oder Sie verwenden die Salbe gegen rissige Haut (Seite 109).

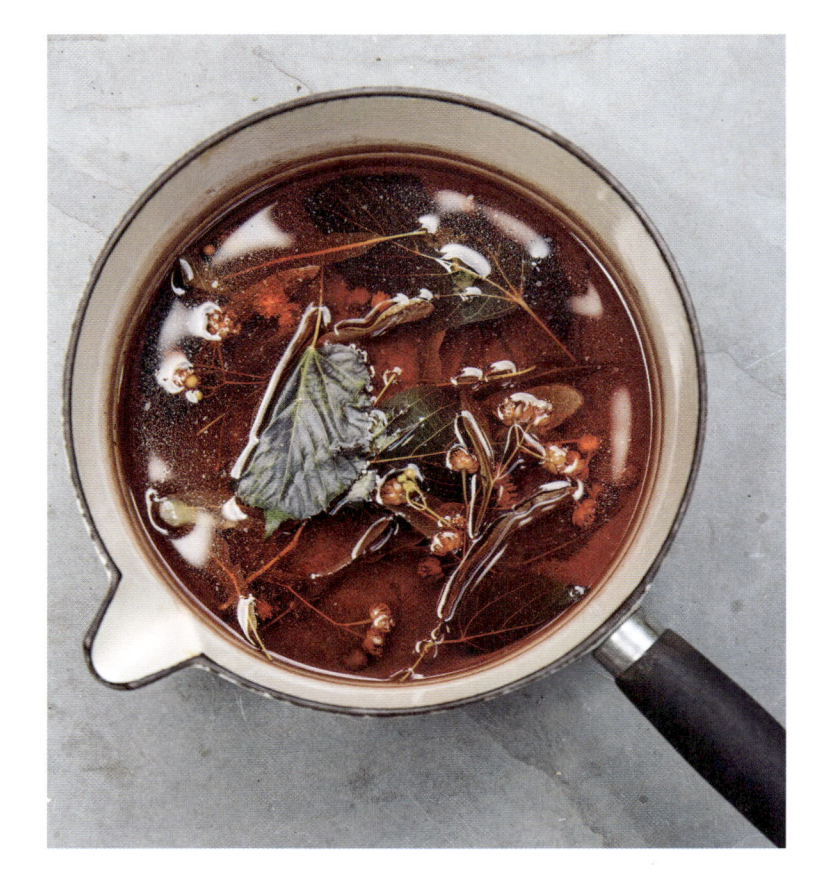

Gute-Nacht-Bad fürs Baby

Dieses traditionelle Rezept mit Lindenblüten wird in ganz Europa seit Urzeiten verwendet, um quengelige Babys und kleine Kinder zu beruhigen, die Schwierigkeiten haben, sich zu entspannen und einzuschlafen. Eine anschließende Massage mit dem Massageöl fürs Baby (Seite 168) kann nach Bedarf zusätzlich beruhigen.

1 großzügige Handvoll frische oder getrocknete Lindenblüten
1 l Wasser

Die Lindenblüten in einen Topf geben und mit dem Wasser übergießen. Zum Kochen bringen, dann abdecken und 10 Minuten köcheln lassen. Den Herd ausschalten und abkühlen lassen. Die Flüssigkeit sollte leuchtend rot bis rot-braun sein. Die Pflanzenteile abseihen und entsorgen, die Flüssigkeit dem Badewasser des Babys hinzufügen, dabei auf die passende Temperatur achten.

ANWENDUNG: Das Baby ganz normal in dem Bad waschen.

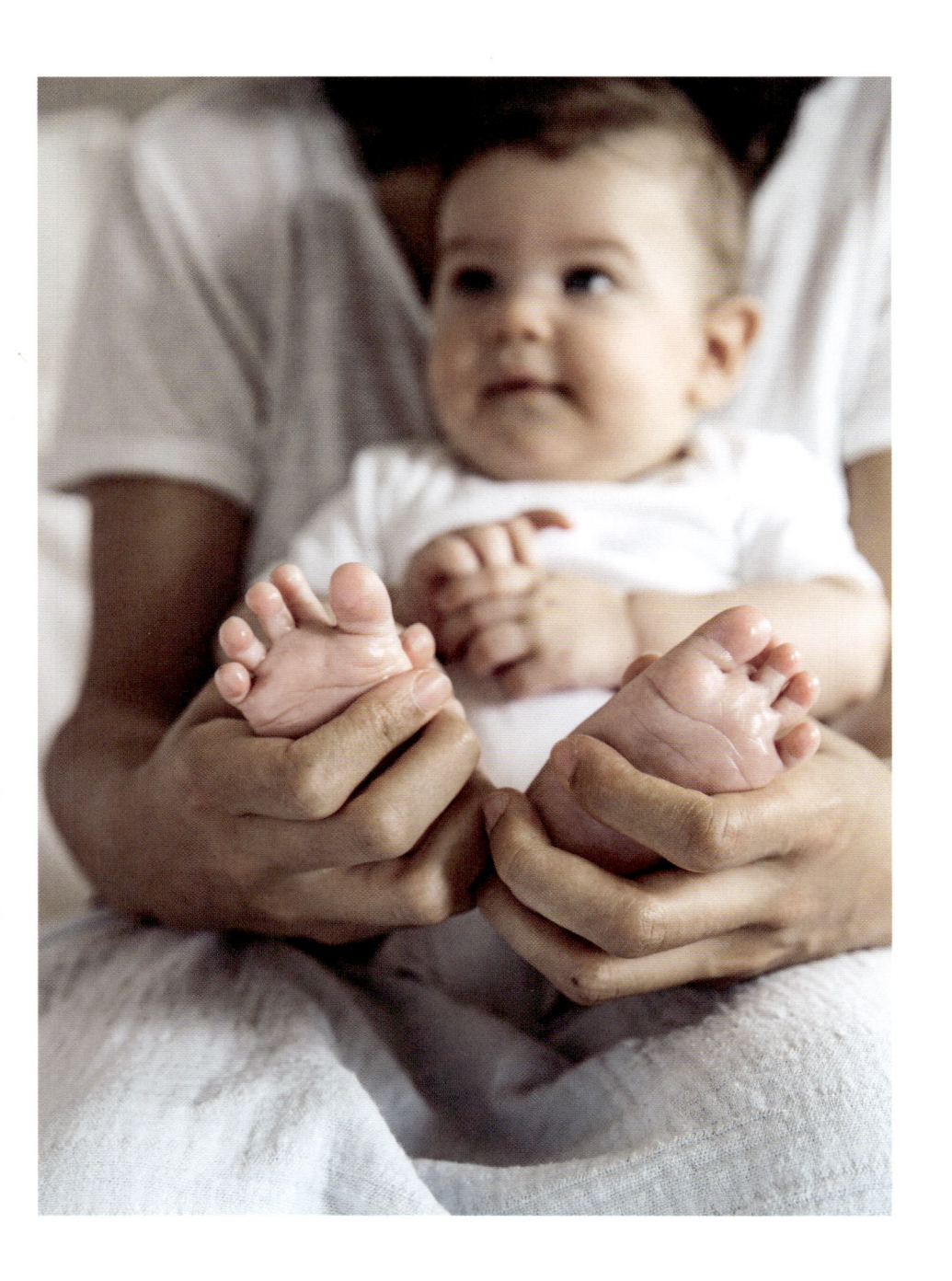

Massageöl fürs Baby

Ein sanftes, beruhigendes Öl, um das Baby zu entspannen, seine Haut zu pflegen und die Verbindung zwischen Mutter und Kind zu stärken.

100 ml Olivenöl mit Ringelblume versetzt
100 ml Jojobaöl
10 ml (2 TL) Hagebutten-Samenöl
2,5 ml (½ TL) Vitamin-E-Öl (optional)
10 Tropfen ätherisches Lavendelöl

Alle Öle in einer Flasche oder einem Schraubglas vermischen. Verschließen und mit dem aktuellen Datum beschriften.

ANWENDUNG: Etwas Öl in die Hände geben und aneinander reiben, um das Öl zu erwärmen. Das Baby damit sanft am ganzen Körper massieren, dabei Gesicht und Intimbereich aussparen.

HALTBARKEIT: Bis zu 1 Jahr an einem kühlen, dunklen Ort. Entsorgen, falls es ranzig riecht.

WINDELAUSSCHLAG

Der Po von Babys kann in einer feuchten Windel rau oder wund werden, besonders, wenn sie eine empfindliche Haut haben. Daher sollte man versuchen, diesen Bereich möglichst trocken zu halten und beim Wickeln möglichst viel frische Luft an den Po zu lassen. Ringelblume zählt zu den Heilpflanzen mit der besten wundheilenden Wirkung. Außerdem ist sie sanft genug, dass man sie auch für Babys verwenden kann. Eine einfache Ringelblumensalbe kann beruhigen und heilen. Ein traditionelles Rezept verwendet Haferflocken, die in ein Stück Musselin gebunden als Badezusatz dienen. Der milchige Schleim der Haferflocken wirkt beruhigend, heilend und spendet Feuchtigkeit, ideal für Babys mit Windelausschlag oder Ekzemen.

ÄUSSERLICH ANGEWENDETE HEILPFLANZEN: *Ringelblume, Lavendel, Haferflocken, Eibischwurzel*

REZEPTE: *Salbe gegen Windelausschlag (siehe rechts)*

Salbe gegen Windelausschlag

Die sanft wirkenden Heilpflanzen in dieser Salbe helfen, raue und wunde Popos zu beruhigen und zu heilen. Für eine Wundschutzcreme fügt man noch weitere Zutaten (siehe unten) hinzu.

25 g getrocknete Ringelblumenblüten
25 g getrocknete Eibischwurzel
200 ml Olivenöl
4 TL Bienenwachs
20 Tropfen ätherisches Lavendelöl (optional)

Das Olivenöl im Wasserbad mit den getrockneten Heilpflanzen versetzen (Seite 24). Anschließend Öl und Bienenwachs in einer hitzebeständigen Schüssel über einem Topf mit leicht köchelndem Wasser schmelzen, bis sich alles gut verbunden hat.

Die Mischung in ein Schraubglas mit 200 ml Fassungsvermögen füllen. Nach Wunsch das ätherische Öl hinzufügen und mit einer Stricknadel oder einem Essstäbchen aus Plastik gründlich unterrühren. Verschließen und festwerden lassen. Mit dem aktuellen Datum beschriften.

ANWENDUNG: Nach der Reinigung bei jedem Windelwechsel die Windelregion mit der Salbe eincremen.

HALTBARKEIT: Bis zu 1 Jahr an einem kühlen, dunklen Ort.

WUNDSCHUTZCREME

Sobald Öl und Bienenwachs verschmolzen sind, 50 g Pfeilwurzelmehl oder Zinkoxid (Nicht-Nano) kräftig unterschlagen, bis die Mischung anfängt abzukühlen und fest zu werden.

INDEX GEBRÄUCHLICHER NAMEN/WISSENSCHAFTLICHER NAMEN

Aloe vera (Aloe vera) 37, 40, 44, 61, 122, 123, 145, 158, 163
Anissamen (Pimpinella anisum) 28, 115, 165
Arnika (Arnica montana) 43, 101
Ashwagandha (Withania somnifera) 90, 95, 152, 158
Augentrost (Euphrasia officinalis) 116, 118
Baldrian (Valeriana officinalis) 42, 92
Beifuß (Artemisia vulgaris) 66, 158
Beinwell (Symphytum officinale) 38, 97, 104, 107, 158
Betonie (Stachys officinalis) 158
Bitterholz (Quassia amara) 143
Bockshornklee (Trigonella foenum-graecum) 165
Brennnessel (Urtica dioica) 43, 54, 56, 72, 76, 77, 78, 103, 116, 126, 133, 135, 148, 152, 154, 158, 165
Brombeere (Rubus fruticosus) 72
Brunelle (Prunella vulgaris) 38
Buchu (Arctostaphylos uva-ursi) 157
Cayennepfeffer (Capsicum spp.) 28, 82
Dill (Anethum graveolens) 165
Echinacea (E. angustifolia, E. purpurea) 80, 119
Echte Bärentraube (Arctostaphylos uva-ursi) 157
Ehrenpreis (Scutellaria lateriflora) 89, 94
Eibisch (Althea officinalis) 46, 69, 73, 81, 109, 119, 120, 123, 124, 169
Eiche (Quercus robur; Q. petraea) 66
Eichen-Lattich (Lactuca virosa) 94
Engelwurz (Angelica archangelica) 66, 158
Eukalyptus (Eucalyptus spp.) 37, 38, 42, 49, 50, 107, 124, 145, 146
Fenchel (Foeniculum vulgare) 28, 65, 69, 165
Frauenmantel (Alchemilla vulgaris) 131, 148, 150, 152, 158, 163
Gänseblümchen (Bellis perennis) 43, 101, 138
Geißblatt (Lonicera periclymenum) 107, 119, 138
Geranie (Pelargonium graveolens) 49, 50, 88, 164
Gewöhnlicher Schneeball (Viburnum opulus) 99, 150
Gewürznelken (Syzygium aromaticum) 28, 46, 49, 51, 74, 82, 85, 111, 119, 120
Ginseng (Eleutherococcus senticosus) 89, 91, 158

Goldmohn (Eschscholzia californica) 150
Gotu Kola (Centella asiatica) 123, 158
Große Klette (Arctium lappa) 66
Hafer, Haferflocken, Haferstroh (Avena sativa) 90, 129, 152, 158
Hainbirke (Betula lenta) 97
Hamamelis (Hamamelis virginiana) 44, 61, 118, 123, 139, 145, 163
Heidekraut (Calluna vulgaris) 157
Heidelbeere (Vaccinium myrtillus) 57
Helenenkraut (Inula helenium) 158
Herzgespann (Leonorus cardiaca) 58, 158
Hibiskus (Hibiscus sabdariffa) 134
Himbeerblätter (Rubus spp.) 148, 150, 158
Holunderblüten/-beeren (Sambucus nigra) 74, 80, 81, 82, 108, 111, 118, 119, 131, 142
Hopfen (Humulus lupulus) 93
Indisches Basilikum (Ocimum sanctum) 89, 91
Ingwer (Zingiber officinale) 30, 66, 73, 74, 82, 96, 99, 108, 111, 115, 120, 150, 158, 159, 164
Jasmin (Jasminum officinale) 92
Johanniskraut (Hypericum perforatum) 38, 44, 87, 97, 98, 158, 163
Kamille (Chamaemelum nobile) oder Echte Kamille (Matricaria chamomilla) 65, 71, 94, 116, 118, 123, 129, 134, 137, 139, 158
Kardamom (Elettaria cardamomum) 30, 82, 93, 95, 111, 119
Katzenkralle (Uncaria tomentosa) 96
Katzenminze (Nepeta cataria) 138, 141
Kernkeule (Cordyceps militaris) 89
Knoblauch (Allium sativum) 30, 54, 76, 77, 78, 82, 85, 103, 112, 140
Königskerze (Verbascum thapsus) 140
Kümmel (Carum carvi) 165
Kurkuma (Curcuma longa) 31, 73, 82, 123, 146, 152, 158
Labkraut (Galium aparine) 80, 126
Lapacho (Tabebuia impetiginosa) 80, 85, 133, 156, 157
Lindenblüten (Tilia x europaea Mill., T. cordata L., T. platyphyllos) 58, 74, 94, 95, 142, 158, 167
Lavendel (Lavandula spp.) 37, 38, 42, 44, 49, 50, 85, 87, 88, 94, 100, 104, 107, 109, 122, 123, 124, 129, 133, 139, 145, 146, 157, 160, 163, 164, 168, 169

Lorbeer (Laurus nobilis) 31, 76, 97
Luzerne (Medicago sativa) 165
Mädesüß (Filipendula ulmaria) 65, 69, 73, 100
Mahonie (Mahonia spp.) 66, 158
Maisbart (Zea mays) 157
Maitake (Grifola frondosa) 78
Majoram (Origanum majorana) 32, 56
Mandarine (Citrus reticulata, syn. C. nobilis) 88, 93
Mariendistel (Silybum marianum) 73, 123
Mönchspfeffer (Vitex agnus-castus) 154
Mohn (Papaver spp.) 90
Mutterkraut (Tanacetum parthenium) 158
Myrrhe (Commiphora myrrha) 37, 46, 123
Olive (Olea europaea) 31
Oregano (Origanum vulgare) 32, 37, 38, 85, 112, 134, 146
Passionsblume (Passiflora incarnata) 94
Pfefferminze (Mentha x piperita) 42, 49, 50, 69, 107, 108, 137
Pfeilwurz (Maranta arundinacea) 50, 169
Piniennadeln (Pinus spp.) 100
Pomeranze (Citrus x aurantium) 164
Reishi (Ganoderma lucidum) 80
Ringelblume (Calendula officinalis) 38, 44, 109, 123, 124, 126, 129, 134, 137, 145, 157, 160, 163, 165, 167, 168, 169
Rooibos (Aspalathus linearis) 134, 137
Rose (Rosa spp.) 87, 88, 93, 95, 123, 131, 160, 164, 168
Rosmarin (Rosmarinus officinalis) 38, 49, 51, 57, 61, 82, 85, 91, 100, 104, 134, 137, 145
Rosskastanie (Aesculus hippocastanum) 61
Rotklee (Trifolium pratense) 126, 152, 165
Rotulme (Ulmus rubra) 46, 69, 73, 81, 120, 124
Sägepalme (Serenoa repens) 144
Salbei (Salvia officinalis) 38, 56, 82, 85, 101, 112, 119, 134, 137, 158
Schachtelhalm (Equisetum arvense) 133, 135, 163
Schafgarbe (Achillea millefolium) 37, 38, 43, 51, 58, 61, 66, 81, 108, 123, 124, 158, 163
Schmetterlings-Tramete (Trametes versicolor) 77
Schöllkraut (Chelidonium majus) 125
Schisandra (Schisandra chinensis) 90, 91

BEZUGSQUELLEN

Schwarzer Pfeffer (Piper nigrum) 32, 76, 82, 96, 97, 111
Selleriesamen (Apium graveolens) 77, 158
Senf (Brassica alba, B. nigra) 32, 57
Shiitake (Lentinula edodes) 77, 78
Sternmiere (Stellaria media) 38, 40, 123, 129
Süßholz (Glycyrrhiza glabra) 56, 89, 123, 158
Tee schwarz/grün/weiß (Camellia sinensis) 47
Teebaum (Melaleuca alternifolia) 37, 49, 51, 107, 123, 124
Thymian (Thymus vulgaris) 33, 37, 38, 49, 51, 56, 71, 72, 76, 81, 82, 85, 97, 107, 112, 115, 121, 122, 134, 146, 158
Tragant (Astragalus membranaceus) 89
Verbene (Verbena officinalis) 42, 89
Wacholder (Juniperus communis) 66, 145, 158
Wegerich (Plantago lanceolata, P. major, P. media) 38, 40, 61, 116, 121, 124, 165
Weide (Salix spp.) 123
Weihrauch (Boswellia spp.) 49, 51, 64, 107, 123, 133, 160, 164
Weißdorn (Crataegus spp.) 58, 89
Wildkirsche (Prunus avium, P. serotina, P. padus) 138
Ylang-Ylang (Cananga odorata) 93
Zimt (Cinnamomum spp.) 73, 74, 81, 82, 111, 152
Zitrone (Citrus x limon) 33, 63, 74, 82, 111, 122, 123, 133, 134, 137, 159
Zitronengras (Cymbopogon citratus) 164
Zitronenmelisse (Melissa officinalis) 87, 91, 158, 164
Zwiebel (Allium cepa) 33, 54, 76, 77, 78, 82, 112
Zypresse (Cupressus sempervirens) 61

KRAUTERIE

Heilpflanzen, Öle, ätherische Öle, Tees und Zubehör für Menschen, Pferde, Hunde und Katzen
Krauterie GmbH
Teichkoppel 36
DE-24229 Dänischenhagen
Telefon: 04349/979 90 50
Fax: 04349/979 90 51
E-Mail: post@krauterie.de
www.krauterie.de

SPINNRAD

Blütenwasser, Pflanzenöle und ätherische Öle
Spinnrad GmbH
Bahnhofstr. 1–3
DE-23795 Bad Segeberg
Telefon: 04551/808 60 0
Fax: 04551/808 60 88
E-Mail: info@spinnrad.de
https://shop.spinnrad.de

AROMAPFLEGE

Pflanzenwässer, Tinkturen, ätherische Öle, Sirupe, Frischpflanzensäfte, Tees, Pflanzenöle etc.
Aromapflege GmbH
Sepp-Haggenmüller-Straße 6
A-6600 Lechaschau
Telefon Österreich: 0043/(0)5672/64 942
Telefon Deutschland: 08363/9390982
Fax: 0043/(0)5672/64 970
E-Mail: info@aromapflege.com
www.aromapflege.com

NATURDROGERIE

Ätherische Öle, Hydrolate etc.
ND Naturdrogerie GmbH
Hintere Bleiche 11
DE-55116 Mainz
Telefon: 06131/5843178
E-Mail: support@naturdrogerie.shop
www.naturdrogerie.shop

TIROLER KRÄUTERHOF

Ätherische Öle, Hydrolate etc.
Dorfstraße 13
A-6012 Eben am Achensee
Telefon: 0043/(0)5243/43004
Mobil: 0043/(0)699/17202080
Fax: 0043/(0)5243/43412
E-Mail: info@tiroler-naturkosmetik.com
www.tiroler-kraeuterhof.com

NATÜRLICH HEILEN

Ätherische Öle, Kräuter, Tinkturen etc.
Karin Jerabek
Weineckgasse 26
A-2000 Stockerau
Telefon: 0043/(0)720979371
E-Mail: shop@natuerlich-heilen.at
www.natuerlich-heilen.at

KRÄUTERKONTOR

Kräuter, Tees und Gewürze in Bio-Qualität etc.
Inh.: Verbena VH Handels GmbH
Winsstraße 28
DE-10405 Berlin
Telefax: 030/35510364
E-Mail: info@kraeuterkontor.de
https://kraeuterkontor.de

NATURHEILKUNDIGE

HERBATHEK

Bio-Heilkräuter, Tees, Gewürze etc.
Jens Jakob Herbathek (Einzelunternehmen)
Jens Jakob
Kollwitzstr. 76
DE-10435 Berlin
Telefon: 030/25797021
Fax: 030/25797022
E-Mail: j.jakob@herbathek.com
www.herbathek.com

HERBIS NATURA

Kräuter und Tees in Bio-Qualität
Herbis Natura GmbH
Neumagener Str. 42
13088 Berlin
Telefon: 030/56970266
E-Mail: kontakt@herbisnatura.de
www.herbisnatura.de

EUROPAKLOSTER GUT AICH

Fertig gemischte Heilpflanzenelixiere,
Öle, Liköre etc.
Europakloster Gut Aich
Aich 3
5340 St. Gilgen
Telefon 0043/(0)676/87466639
Fax: 0043/(0)6227/2318351
E-Mail: vertrieb@europakloster.com
https://shop.europakloster.com

HAWLIK VITALPILZE

Medizinische Pilze getrocknet,
als Pulver etc.
Hawlik Gesundheitsprodukte GmbH
Gewerbestraße 8
82064 Straßlach
Telefon: 08170/99590
Fax: 08170/9959250
E-Mail: info@hawlik-vitalpilze.de
www.hawlik-vitalpilze.de

Die unten genannten Verbände sind eine erste Anlaufstelle, doch natürlich lassen sich gute Naturheilkundige auch durch lokale Recherche, Empfehlungen etc. finden.

BUND DEUTSCHER HEILPRAKTIKER UND NATURHEILKUNDIGER E.V. (BDHN E.V.)

Weiglstraße 9
DE-80636 München
Telefon: 089/6018429
Fax: 089/6017913
E-Mail: sekretariat@bdhn.de
https://bdhn.de

VGNÖ – VERBAND DER GANZHEITLICHEN NATURHEILTHERAPEUTEN ÖSTERREICHS

Eichenweg 3
A-4910 Ried im Innkreis
Sekretariat VGNÖ:
Wengerweg 10
A-4950 Altheim
E-Mail: office@naturheiltherapeuten.at
www.naturheiltherapeuten.at

VERBAND FREIER HEILPRAKTIKER UND NATURÄRZTE

Oerlikonerstr. 98
CH-8057 Zürich
Telefon: 0041/(0)439602000
Fax: 0041/(0)439609015
E-Mail: info@heilpraktikerverband.ch
www.heilpraktikerverband.ch

LITERATURTIPPS

Es gibt zahlreiche Bücher über Kräuter und pflanzliche Heilmittel, daher dient die folgende Liste nur dem Einstieg in das Thema, kann aber in keinster Weise einen vollständigen Überblick vermitteln.

Bücher

GANZHEITLICHER ANSATZ IN BEZUG AUF GESUNDHEIT
Chown, Vicki/Walker, Kim: Apothecary: Natur-Heilmittel selbst herstellen und anwenden (Busse 2017).
Hoffmann, David: Die große Pflanzenapotheke: Heilen und gesund bleiben mit den Kräften der Natur (Mosaik 1997).

HEILPFLANZEN SAMMELN
Künkele, Dr. Ute/Lohmeyer, Till R.: Heilpflanzen & Kräuter: Bestimmen, Sammeln, Anwendung und Wirkung (Delphin 2017).

HEILPFLANZEN-ENZYKLOPÄDIEN
Pahlow, Mannfried: Das große Buch der Heilpflanzen: Gesund durch die Heilkräfte der Natur (Nikol 2013).
Curtis, Susan/ Green, Louise et al.: Das neue Praxisbuch Heilpflanzen: Sanfte und natürliche Anwendungen (Dorling Kindersley 2021).
Chevallier, Andrew: Das große Lexikon der Heilpflanzen: 550 Pflanzen und ihre Anwendungen (Dorling Kindersley 2017).

HEILMITTEL HERSTELLEN
Fleischhauer, Steffen Guido/Süssmuth, Astrid et al.: Wildwachsende Heilpflanzen einfach bestimmen. Die 50 beliebtesten Arten. Mit Rezepten und Anwendungen für die Hausapotheke. Heilpflanzen bestimmen, sammeln und verwerten (AT Verlag 2018).
Courtenay, Elfie: Heilkräuter. Überliefertes Wissen für Hausapotheke und Küche: Über 70 herausragende Heilpflanzen. Mehr als 250 Anwendungen und Rezepte. Extra: Geschützte und giftige Pflanzen (Mankau 2017).

PHYTOTHERAPIE
Schilcher, Heinz/Kammerer, Susanne/Wegener, Tankred: Leitfaden Phytotherapie: Mit Zugang zur Medizinwelt (Urban & Fischer Verlag 2016).
Bühring, Ursel/Girsch, Michaela: Praxis Heilpflanzenkunde (Karl F. Haug 2016).

KRÄUTER ANBAUEN
Heistinger, Andrea/Verein Arche Noah: Kräuter richtig anbauen: Das Praxisbuch für Biogarten, Topf und Balkon. Vielfalt in über 100 Sorten (Löwenzahn 2016).

PFLANZEN BESTIMMEN
Heilpflanzen: Erkennen, sammeln und anwenden (Neuer Kaiser 2013).
Hensel, Wolfgang: Welche Heilpflanze ist das? (Kosmos-Naturführer, Franckh Kosmos Verlag 2020).

ONLINE-QUELLEN
https://heilkraeuter.de/lexikon/
www.pflanzen-vielfalt.net
www.heilpflanzen-online.com
www.heilpflanzen.info

Alle Angaben auf den Seiten 171 (Bezugsadressen) bis 173 wurden vom Verlag für den deutschsprachigen Raum angepasst und stammen nicht von den Autorinnen selbst. Alle Angaben ohne Gewähr.

INDEX

A
Abszesse 124
Adaptogene Heilpflanzen 89
Ätherische Öle 49–51
Aftershave-Gel 145
Akne 122–23
Allergien 41, 116–18
Anämie 54–56
Antimikrobielles Gel 37
Anti-Pickel-Gel 122
Arthritis 96
Asthma 107
Aufgüsse 12–13
   Aufguss aus Holunderblüten und Lindenblüten 142
   Aufguss gegen Allergien 116
   Aufguss gegen Erkältungen und Grippe 108
   Mineralstoffreicher Aufguss 152
Ausschläge 40, 130, 144–45

B
Bäder 20
Badekugeln mit Haferflocken 129
   Gute-Nacht-Bad fürs Baby 167
   Handbad für starke Nägel 133
   Sitzbad nach der Geburt 163
   Wärmendes Hand- und Fußbad 57
Bakterielle Infektionen 80
Balsam für geschmeidige Haut 160
Basisöle 24
Bartöl 145
Bauchschmerzen 141
Beinwell-Salbe 104
Beklemmung 88
Benebelter Kopf/Gedächtnis- und Konzentrationsprobleme 91
Beruhigende Lotion 139
Bindehautentzündung 86
Bitterer Verdauungsspray 66
Blähungen 69

Blasenentzündung 157
Blüten-Gesichtswasser 131
Blütenwasser/Hydrosole 27
Blutdruck 58
Brennnessel-Suppe 54
Brennnessel-Tropfen mit viel Eisen 56
Brombeertee 72
Brüche 104
Brustdrüsenentzündung 166–68
Brust-Kompressen 167

C
Cholesterinspiegel 59
Cremes 25
   Nährende Hautcreme 123

D
Dampf-Inhalation mit Heilpflanzen 19
Dehnungsstreifen 160
Dosierung 9
   Für Kinder 138
Duftender Schlaf-Spray 94
Dunkle Trüffel gegen schlechte Laune 154
Durchfall 70–72

E
Einreibung für die Gelenke mit Chili 96
Ekzeme 126–29
Energiemangel 90
Entspannendes Badesalz 100
Erbrechen 70
Erkältungen 108–111
Erste Hilfe 34–51
Essig der vier Diebe 85

F
Falten 131
Feste, entspannende Massagecreme 93
Fieber 74, 141–42
Flohsamen-Gel 63
Frostbeulen 57
Frühstücks-Schnitten 90
Fußpilz 133

G
Gel
   Aftershave-Gel 145
   Antimikrobielles Gel 37
   Anti-Pickel-Gel 122
   Hautberuhigendes Gel 44
Gelenkschmerzen 99–100
Gerstenkorn 47
Gesunde Füße 134
Gesundheit von Frauen 148–57
Gesundheit von Kindern 138–43
Gesundheit von Männern 144–47
Gesundheit von Mutter und Baby 158–69
Gicht 102
Grind 125
Grippe 108–11
Gürtelrose 86–87
Gute-Nacht-Bad fürs Baby 167
Gute-Nacht-Tinktur 94

H
Haare 134–37, 144
   Haarausfall 144
Hämorrhoiden 59–61
Halsschmerzen 119–20
   Gurgelwasser gegen Halsschmerzen 119
Hautberuhigendes Gel 44
Heilende Kompressen nach der Geburt 163
Heilpflanzen
   Kaufen 10
   Sammeln 10
   Sicher verwenden 9

Trocknen 10
Ziehen 10
Heilung nach der Geburt 163–64
Heißer Heilpflanzen-Grog 74
Heuschnupfen und allergischer Schnupfen 116–18
Holunderbeeren 81
Holunderbeeren-Likör 82
Holunderbeeren-Pastillen 81
Holunderbeeren-Sirup 111
Husten 112–115
   Hustenbonbons mit Heilpflanzen 115
   Hustensaft mit drei Heilpflanzen und Zwiebeln 112
Hydrosol 27

I
Ingwer und Zitrone kandiert 59
Insektenstiche 41
Ischiassyndrom 98

J
Juckreiz 40, 130

K
Kakao mit Kardamom, Rosen und Lindenblüten 95
Kalte Hände und Füße 57
Kater 73
Knochenbrühe 76
Körperbutter 24
Kolik 166
Kompressen 20
   Brust-Kompressen 167
   Kompressen mit Johanniskraut 98
   Konzentriertes Pulver aus Brennnesseln und Pilzen 103
Kopfläuse 143
Kopfschmerzen 42
Krampfadern 59–61

Krampflösende Tropfen 150
Kräuter-Haarspülung 135
Kräuterpastillen 19
Krupp 141
Küchenkräuter 28–33
Kühlende Eiswürfel gegen juckende Augen 118
Kühlende Halspastillen mit Ingwer und Honig 120
Kühlender Spray für die Beine 61

L
Lindernde Salbe für die Atemwege 107

M
Massageöl fürs Baby 168
Morgendliche Übelkeit 159
Mundgeruch 62
Mundgeschwüre 46
Muskellösende Tinktur 99
Muskelschmerzen 99–100, 102

N
Nägel
  Handbad für starke Nägel 133
  Nagelpilz 133
  Schwache Nägel 133
Nährende Hautcreme 123
Nasenspülung 121
Nebenhöhlenentzündung 121

O
Öl
  Ätherische Öle 24, 49–51
  Bartöl 145
  Massageöl fürs Baby 168
  Ohrenöl mit Knoblauch und Königskerze 140
  Öl gegen Kopfläuse 143
  Öl mit Zitronenmelisse und Johanniskraut 87

Ohrenschmerzen 116, 140
Osteoporose 103

P
Paste gegen Mundgeschwüre 46
Periodenschmerzen 150
Pfefferminz-Roller 42
Pflegende Haarmaske mit Rizinusöl 137
Pilze 78
Pilzinfektionen 85
Prämenstruelles Syndrom (PMS) 154
Prostata 144
Pudding mit Ashwagandha, Leinsamen und Chiasamen 152
Puder gegen Pilze 146
Pulver gegen Kater 73

R
Rasurbrand 144
Reisekrankheit 43
Rekonvaleszenz 76–78
Rescue-Tropfen 89
Ringelblumen-Aloe-After-Sun-Würfel 44
Ringelblumen-Zäpfchen 157
Ringelflechte 130, 146
Rissige Brustwarzen 167
Rückenschmerzen 97

S
Salben und Balsame 26
  Balsam aus Rosskastanie und Schafgarbe 61
  Balsam für geschmeidige Haut 160
  Beinwell-Salbe 104
  Salbe gegen rissige Haut 109
  Salbe gegen Windelausschlag 169
  Wundsalbe 38
  Zugsalbe 124

Salze zur Rehydratation 71
Schlaflosigkeit 92–95
Schmerzlinderndes Einreibemittel 97
Schnitte 37–38
Schnupfen (allergisch) 116–18
Schürfwunden 37–38
Schuppen 137, 144
Schuppenflechte 129
Schwangerschaft 158–61
Sirup
  Holunderbeeren-Sirup 111
  Sirup aus Feigen und Dörrpflaumen 63
Sitzbad nach der Geburt 163
Sodbrennen 65–66
Splitter 43
Spray für glückliche Mamas 164
Spray gegen Beklemmungen 88
Stärkende Pilzsuppe 77
Stiche 41
Stillen 164–65
Stress 89
Sude 13

T
Tee
  Aufguss aus Holunderblüten und Lindenblüten 142
  Aufguss gegen Allergien 116
  Aufguss gegen Erkältungen und Grippe 108
  Brombeertee 72
  Tee für die Gebärmutter 148
  Tee für Mütter 165
  Tee für schöne Haut 126
  Tee zur Kreislaufstärkung 58
  Verdauungstee 65
Tinkturen 14
  Gute-Nacht-Tinktur 94
  Muskellösende Tinktur 99
  Tinktur für eine verbesserte Konzentration 91
  Tinktur zur Stärkung des Immunsystems 80

U
Übelkeit 70

V
Vegane Pilzbrühe 78
Verbrennungen 44
Verdauungsbeschwerden 65–66
Verdauungspastillen mit Fenchel und Minze 69
Verdauungstee 65
Verstauchungen 101
Verstopfte Nase 108–111
Verstopfung 62–63
Virusinfektionen 81–82

W
Wärmender Cidre 82
Wärmendes Hand- und Fußbad 57
Warzen 125
Wechseljahre 151–52
Wickel 20
  Wickel mit Essig und Salbei 101
  Wickel mit Sternmiere, Wegerich und Aloe vera 40
Windelausschlag 169
Windpocken 138–39
Wunden 37–38
  Wundreinigungsmittel 38
  Wundsalbe 38

Z
Zahnschmerzen 47
Zugsalbe 124

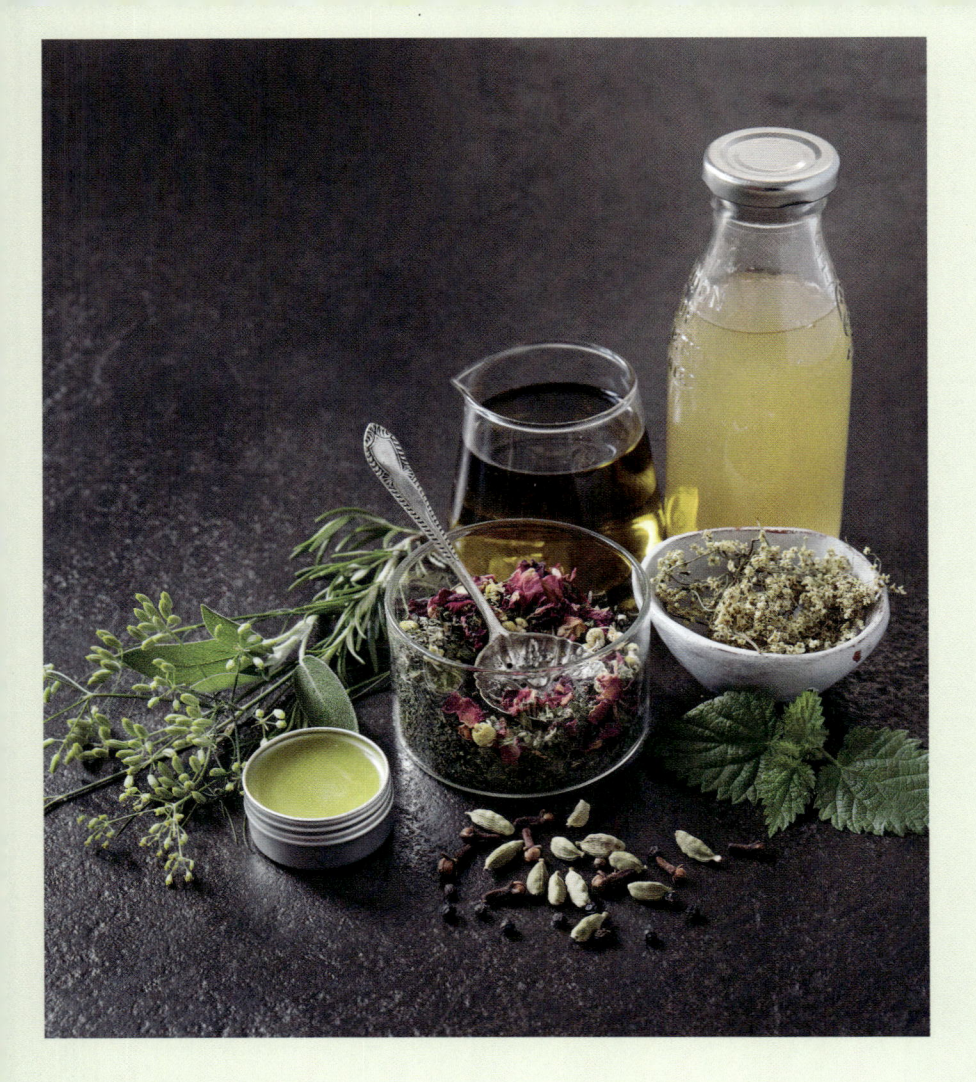

Danksagung

Wir widmen dieses Buch dem Gedenken an den großartigen Chris Hedley (1946–2017), Kräuterkenner, Lehrer (und Hexenmeister!). Danke, dass Du die Wunder und den Zauber der Pflanzen mit uns geteilt hast.

Unser wärmster Dank gilt:
Josie Pearse von Pearse & Black, die uns eine wunderbare Mentorin, Agentin und Freundin ist.

Sophie Allen und Sarah Cuttle für ihren fantastischen Enthusiasmus und Weitblick.

Naomi, Harry Collins, Aisha Turner und Baby Elias, die uns so toll Modell gestanden haben.

Widmungen

Für Marleymoo, meinen Kumpel und besten Freund.
Vicky

Ich danke meiner Mum, die mir das erste Kräuter-Magazin gekauft hat und mich in ihrer Küche herumexperimentieren ließ. Kim x